讓硬梆梆的身體
筋・鬆・快！

# 5分鐘鬆筋活血伸展操

**少林寺傳人天天都在練的「易筋經」，**
**讓你筋鬆脈活氣血通，不胖不老不痠痛！**

正宗少林武學傳人
**林勝傑**◎著

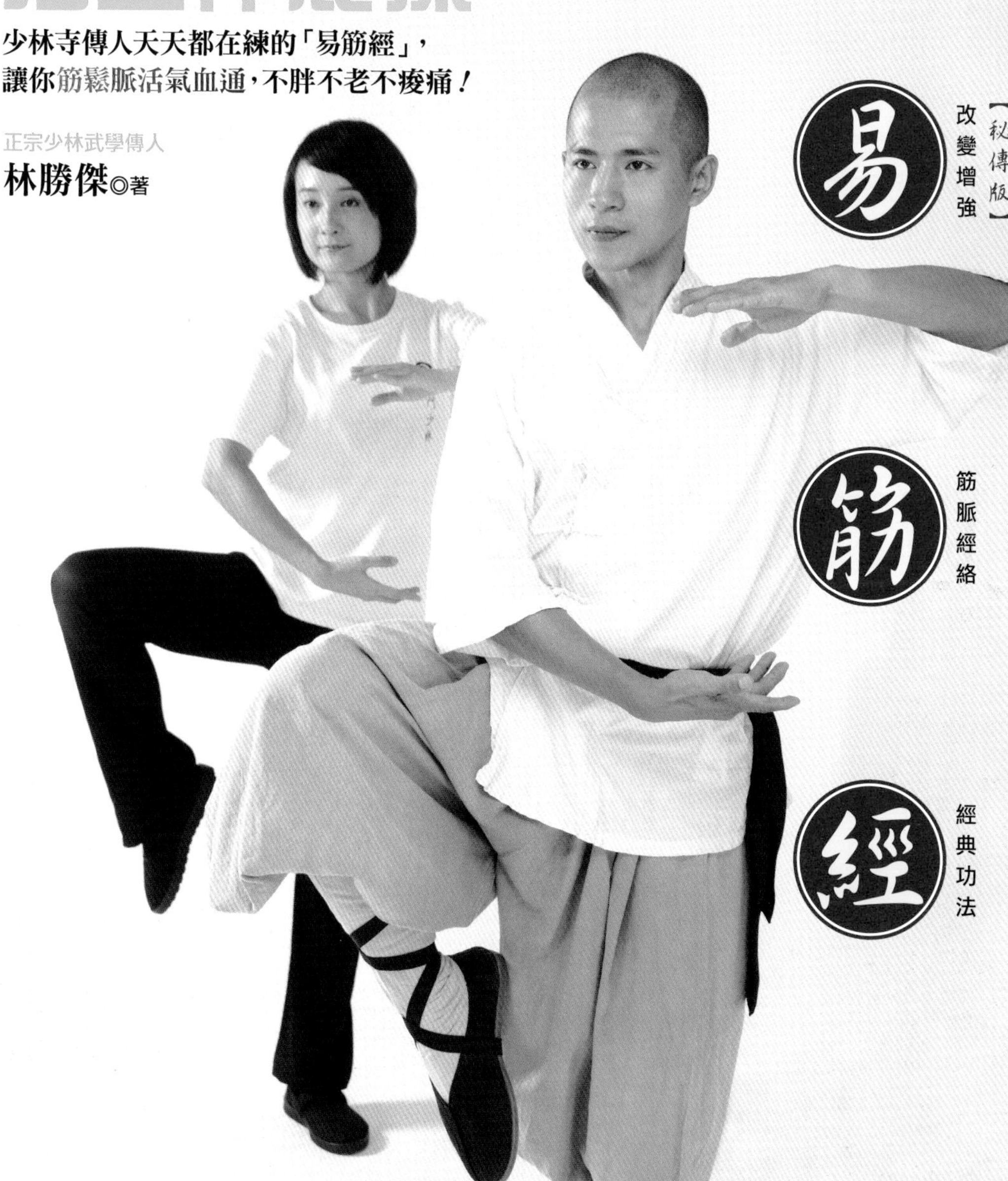

【秘傳版】

易 改變增強

筋 筋脈經絡

經 經典功法

# 易筋經12式 )。

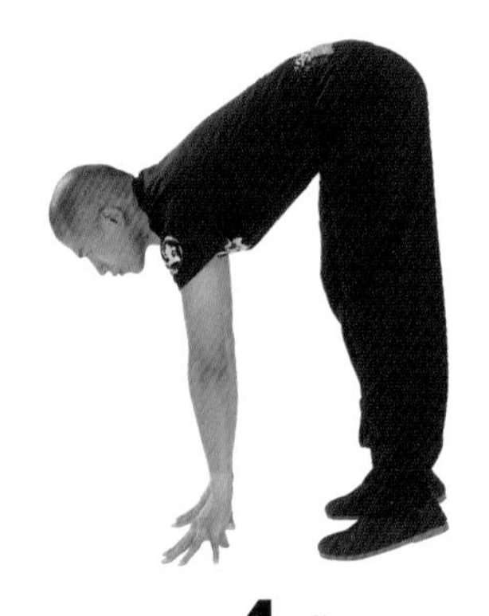

・第4式・

**犀牛望月** P90

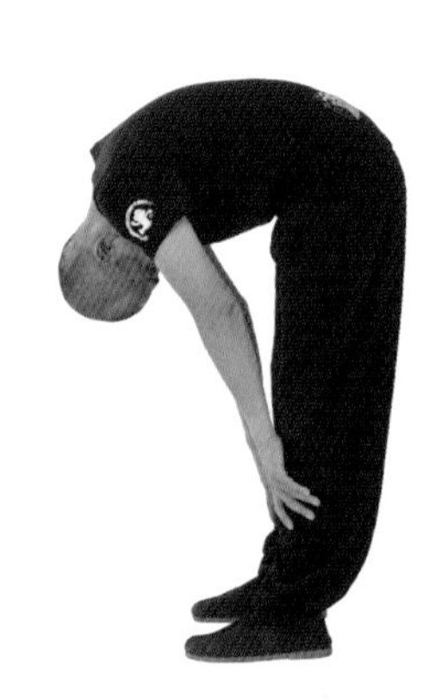

・第5式・

**靈貓拱背** P94

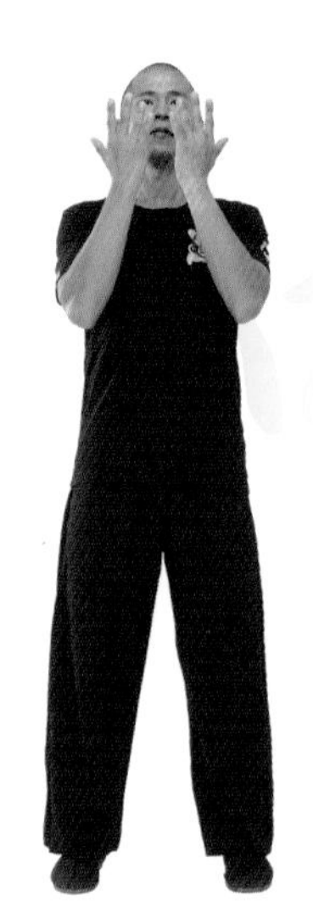

・第6式・

**佛光沐浴** P96

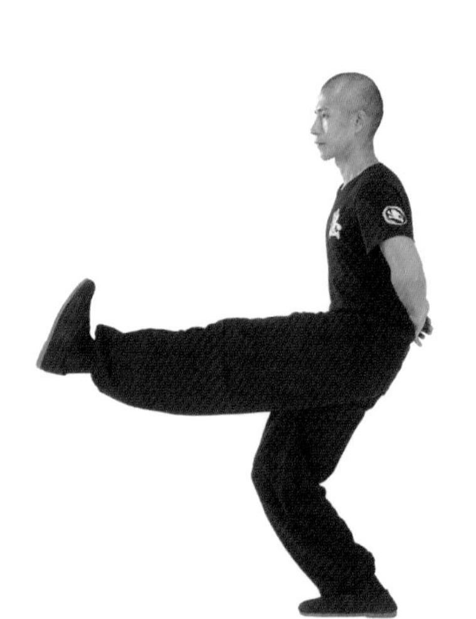

・第10式・

**獨步蓮舟** P110

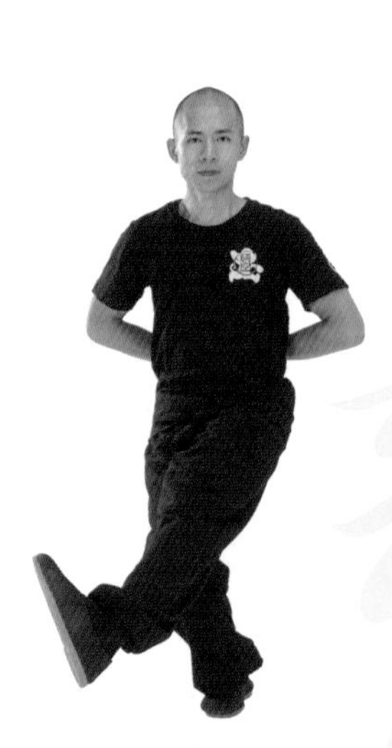

・第11式・

**御風著步** P118

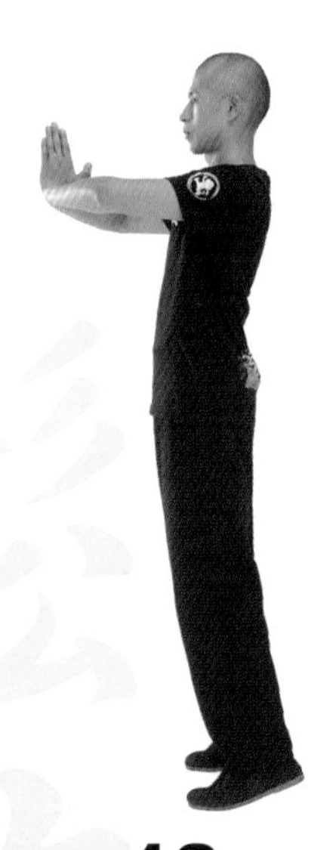

・第12式・

**腳踏蓮花** P126

# ◎少林秘傳版

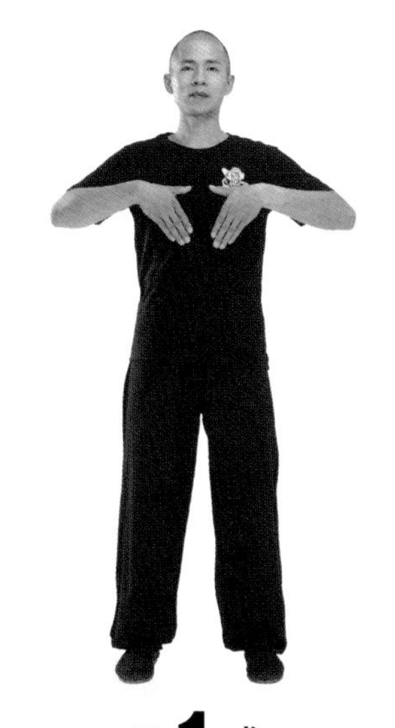

・第1式・
**一字通關** P80

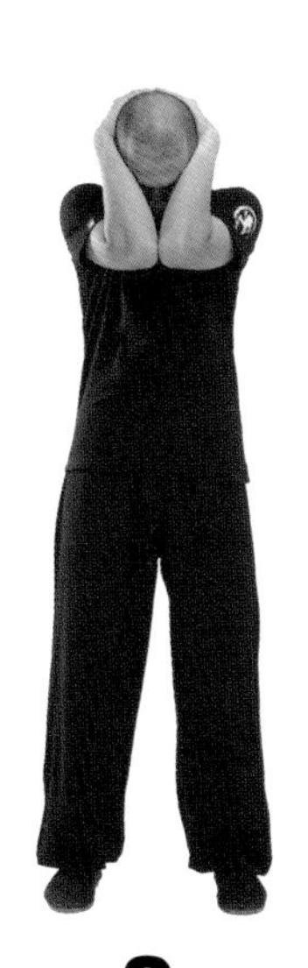

・第2式・
**伏耳抱柱** P84

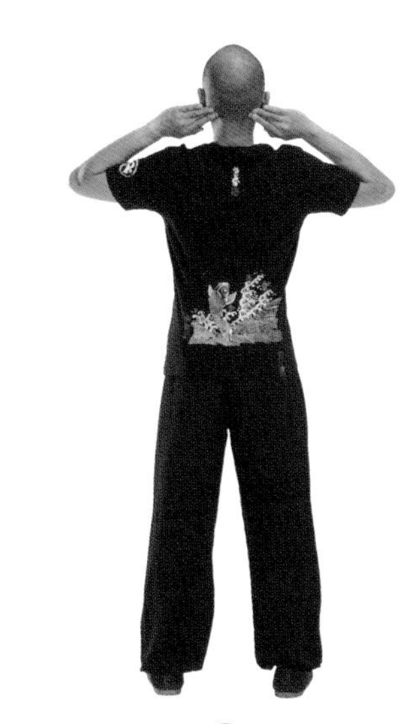

・第3式・
**三鳴擊鼓** P88

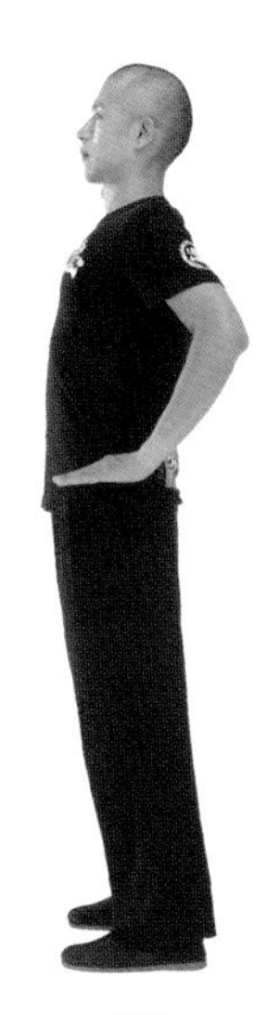

・第7式・
**玉帶纏腰** P100

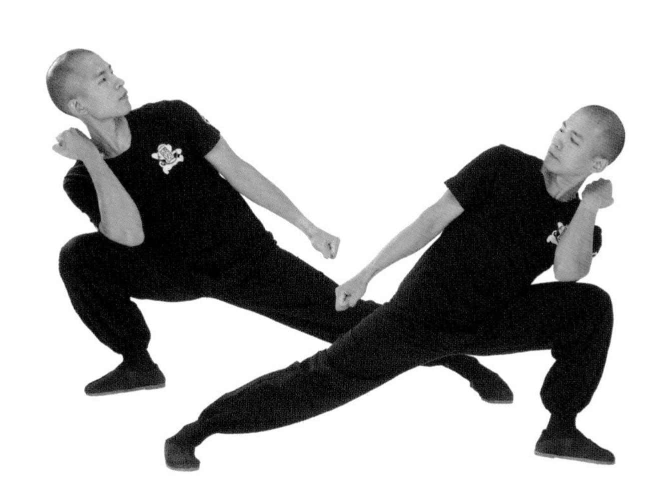

・第8式・
**左式 拽九牛尾** P102

・第9式・
**右式 拽九牛尾** P106

• 示範／台灣正宗少林武學傳人 林勝傑

# 各行各業爭相告訴你 少林易筋經有多讚！

## 只要天天動5分鐘，就有不瘦不胖不病好體質。

01

## 莊豐源・64歲，資深武術教練，練操58年

### 「健康和武術都需要老師。」

我自小習武已近一甲子，拳術、腿法、擒拿、柔道、西洋拳擊等均有涉獵，拿過嘉義縣運拳擊賽輕甲級冠軍；爾後就讀警校、任職刑警，也繼續展延學武之路。然年紀漸長，深感以習練養生功法較合宜，即專研古傳依人體十二經脈和奇經八脈為導引的「達摩易筋經」、「八段錦」等氣功。

開放大陸探親前，朋友在香港買當時在台灣是禁書的《達摩易筋經》送我，我學成後曾在社區和大學推廣部教課。但幾年前遇到瓶頸時，在電視上看到少林寺台灣傳人林勝傑教練，於是登門拜師。

林教練很年輕，但顯現出現代武者少有的氣度，很歡迎我加入功夫團練功，傳授我基本功、少林拳、八段錦、「秘傳版」易筋經等武術，讓我功底更紮實，也解開我之前無法更上層樓的困惑，讓原先研練的「普傳版」達摩易筋經更精進。3年前，我跟教練回少林寺並且皈依，蒙永信方丈親收為少林寺第35代入室弟子。

101年，在教練的鼓勵下，我也以史上最高齡（62歲）、且第一名考取文化大學國術系。我跟教練雖年歲差距甚多，但亦師亦友、常交流心得；同時我也繼續擔任「易筋經研究協會」教練，推廣這套內功心法暨保健運動。

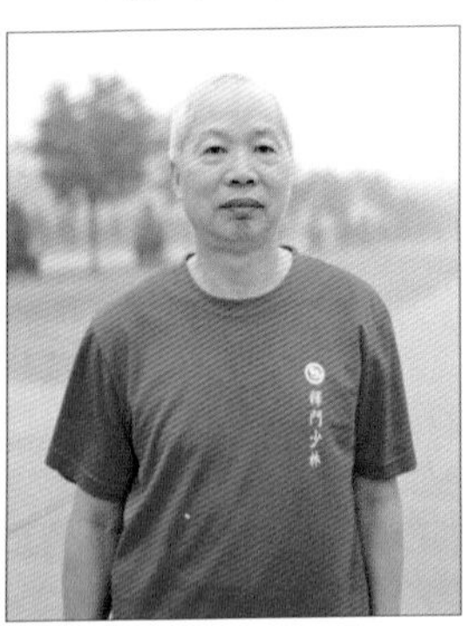

• 32歲，行銷專員，練操1年

## 林欣妤

### 「從內而外紓壓、解過敏。」

我高中是籃球校隊，大學學跆拳道到黑帶三段。但出社會後缺少運動，又工作壓力常讓我焦躁、內分泌失調；經過中醫師看診，他開給的藥方正是「運動」。而我選擇的是國術，從基本功、循序漸進學「少林易筋經」等，因為它讓我重新學習調整呼吸，配合肢體做鬆筋、伸展，所以現在到下午不再昏昏欲睡，皮膚也比較少過敏問題。

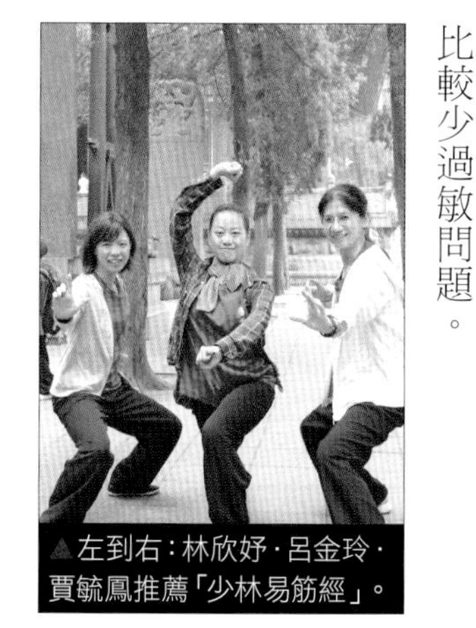
▲左到右：林欣妤‧呂金玲‧賈毓鳳推薦「少林易筋經」。

• 70歲，教職退休，練操3年

## 李玉如

### 「減輕膝痛，延緩老化。」

40歲開始，就感覺膝關節退化，常會痠痛或無力。前幾年我學過太極，但跟林教練學了「少林易筋經」，才明顯感覺膝痛減輕許多，行動也變靈敏！練操能減輕不適、延緩惡化，讓我很欣慰！

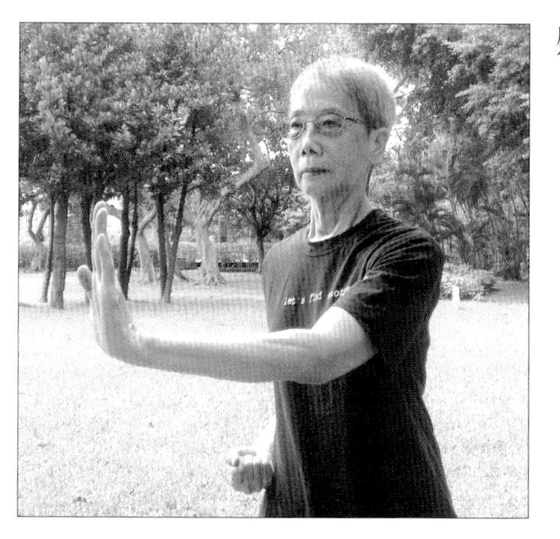

• 44歲，公務員，練操2年

## 秦昊宸

### 「擺脫長久的腰痛。」

我陪母親（李玉如）來練功，她練功以來健康維持得不錯。我因工作久坐，筋骨緊繃，晚上睡覺連翻身都會腰痛。學「少林易經筋」讓我擺脫長久的腰痛；就算不小心扭到，復原速度也變快，所以我每天起床都先練操鬆筋。

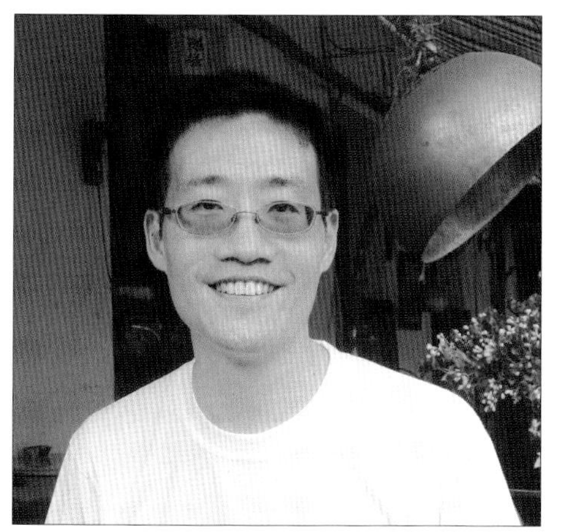

05

•46歲，金融業，練操5年

## 吳聰吉

### 「提升體力和自癒力。」

「少林易筋經」動作簡單，卻能運動到全身筋骨經脈，提升體力和自癒力。現在我很少感冒，流感也不必看醫生，2天就會恢復。兒子跟我一起練功，鼻子過敏好很多，專注力、自信也大有進步，修身又養性。

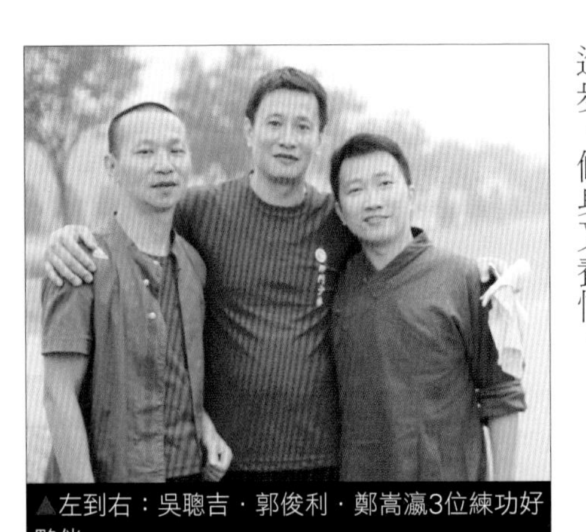
▲左到右：吳聰吉．郭俊利．鄭嵩瀛3位練功好夥伴。

06

•43歲，公司負責人，練操3年

## 郭俊利

### 「尾椎痛、網球肘不再犯。」

我長年打羽毛球，加上幼年尾椎受過傷，全身都有些運動傷害，沒辦法久坐，也常腰痠腿痛。練基本功、暖身拉筋、調整呼吸、和「少林易筋經」以來，感覺正確拉開筋絡，肌肉也能放鬆，尾椎痛、網球肘都不再發生；工作壓力累積的內分泌失調症狀，也很快能調息自癒。

07

•33歲，電子產品品管，練操4年

## 鄭嵩瀛

### 「運動到很少動的脊椎。」

當兵時我在陸戰隊學過莒拳，出社會忙於工作應酬就荒廢了，身體也急速老化；直到開始練功，讓我找回武禪健身的多重喜悅。「少林易筋經」讓我重新認識吐納，改善電腦工作常引起的胸悶頭痛；還運動到很少動的脊椎，如久坐痠痛時，坐著就能練【伏耳抱柱】（第84頁），一併紓解頭肩頸背腰的壓力。

08

•56歲，自由業，練操3年

## 賈毓鳳

### 「肺瘤術後輕鬆唱高音。」

98年我開刀切除肺部的良性瘤，為此放棄最愛的合唱團活動。之後我學氣功、拳法來保健強身，「少林易筋經」讓我導正呼吸方式，肺活量變大，可以一口氣爬5、6樓，唱高音也不再缺氧頭暈。以前肢體也很僵硬，現在下腰輕輕鬆鬆。

• 75歲，退休，練操2年多

## 齊心遠

### 「改善關節痛、身體僵硬。」

年紀大了總會有關節問題，接觸「少林易筋經」後，關節疼痛逐漸改善，身體柔軟度、體力與精神也比以前好。我把練這套功當成舞蹈，讓自己保持適度地運動，老公看到我愉悅的轉變，每週都會催促我趕緊來上課。

• 27歲，會計，練操1年

## 柯璨婷

### 「抵抗力變好，不常感冒。」

我身體不是很好，手腳冰冷，冬天要穿超多衣服。練了氣功基本功及「少林易筋經」，開始不那麼怕冷，四肢冰冷也改善許多，連工作的反應都變快。而且不像以前那麼常感冒，抵抗力大有進步。

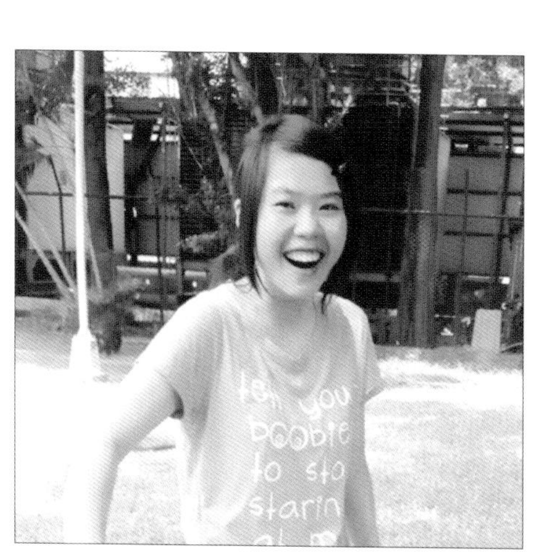

• 48歲，公務員，練操8個月

## 錢佩霞

### 「練10分鐘晚上很好睡。」

上班久坐，以致我坐骨神經痛、肩頸緊繃、下半身水腫、睡眠不佳。我上過瑜伽課，狀況雖有好轉，但學了少林養生功，才覺得身體真的放鬆，全身血液流通。我在辦公室每隔2小時，便起身做10分鐘「少林易經筋」，活絡筋脈、放鬆肩頸、提振精神，最重要是晚上能有好的睡眠，而且皮膚也光澤紅潤。

12

# 王青平

• 45歲，軟體工程師，練操8個月

## 「不再怕冷無法睡。」

我年輕時不怕冷，40歲後，冬天沒開暖氣會冷到發抖無法睡，甚至要買電毯。學「少林易經筋」才半年，慢性疲勞痠痛都消除了，尤其今年冬天不用開暖氣就睡得很好。因為練功時要動作配合呼吸，深入調理從內臟、經脈、筋骨到末梢，所以我能感覺體質、活動力都變好。為此，雖然我住龍潭，還是會持續每週來台北學武術。

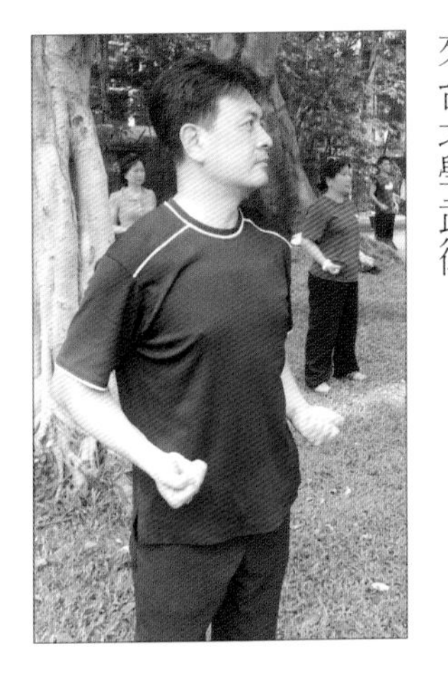

13

# 王宥云

• 26歲，平面設計師，練操1年

## 「流汗排毒，一掃滿臉痘。」

我工作常熬夜，不但情緒長期低潮，臉上也長滿爛痘。去看皮膚科吃藥，但成效有限，醫生說代謝排毒力真的太差。我看到公司前輩珮琳練功後健康的改變，趕緊也報名學習。從基本功、「八段錦」、到「少林易筋經」，身體代謝力漸漸好轉，也一掃滿臉痘的困擾，而且身材線條也變緊實。偶有小感冒或中暑，只要做操出出汗，很快就會恢復。

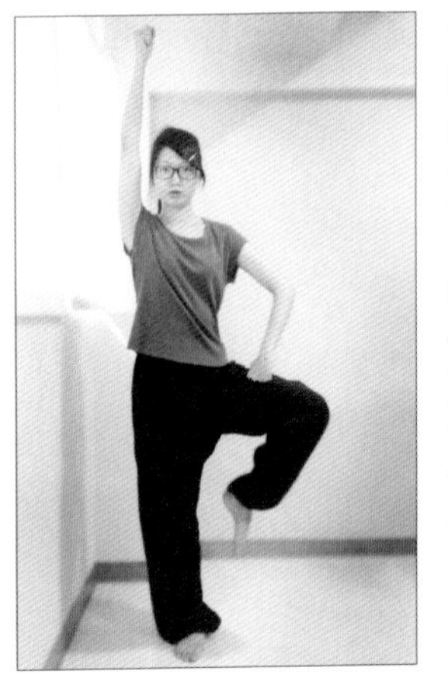

14

# 徐瑞興

• 54歲，軍職退休，練操1年

## 「消除高血壓的不舒服。」

我過去有軍職的武術背景，近年學少林武術，比別人好上手，但也經過一番觀察，功法的適用性、教練教法是否紮實都要考慮，養身效果才能長久。有高血壓家族史的我，20年前就有高血壓，長期都以藥物控制。學了「少林易筋經」讓我氣血調養變好，雖然還是有吃血壓藥，但已不太因血壓升高而身體不舒服，長期的腰痠背痛也得到改善。

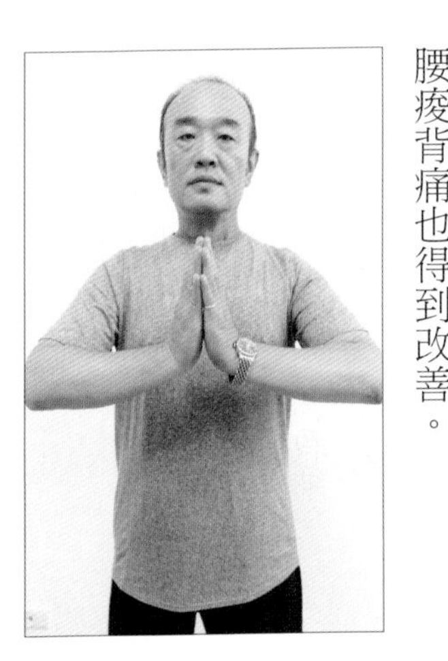

• 35歲，平面設計師，練操2年

## 張珮琳

**「氣血通了，丟掉安眠藥。」**

以前常加班熬夜，疲勞且失眠、肚子餓卻吃不下的情況很糟糕。醫生開的安眠藥更讓我整天昏沉。學了基本功、八段錦、「少林易筋經」之後，消除了腰痠背痛和焦躁壓力，能感覺氣血在體內流通，有種和諧的平靜和能量；我也不再有失眠、用藥問題，每天早上6點半就自然醒，而且元氣十足！

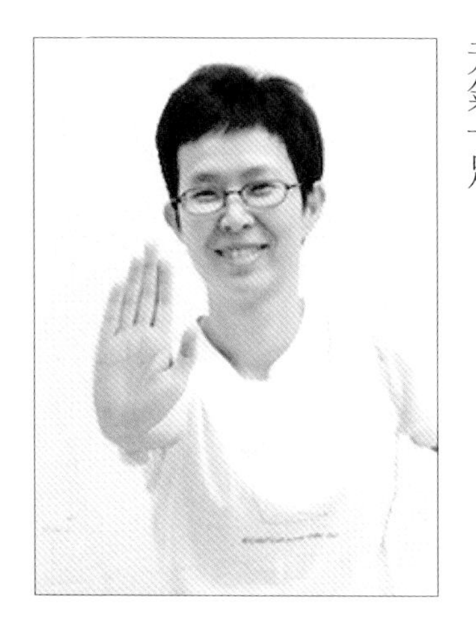

• 36歲，秘書，練操3個月

## 林怡君

**「比按摩更能消除痠痛。」**

因為被同事笑說不會運動，我為了爭這口氣而報名練功。學「少林易筋經」只有3個月，已經改善駝背，身體會自動挺直，同事都說我好像長高了！連帶長期的筋骨痠痛也消除，比按摩推拿還有效。而且學到呼吸的正確性，既改善胸悶，肺活量也變好，我這「運動白痴」前陣子還完成5公里的路跑呢！

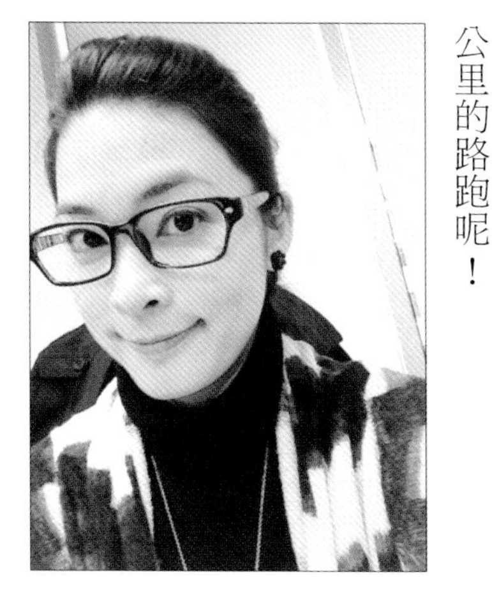

• 28歲，消防員，練操5年

## 郭禮德

**「調息拉筋，救人救己。」**

我大學就認識林教練，一路跟著他習武。自從練了「少林易筋經」，身體的柔軟度、含氧量、注意力都變好，現在我當消防員，大大降低出勤的危險性。像學習調息，能讓隨身氣氣瓶在火場使用的時間延長，提高救人救己的機率；我出勤前也一定先拉筋伸展，避免受傷。

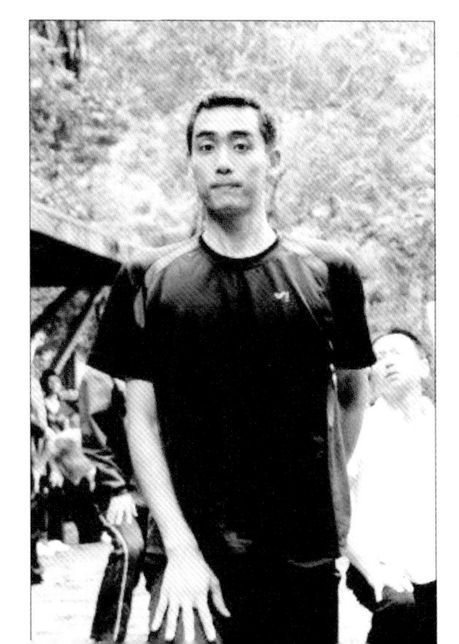

•56歲，保險業，練操1年

## 羅國鑫

### 「心臟裝支架更要練操。」

我陪老婆（陳嘉玲）報名學武，才要開始學時，竟然心肌梗塞，去裝心臟支架。手術後我仍持續學武，心臟不好的我，練操學到調息的方式；「少林易筋經」讓我放鬆筋絡，身體更柔軟，對健康幫助很大。我從來沒想到我會心肌梗塞，現在每天早上我都會用10分鐘練操，保養心肺和筋骨。

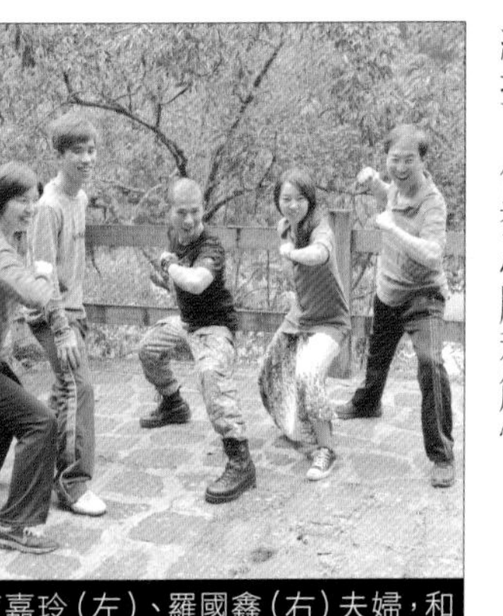

▲陳嘉玲（左）、羅國鑫（右）夫婦，和兒子、兒媳一家都愛做操習武。

•56歲，數學家教，練操1年

## 陳嘉玲

### 「懂鬆筋，氣血就會通。」

我的運動神經差，呼吸也很短，所以氣很虛，不太懂得放鬆。林教練教「少林易筋經」，一再強調和緩深入的呼吸，同時要配合動作，肌肉自然有它的記憶。我兩週後，彎腰已經手能觸地；練【佛光沐浴】，能明顯感覺氣在全身流動。平常我也有做瑜伽，感覺瑜伽招式各是單一動作；而「少林易筋經」是連續招式，對協調性很有幫助。

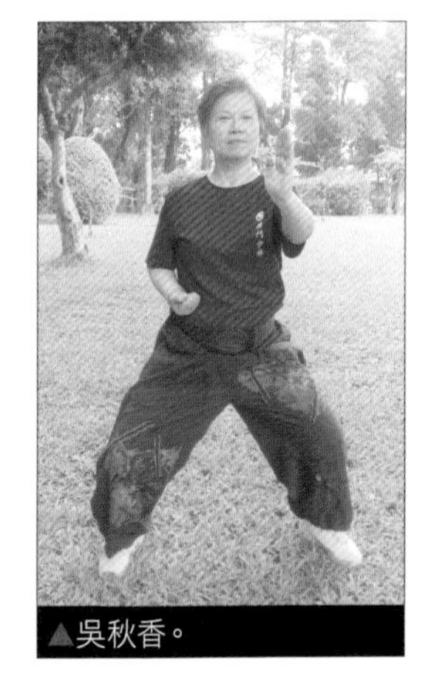

▲吳秋香。

•54歲，旅遊業，練操1年

## 李憶萍

### 「上乘的吐納、鬆筋、伸展。」

我小時候練過柔道，對練武一直很感興趣。學「少林易筋經」要配合調息，筋絡可以徹底放鬆，肢體動作也能達到更好的協調度和伸展度，讓我很驚喜！

•65歲，退休，練操1年

## 吳秋香

### 「練功當腰手痛的復健。」

我常閃到腰，每次復健療程治好後，總是不經意地一個動作又痛起來。最近把練「少林易筋經」當復健，腰和手腕幾乎不再疼痛，不用再去醫院做復健。

• 48歲，公務員，練操1年

## 吳文正

### 「心律回正，成功瘦肚。」

去年初每到下午，某個時間我心臟會突然跳很快，每分鐘130次，尋訪中西醫又說心臟沒問題。為了健康著想，我開始跟老婆（陳珊珊）一起練功。最近學「少林易筋經」，其中【犀牛望月】和【靈貓拱背】二式（第90、94頁），特別對心律有改善，不再胸悶，代謝力也變好了。

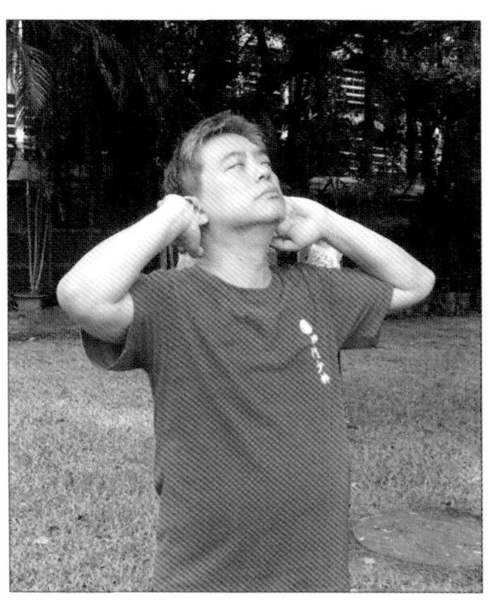

• 42歲，證券業，練操1年

## 陳珊珊

### 「消除痠痛、贅肉兩大敵。」

以前我沒有運動習慣，筋骨總是緊繃，只能靠每週按摩加整脊來善待自己，可是2天後又緊繃起來。開始練養生功像「少林易筋經」後，3週才需按摩1次，痠痛改善了，彎腰也能摸到地，整脊師還說我的贅肉緊實了。最近做健檢，肺活量檢測竟然1次過關，以前可要3次才行。

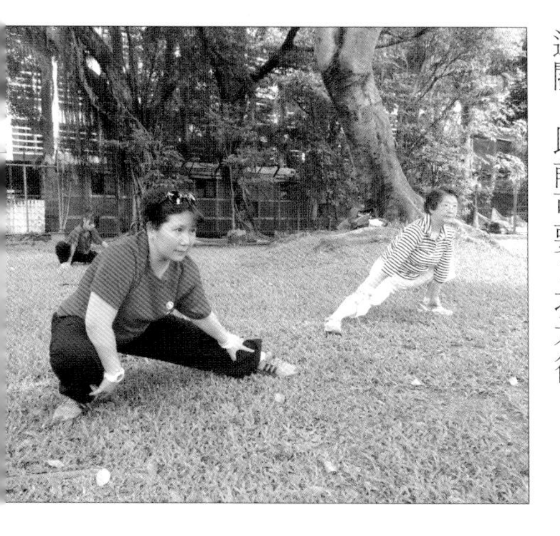

• 37歲，藝術工作者，練操2年

## 紀文仁

### 「氣喘發作頻率減少。」

我常熬夜，還有氣喘的問題，為了健康，我開始接觸「少林易筋經」，氣喘發作的頻率逐漸減少，同時作息盡量調整正常，精神也變好多了。

• 38歲，電腦工程師，練操10個月

## 鍾侖錦

### 「鬆筋靜心，職場寶器。」

我對「養生」很有興趣，跟林教練學「八段錦」、「少林易筋經」以來，筋肉不再緊繃，壓力得紓解，精神也能提升，四肢冰冷的狀況也好很多。工作遇到難題時，我會坐在位子上調整呼吸先平靜下來，再做簡單的易經筋招式，幫助自己沉穩解決問題。

# 你的身體常更新，還是容易當機？什麼是最有效的健康程式？

**學會「放鬆」**，才能感覺到動作與呼吸的行進。

從小習武的過程中，每當遇到了瓶頸或困難無法突破，總會希望從師父身上聽到神奇的口訣，讓我一點就通；或是翻遍書店的武術大全，期待能覓得一本與我注定有緣的武功秘笈；甚至幻想有天突然跌進某個深山的谷底，遇到美麗的「小龍女」傳授我絕世神功……，如果因此還得到一隻聽話的神鵰，那就更棒了！

然而經過一大段不切實際的幻想之後，非但原先的武術問題沒有解決，反而**因為錯誤、激進的練習方式，而造成身體的傷害，更別說能起什麼保健功效**。也常把錯誤的結果歸咎為學習得不夠多元，以致於不停忙亂的涉獵，根本來不及消化，甚至自以為懂得比別人多而沾沾自喜。就這麼半調子混了許多年，一直到高中，遇到了改變我此生習武觀念的啟蒙恩師——林立慧老師，原先的迷惘與渾沌才逐漸明朗。

林老師總是教導我，要先學「放鬆」，這和我之前所學

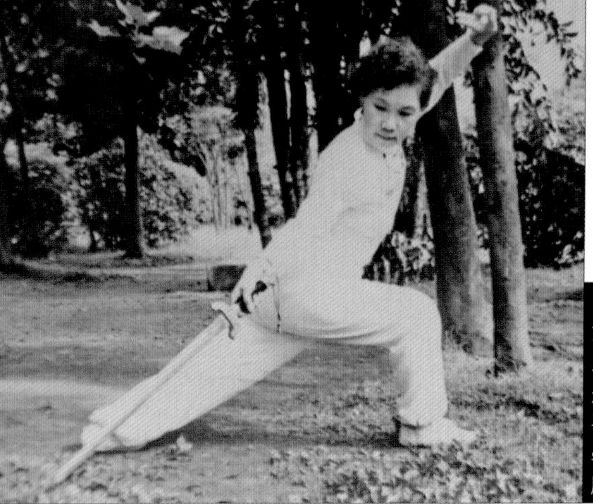

◀我高中時期的武術恩師——林立慧老師。老師是各種武術的高手，更教導我武學的真義，和健康養生的廚藝。

處處施放力量爆發的功夫大為矛盾；但慢慢的我感受到，猛力的拳腳或許瞬間威力十足，但當氣力竭盡，身心竟是陷入無限的空虛。

而唯有在放鬆的狀態下，**才能真正感覺到「動作與呼吸在身體上行進的軌跡」**，在了解了每一吋肌肉與關節的關聯之後，透過氣的導引串聯，最終讓身體在剛柔並濟的運行下，產生源源不絕的能量。——「**欲練神功，必先放鬆**」正是我學得最深刻的感受。

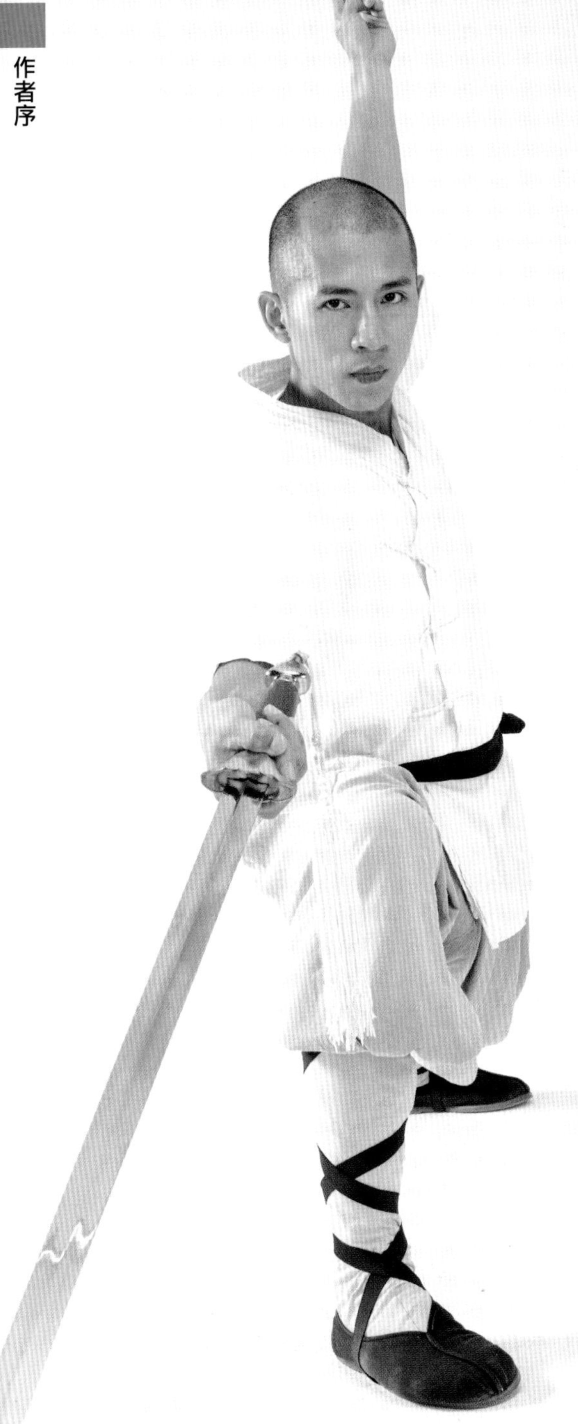

▲身為少林寺第34代弟子，每年我會回寺拜見師父——釋永信方丈。曾一起接受央視專訪，推廣少林禪武醫藝。

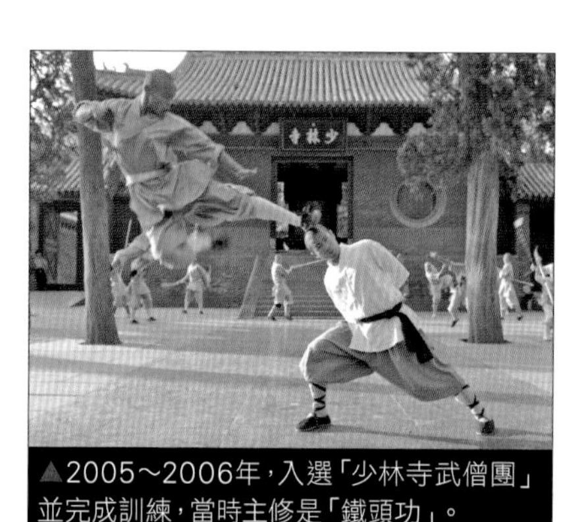

▲2005～2006年，入選「少林寺武僧團」並完成訓練，當時主修是「鐵頭功」。

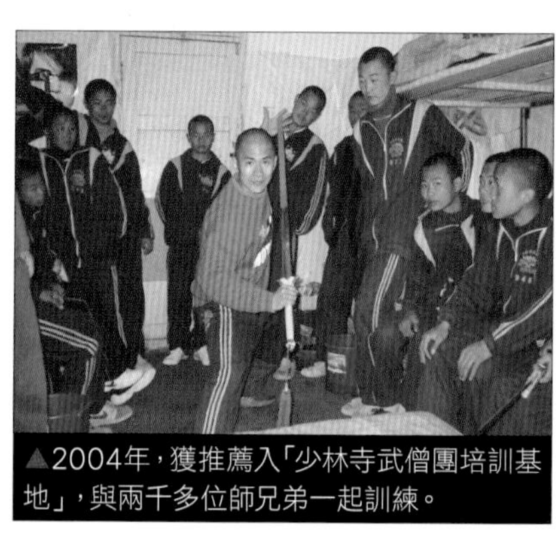
▲2004年，獲推薦入「少林寺武僧團培訓基地」，與兩千多位師兄弟一起訓練。

## 練操的開始，與其對抗病痛，不如先照顧自己。

我小時候體弱多病，是醫院的常客，曾在部隊學氣功和武術的父親，七歲起就開始教我練武強身。雖然父親的訓練嚴格得像操兵一樣，但因為我更害怕醫院的藥水味，只要健康能一天天好轉，憨傻的我就這樣走上了練武之路。

很慶幸高中時，遇到武術恩師林立慧老師，老師除了精通十八般武藝，更是廚藝和養生的高手，練功後常在她們家廚房教大家做菜，既注重取材天然新鮮，又配合季節做營養搭配，使料理能外強筋骨、內壯五臟，而且兼顧色、香、味俱全。回想後來我大學選讀食品營養系，多少與這有關，讓我學到了武術運動之外，另一個健康生活的重要技能「做菜」。

不過大學畢業後，我在各行各業兜了好幾圈，深感武學還是最愛，在林老師的鼓勵下，我努力跟武學最高殿堂「少林寺」申請入寺進修，前後寫了上千封E-mail，用一年多跟少林寺「網路交友」，終於獲准入學。

## 健康無捷徑，就是簡單、重覆的做，不要複雜。

進到嚮往已久的少林寺，每天清晨四點半起床，持續練功十幾個小時；和兩千多個師兄弟住在武僧團培訓基地，看過

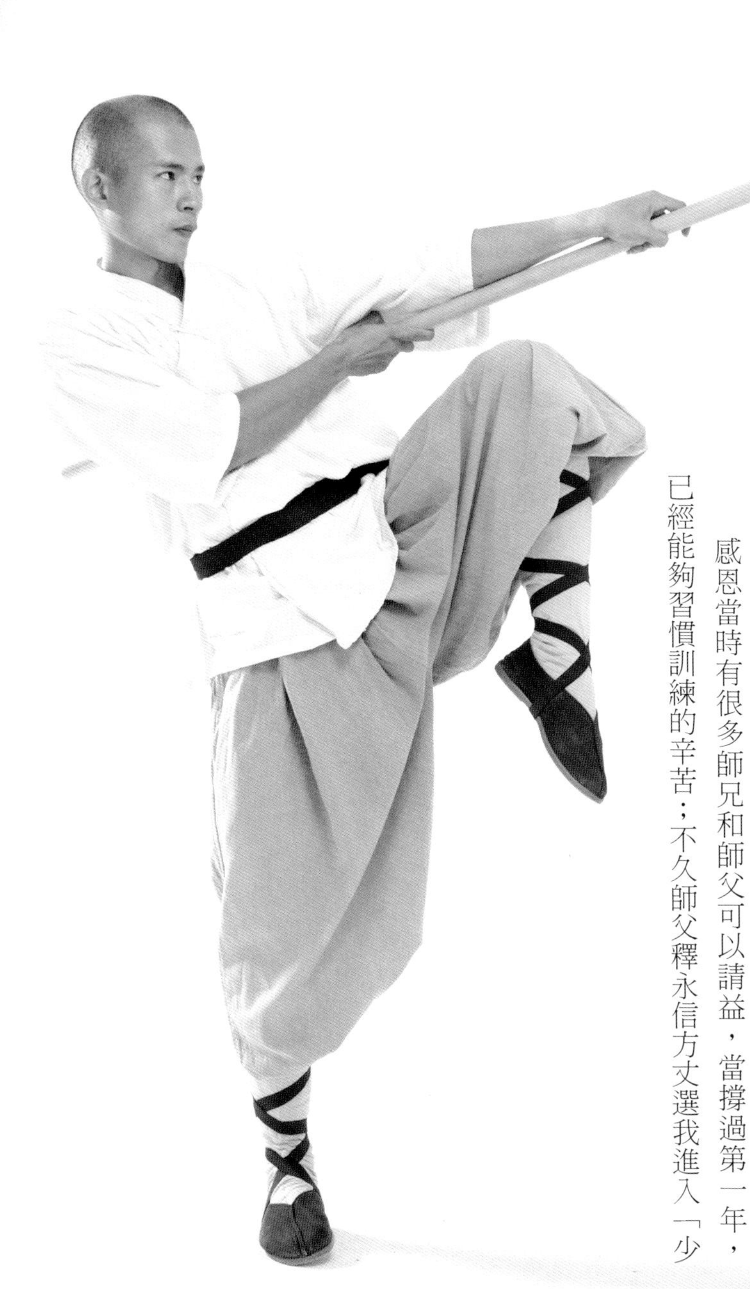

很多人因為受傷、逃跑、驗收不合格被退訓，我也因為想家、水土不服、又累又痛，好幾次想要放棄。但一來因為無法逃避，只有堅強面對；二來我驚訝的發現，寺內越是厲害的高手，越展現出修練的自在與怡然，正如當年林老師傳授的「放鬆心法」——先能透過放鬆身體，進而沉澱心靈，再配合正確的方式持之以恆的練習，便能突破難關，成就一番功夫。

感恩當時有很多師兄和師父可以請益，當撐過第一年，已經能夠習慣訓練的辛苦；不久師父釋永信方丈選我進入「少林寺武僧團」，又是更進一級的功法和心法研習。方丈曾開示我：「**高深武功並無捷徑，卻也不複雜，往往存在於簡單的過程之中。**」這箇中道理，至今當我偶然陷入迷思時，總是指引我的生活明燈。

## 秘傳版易筋經，自動更新強化的運動懶人包。

自從進入「少林寺武僧團」習練「秘傳版易筋經」至今已近十年，**這簡單的12個動作串聯起來，卻是身懷各種絕技的武僧們每天必練的內功**，稱它是「少林絕學」實不為過。我初學這套操式時，感受尚淺，隨著練功日久，雖未完全參透其涵義，但身體感覺明顯不同，透過每天動作練習與呼吸調息，讓我即使在離開少林寺多年之後，所學武功依舊似當年順手，不會因時空及環境的改變而有所退化。

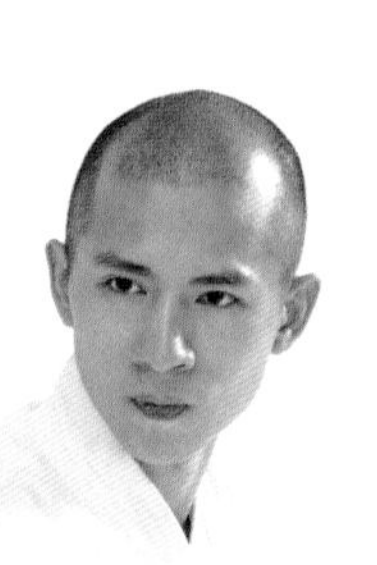

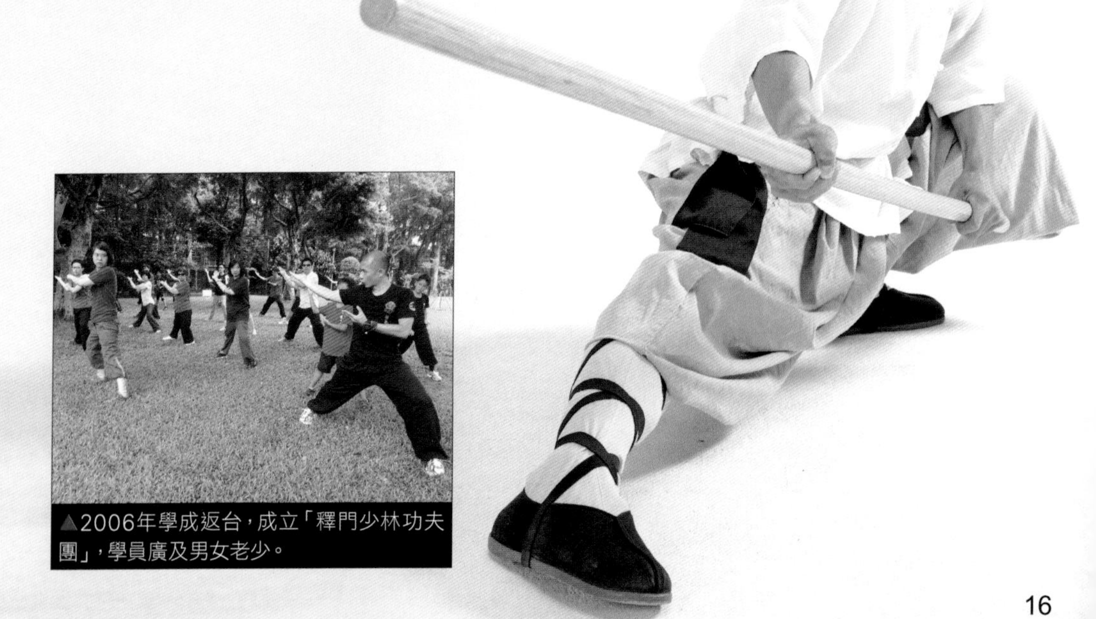

▲2006年學成返台，成立「釋門少林功夫團」，學員廣及男女老少。

這就好比把身體各部器官當成「電腦的硬體」，那麼功夫的鍛鍊、或是運動習慣便是讓硬體升級的軟體；**而這套「秘傳版易筋經」就是能不斷自我更新的應用程式APP，讓身體各個部位協調平衡並不斷強化**。資質駑鈍如我，也已經能在這樣的過程中感受到它的好處，希望藉由此書的出版，與各位分享多年來的練功心得，祝福大家身心都長保健康平安。

少林武學像「易筋經」，和我的前作「八段錦」等養身氣功，雖然都只有簡單的12招、8招，但它們是各種養生功、武術的身心基礎，人人可練，簡單有效。我在本書中，針對「少林寺秘傳版」易筋經12式，與對應經脈、防治病症做示範介紹，並從暖身的關節操、拉筋操教起，最後加入改善文明症的應用，以及數十位學員的見證實例。做操中，特別標示出步驟之間「呼吸、鬆筋、伸展」三個關鍵原則，如此讓運動更事半功倍！相信各位也很快能體會到，少林易筋經讓你鬆筋活血健骨、提升自癒力的好處，享有不疲不病不胖的好生活！

少林寺第34代傳人 林勝傑 謹誌

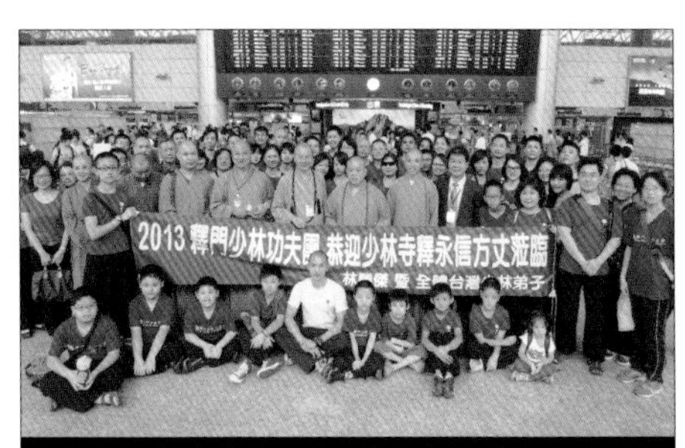

2013 釋門少林功夫團 恭迎少林寺釋永信方丈蒞臨
▲每年暑假我帶學員赴少林寺歸宗朝山；2013年8月亦恭迎方丈來台交流。左至右：淨善法師、署振方丈、普正住持、心廣方丈、淨耀法師、永信方丈、印樂方丈。（吳文正攝）

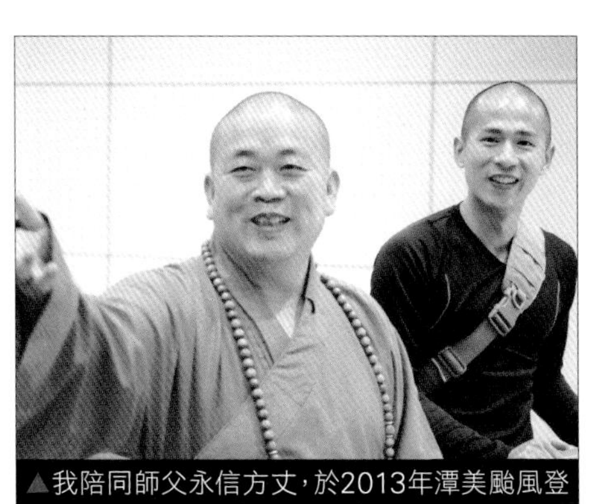

▲我陪同師父永信方丈，於2013年潭美颱風登陸之夜抵台交流。（郭俊利攝）

# 目次

〈 肥胖代謝病症 〉



〈 心肺呼吸病症 〉



〈 消化排泄病症 〉



〈 衰老常見病症 〉



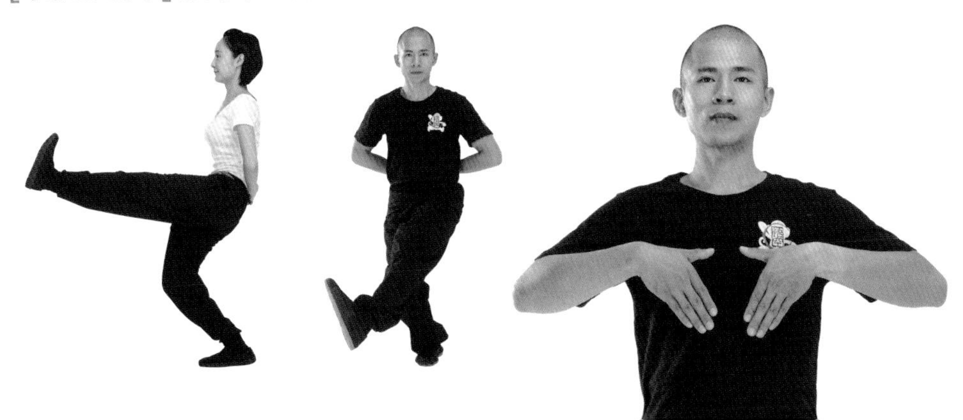

壹

# 你常覺得「痠痛僵硬」嗎？

## ——小心！這是健康出問題的前兆！

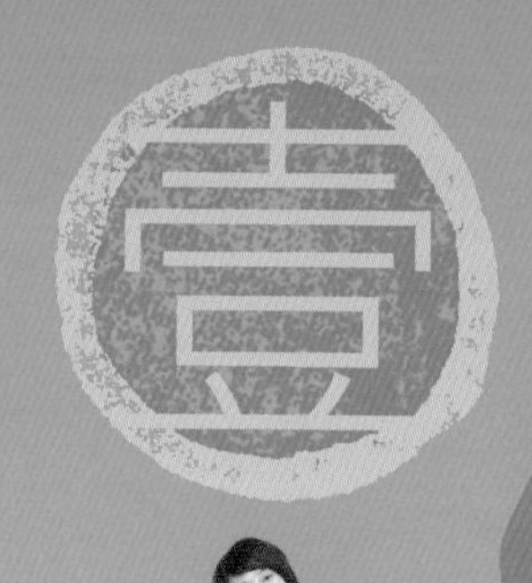
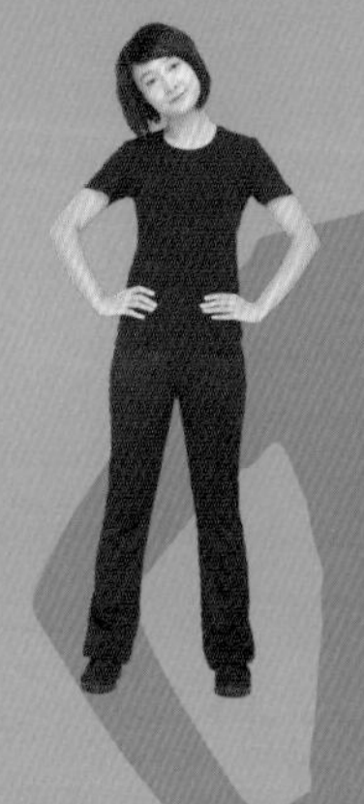
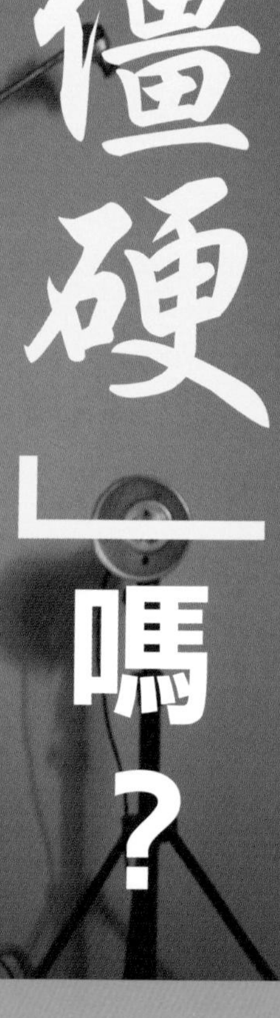
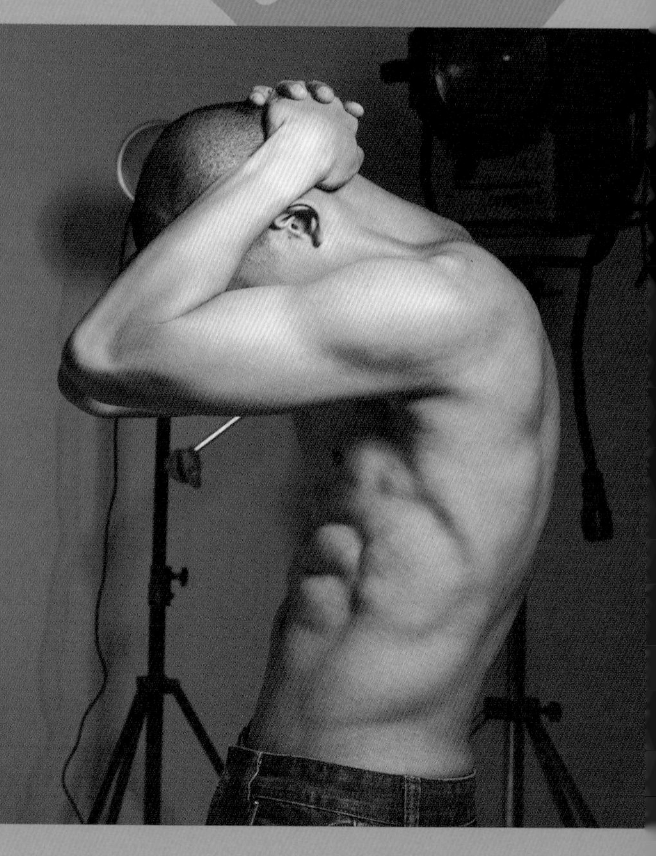

# 肩頸痠、腰背痛，從頭到腳硬梆梆，原來都是「筋緊繃」惹的禍！

## 你知道「筋」是什麼嗎？小心筋緊繃，會讓氣血不通，全身就硬梆梆！

什麼是「筋」？喜歡吃的人會想起市場的豬蹄筋、牛筋、鳳爪雞腳筋，老闆會跟你說筋富含膠質，對成長和皮膚很好；在武俠小說裡，欲廢人武功，第一步會先挑斷手筋、腳筋；中醫則強調「**傷筋動骨一百天**」，提醒大家要保養筋骨，因為其損傷要復原的時間很漫長，等於掌控了養身關鍵。

中醫視「筋」廣泛而龐大，它包含韌帶、肌腱、肌肉、關節囊、滑液囊等軟組織，可帶動肢體的局部動作；可以說運動系統裡除了骨骼之外，其它的都算是「筋」的範疇。換成現代醫學的說法，最接近的東西就算是「**筋膜**」。

我們看筋骨的結構，在骨骼之間有彈性的纖維組織「韌帶」；骨骼外有「骨骼肌」包覆著，每條肌肉的中央是長條形的「紅色肌

**筋膜3分類**

「筋膜」是一種緻密的結締組織，從頭到腳、從皮下到內臟廣布於全身。

**1 淺層筋膜**

位在皮下纖維層，筋膜內有淋巴管、血管、神經等。

**2 深層筋膜**

包圍著肌肉群、骨骼、血管、神經等，例如肌筋膜。

**3 內臟筋膜**

負責固定臟器，例如心包膜。

腹」，兩端是質地略硬的「白色肌腱」（肌腹柔軟具彈力，肌腱則負責讓骨骼肌附著在骨骼上），在肌腹和肌腱外有一層「筋膜」將它們包住保護著，確保大家都能一起安全地運作。

## 「筋太緊」，都是因為不愛動、壓力大、脾氣壞！

「筋」的作用非常微妙，除了包覆肌肉、連結骨骼、協同運動，還具有保護臟器的功能；它提供保護、約束、緩衝作用，也能相互引導、帶動、支撐，促使組織運作協調，讓動作更安全輕鬆。

而長期久坐不動、精神壓力大、情緒暴躁的人，**肌肉會不自覺繃緊，久之連帶筋膜會變得鬆垮、無力、細薄、肥厚或沾黏**；一旦筋失去彈性和活力，筋骨系統和內臟肌肉都會直接受影響，所以說想擁有健康的身體，「養身必先養筋」。

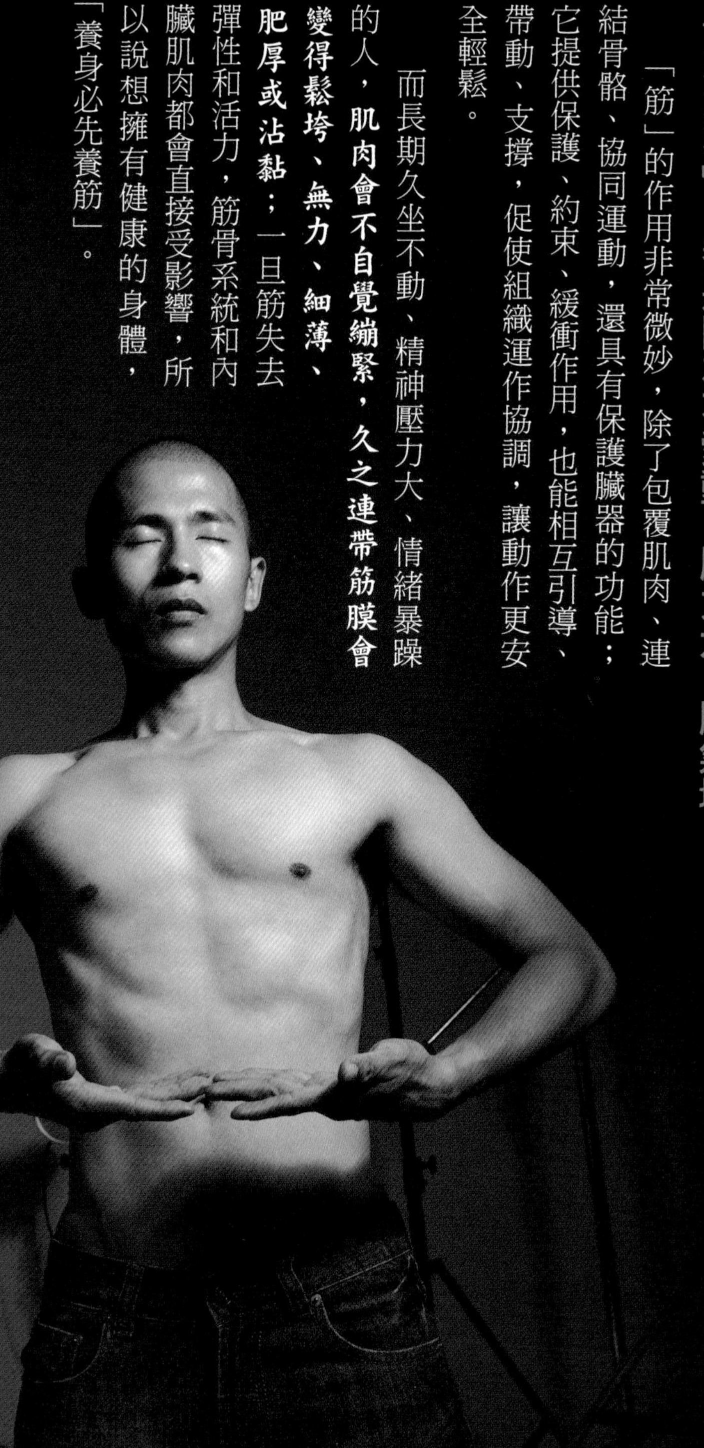

## 「筋緊繃」，連帶拖累身體6大健康系統！

古代習武之人稱「筋」為「經筋」，認為它與經絡、氣血、臟腑的健康密不可分；和現代醫學視「筋膜」龐雜重要的作用不謀而合。古人把**皮、脈、肉、筋、骨合稱「五體」，大夫看病時要觀察它們，且深信它們對應著肺、心、脾、肝、腎等「五臟」**；五體是五臟運作的「果」，也是導致五臟狀態的「因」。筋的分布稱「筋路」，它和經絡、肌肉、骨骼、血管、神經、淋巴的狀態互為因果，形同盟友。

### ❶經絡

**氣血若無法暢行經絡和筋路之間，細胞會壞死！**

人體十二經脈、加上任脈、督脈（P78），是氣血運行的主要路徑，「絡脈」則是「經脈」的分支，合稱「經絡」，負責行氣血、營陰陽，讓身體處於平衡狀態。「經絡」如果堵塞，氣血津液便無法輸送到臟腑、皮肉、筋骨、關節等處，當筋失之濡養，必漸缺彈性；相對地，「筋路」若未能舒張，處於緊繃狀態，使局部影響全身，必導致經絡氣血不暢、內臟受損。

### ❷肌肉

**筋緊縮肌肉就痠痛，嚴重會腫脹發炎、纖維斷裂！**

如前述筋、肉、骨是一家親。骨骼肌外層的「筋膜」，保護肌腹和肌腱，也讓兩者的運作和骨骼相互協調。如果肌肉無法伸展，你勢必會痠痛緊繃，筋路攣縮；同樣地，如果筋受外力撞擊而受傷，肌肉也會連帶受損，出現疼痛腫脹，嚴重還會肌肉纖維斷裂。

### ❸骨骼

**骨架不正，筋路內臟易位擠壓，打針吃藥也無效！**

《黃帝內經》有云「諸筋者皆屬於節」，所謂「節」是指骨節，也就是關節；換言之，筋路系統和骨骼系統是相依存的。人體有206塊骨頭，骨骼是人體的支架，骨架若不端正，連帶筋路、肌肉、臟腑、氣血……易位擠壓，使得代謝和內分泌機能低下，此時神醫仙藥都於事無補。過度勞損也會導致骨骼受傷或退化，筋受波及便出現位移、腫脹、僵痛等不適。

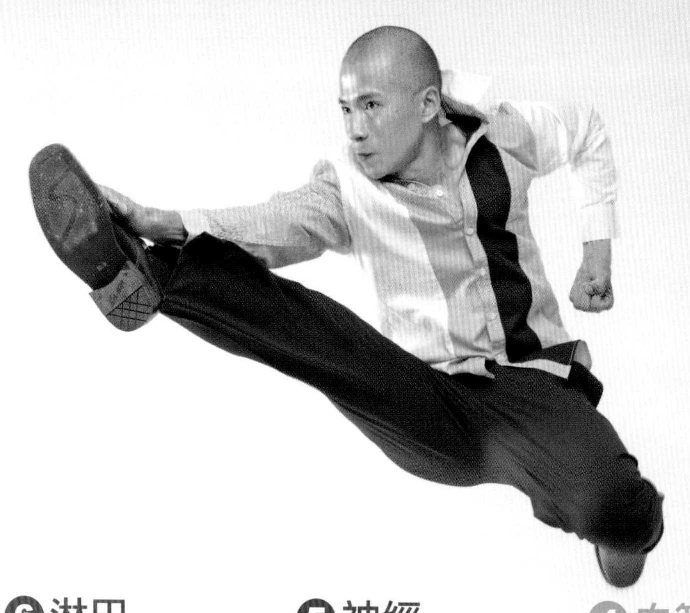

## ❹血管

**管路受阻，血流減少，循環系統崩壞，是慢性病元兇！**

台語說「血筋」，單純指血管，包含在筋膜裡；筋路通暢與否和血液循環狀態會相輔相成。當肌肉拉傷、筋路扭傷，常造成其中的微血管破裂，以致瘀青血腫，伴隨強烈疼痛。相對地，如果血管瘀積堵塞，血流量降低，氣無法順行，很快就會出現腫塊、麻痹、心血管病變。

## ❺神經

**鍛鍊筋和神經，生理和心理的困擾往往能不藥而癒！**

在淺層筋膜、深層筋膜裡都有神經分布。當筋膜緊縮，會壓迫到神經，造成訊息傳導遲鈍或失誤，還會常覺得痠麻無力和疼痛。中醫的「經筋」和西醫的「神經網絡」十分接近，其鍛鍊保健也對生理和心理健康都有所裨益，可遠離許多無名的身心症。

## ❻淋巴

**廢物膿毒堆積淋巴和筋膜，是痠胖、癌症高危險群！**

淺層筋膜裡有淋巴管，筋膜之間也有些縫隙，發炎時，膿液會堆積在這些縫隙中，等待著被代謝掉。如果筋膜長期攣縮，肌肉緊繃，不僅血液無法暢行而污濁，淋巴液也會滯留，代謝的廢物和膿毒堆積於體內，是造成痠痛腫胖的禍首，也是導致癌變的主因。

## 全身關鍵筋肉圖

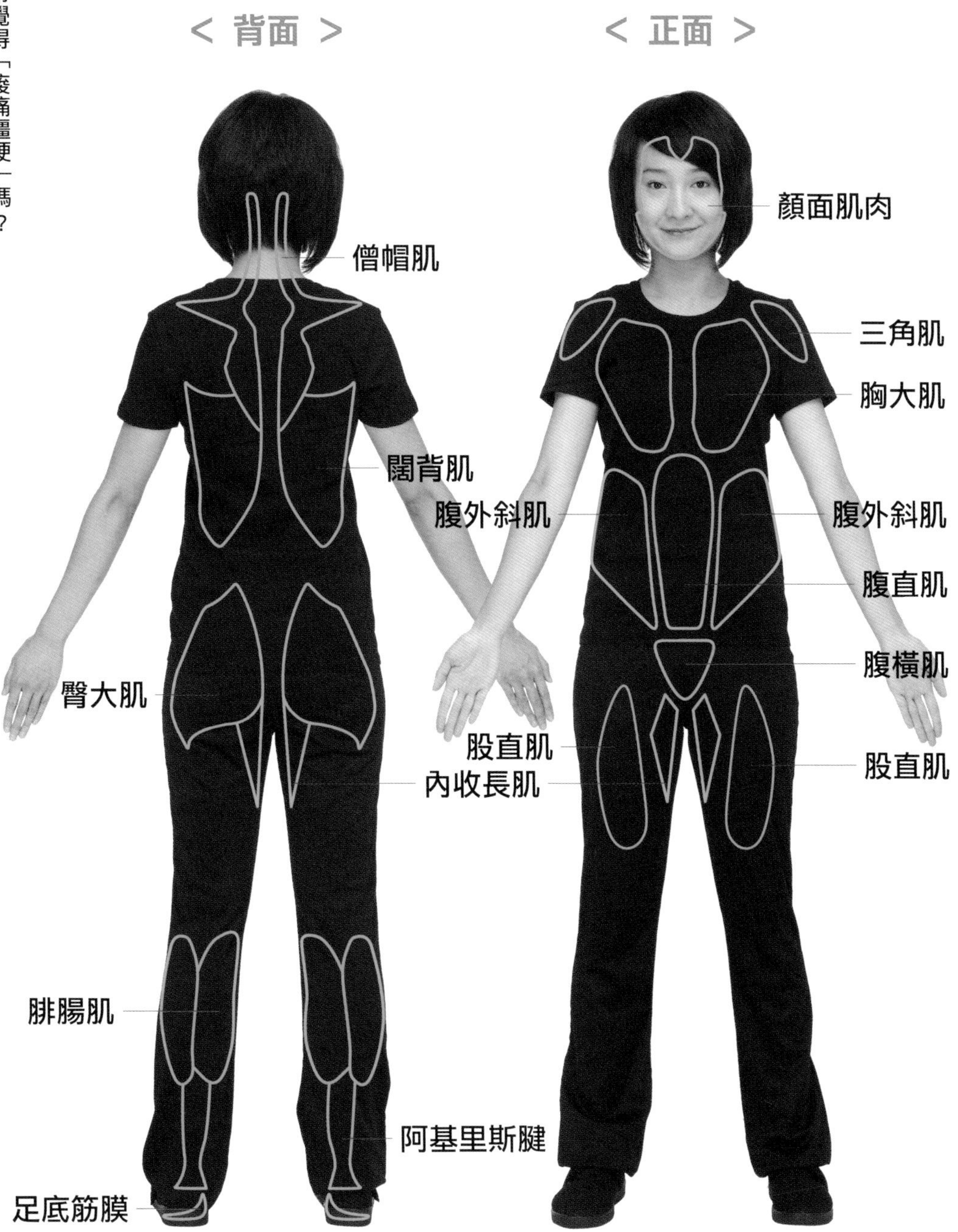
＜ 背面 ＞
＜ 正面 ＞
僧帽肌
闊背肌
臀大肌
內收長肌
腓腸肌
阿基里斯腱
足底筋膜
顏面肌肉
三角肌
胸大肌
腹外斜肌
腹外斜肌
腹直肌
腹橫肌
股直肌
股直肌

# 全身關鍵骨骼圖

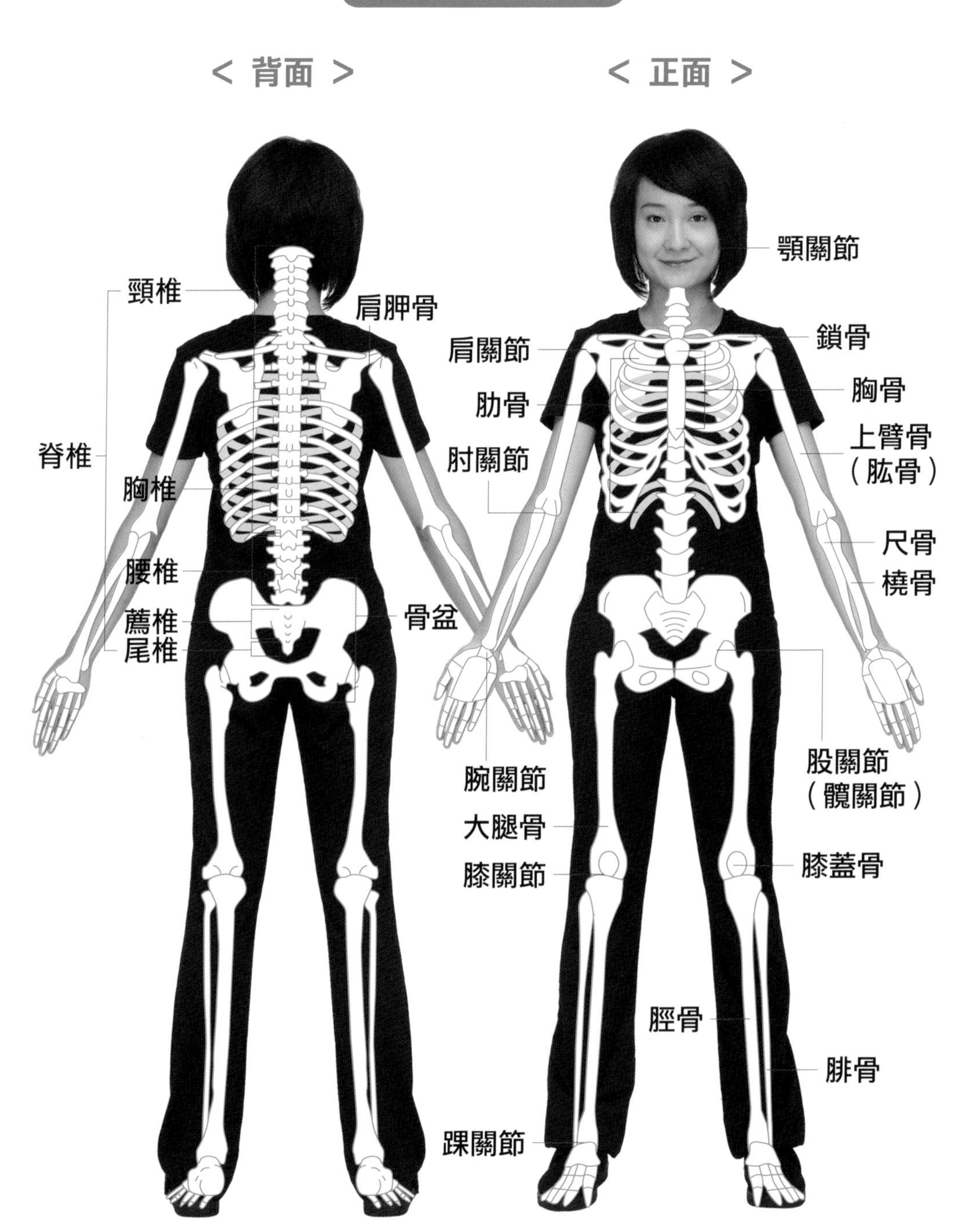

< 背面 >
< 正面 >
頸椎
肩胛骨
脊椎
胸椎
腰椎
薦椎
尾椎
骨盆
顎關節
鎖骨
肩關節
胸骨
肋骨
上臂骨
（肱骨）
肘關節
尺骨
橈骨
腕關節
股關節
（髖關節）
大腿骨
膝關節
膝蓋骨
脛骨
腓骨
踝關節

# 長期筋緊繃不紓解，筋骨到內臟就常生病，讓你早老10歲！

「筋緊繃」造成氣滯血濁，所以說「不通則痛」！

既然筋緊、筋縮是氣血循環的大敵，是痠痛肥病的起源，那「筋」的健康之道顯然**不在於練得「強硬」，而在於「彈性」；要改變「緊縮」，多學習「放鬆」**。不過，光靠休息自癒的速度，趕不上筋路緊縮、筋質硬化的累積；或只用週末運動練筋骨，效果其實比不上每天用5到10分鐘做鬆筋活血伸展操。

此外，**因為痠痛無力、擔心運動傷害，越不想動的人，或越少動的部位，小心筋只會縮得更嚴重！**以下，我就用簡化的伸展、關節、呼吸動作，教大家自我檢查找出身上可能引爆健康問題的「衰老點」，再對症練筋。

動一下！現在就找出你身上經常痠痛生病的「衰老點」！

## Ⓐ 筋肉衰老點

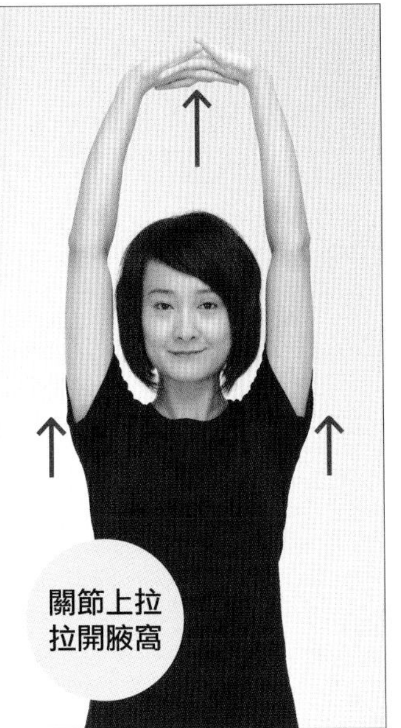


### Point ❶ 腋下淋巴

▶ 雙手托天

**1** 雙手交扣，掌心托天。

**2** 手臂要伸直到耳朵邊。

**【不適感覺】**：腋窩腫痛、硬塊，小心「淋巴腫」、「淋巴瘤」、「副乳炎」；手抬不高，小心「肩胛旋轉肌炎」、「肌腱炎」、「五十肩」。

**【建議做操】**：

❷伏耳抱柱＋❸三鳴擊鼓；❻佛光沐浴＋❼玉帶纏腰

## Point ❷ 肩臂 ▶ 左右壓肩

左右肩
各推數次

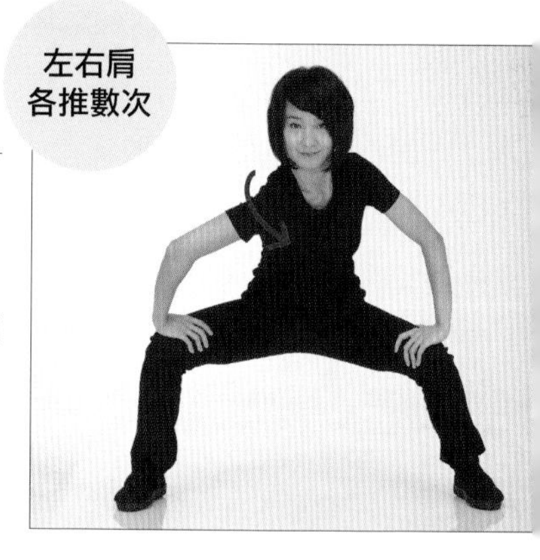

**1** 蹲大馬步，雙手扶膝。

**2** 右、左肩交替往前、往下推。

**【不適感覺】：** 肩膀、上背痛，小心「肩胛炎」、「頸椎炎」；左上臂或左胸痛，小心「心肌病症」。

**【建議做操】：**

**❶一字通關＋❷伏耳抱柱；❻佛光沐浴＋❼玉帶纏腰**

## Point ❸ 側身 ▶ 左右側伸

身體和手
勿前傾

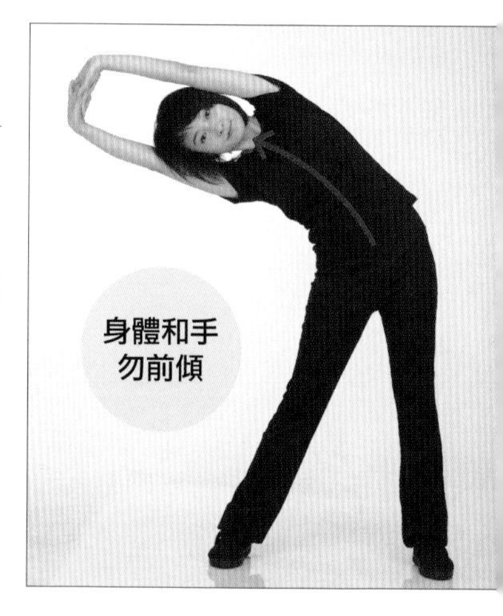

**1** 雙手交扣，掌心托天。

**2** 往左、右邊側彎推伸。

**【不適感覺】：** 脖子或脊椎一側或雙側僵痛，小心「頸韌帶鈣化」、「頸椎炎」、「胸椎炎」、「脊椎側彎」；右側體腔痛，小心「肝、膽、胰、十二指腸」腫脹或發炎；左側體腔痛，小心「心肌或脾胃問題」。

**【建議做操】：**

**❽左式拽九牛尾＋❾右式拽九牛尾**

## Point ❹ 腿內側 ▶ 仆步壓腿

也可抓到
腳踝

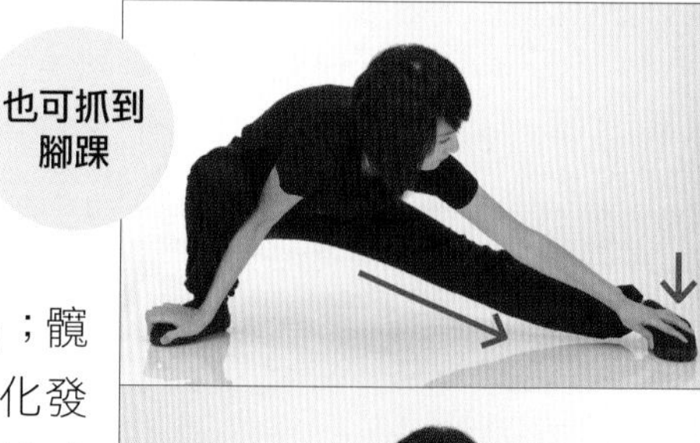

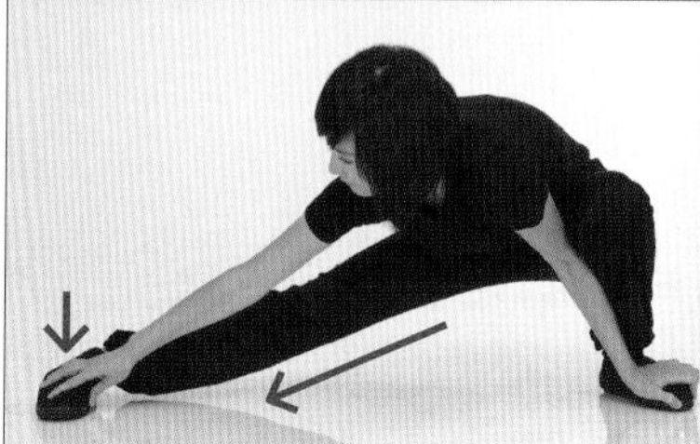

**1** 左右胯大步，腿一蹲一伸。

**2** 手抓腳貼地。換腿檢查。

**【不適感覺】：** 胯部張不開，小心「腿內側筋縮」；髖部、鼠蹊窩、腹股溝壓痛，小心「髖骨或股骨老化發炎」；無法下蹲，小心「膝關節老化」；腳掌無法貼地或疼痛，小心「腳踝筋縮」、「肌腱硬化」、「韌帶炎」。

**【建議做操】：**

**❽左式拽九牛尾＋❾右式拽九牛尾＋❿獨步蓮舟＋⓫御風著步**

頭頸勿
任意抬起
身體
靠近大腿

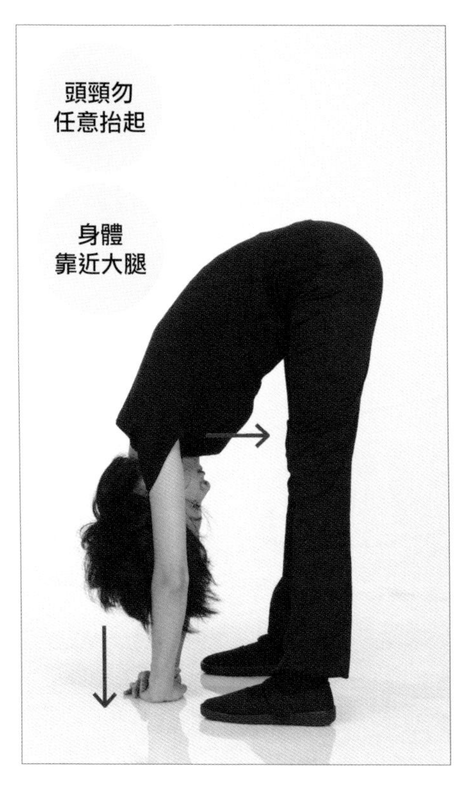

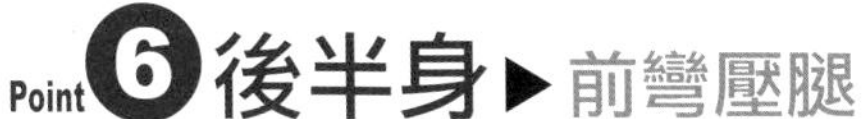

## Point 6 後半身▶前彎壓腿

**1** 雙手交扣，掌心朝下。

**2** 前彎摸地，身體靠近大腿。

**【不適感覺】：**背痛、無法彎腰過半，小心「腰椎老化」、「僵直性脊椎炎」、「腰椎與骨盆歪斜」；後腰和腿放射性痛感，小心「椎間盤突出」。下腹脹痛，小心「婦女病」、「腸阻塞」、「便秘」。

**【建議做操】：**

**❸三鳴擊鼓＋❹犀牛望月＋❺靈貓拱背**

注意平衡
不要勉強

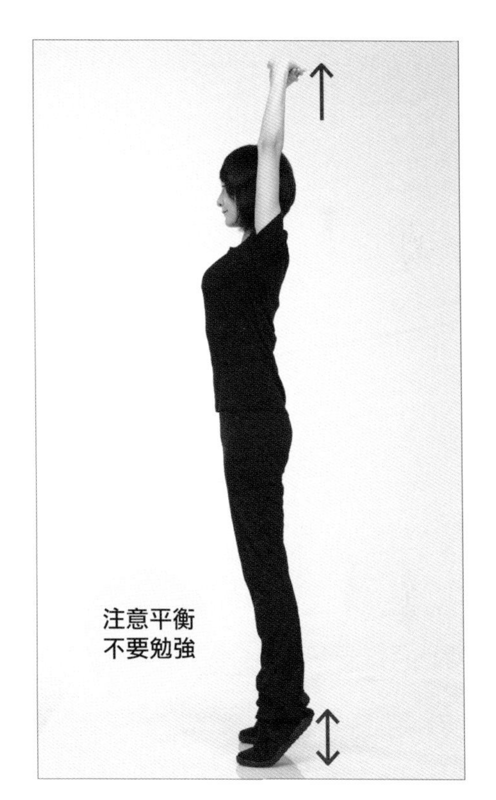

## Point 5 腳跟▶踮腳伸展

**1** 同動作❶雙手交扣，掌心托天。

**2** 踮腳尖維持數秒，再重覆踮落。

**【不適感覺】：**踮腳不耐久、不平衡，小心「腿肌關節無力」、「脊椎中樞弱化或歪斜」；踮落時腳跟或腳底痛，小心「足底筋膜炎」；小腿肚及後腳踝痛，小心「阿基里斯腱硬化」。

**【建議做操】：**

**⓫御風著步＋⓬腳踏蓮花**

## B 關節衰老點

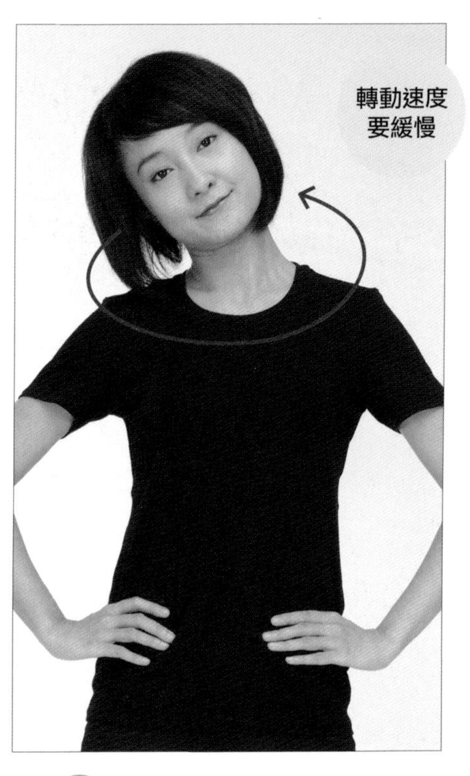


### Point 1 頸椎 ▶ 逆順轉頸

1 雙手插腰，脖子逆時針轉幾圈。

2 換順時針轉幾圈。

**【不適感覺】**：轉動不順、發出卡卡聲、刺痛感，小心「頸椎症候群」（頸肩韌帶鈣化、椎間盤突出或萎縮、骨刺、交感神經受壓）；單邊僵痛，小心「落枕」。

**【建議做操】**：

**❷伏耳抱柱＋❸三鳴擊鼓＋**

**❹犀牛望月**

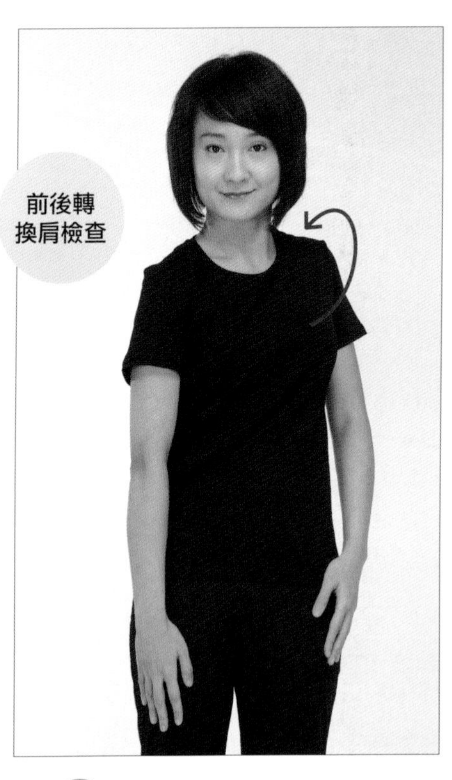


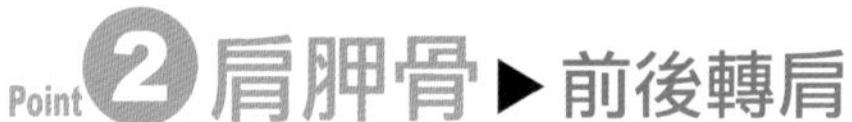

### Point 2 肩胛骨 ▶ 前後轉肩

1 雙手垂放，一肩往後轉幾圈。

2 換往前轉幾圈。換肩檢查。

**【不適感覺】**：轉動不開，或肩關節、上背、膏肓痛，或駝背嚴重等，小心「肩胛骨翼狀突出」（肌群老化、神經受迫）、「脊椎側彎」、「肩關節炎」。

**【建議做操】**：

**❸三鳴擊鼓＋❹犀牛望月**

**❺靈貓拱背**

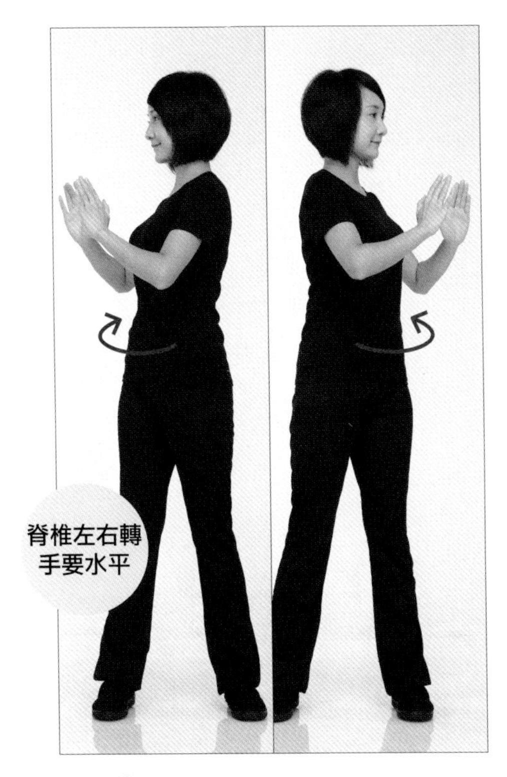


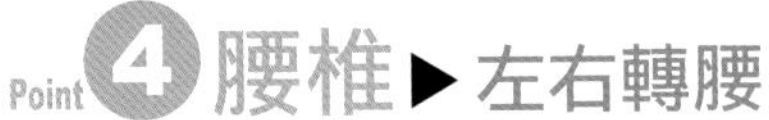

## Point 4 腰椎▶左右轉腰

**1** 立掌在胸前相對，水平往左後轉。

**2** 回正，換往右後轉。

**【不適感覺】：** 轉動不順或腰痛，小心「腰椎退化性關節炎」、「椎間盤突出」；疼痛感往下走，小心「坐骨神經痛」、「腰腿痛症候群」。

**【建議做操】：**

**④犀牛望月＋⑤靈貓拱背；**

**⑧左式拽九牛尾＋⑨右式拽九牛尾**

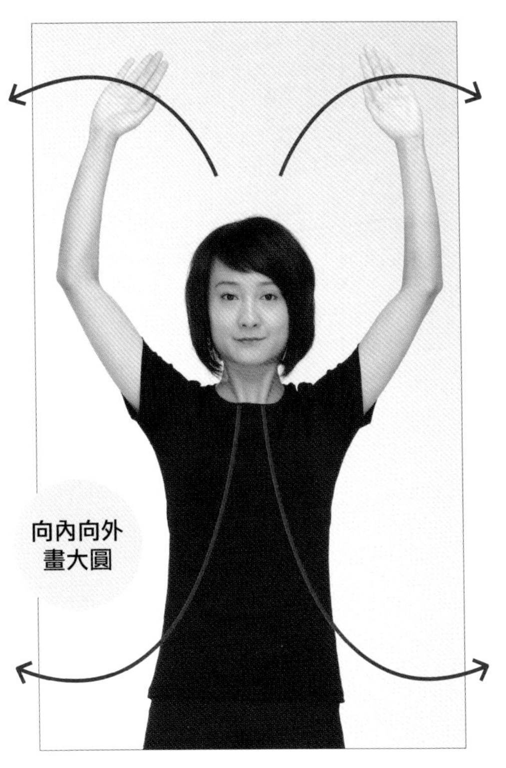


## Point 3 肩臂關節▶肩臂畫圓

**1** 掌心朝前，雙手向外畫大圓。

**2** 換往內畫大圓。

**【不適感覺】：** 無力、無法高舉，小心「肩關節老化」；僵硬麻痛，小心「沾黏性肩關節囊炎」、「肌腱炎」、「五十肩」。

**【建議做操】：**

**①一字通關＋②伏耳抱柱；**

**⑥佛光沐浴＋⑦玉帶纏腰**

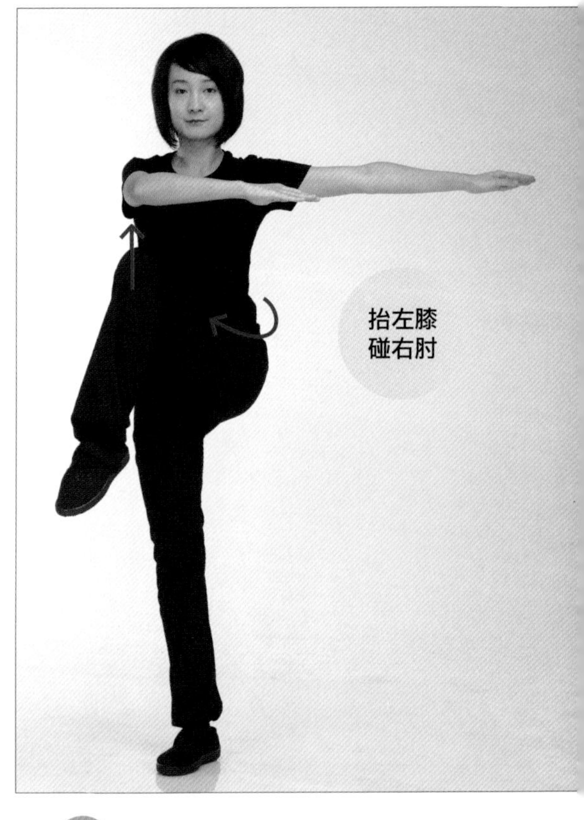


## Point 5 骨盆▶左右擰腰

1 手左張右彎，抬左膝碰右肘2次。

2 換手腳做2次。

**【不適感覺】**：腿根抬不高、腰髖部痛，小心「腰椎前凸症」、「骨盆前傾」、「髂腰肌群老化」、「坐骨神經炎」；下腹脹痛，小心「婦女病」。

**【建議做操】**：

**⑧左式拽九牛尾＋⑨右式拽九牛尾**

**⑩獨步蓮舟＋⑪御風著步**

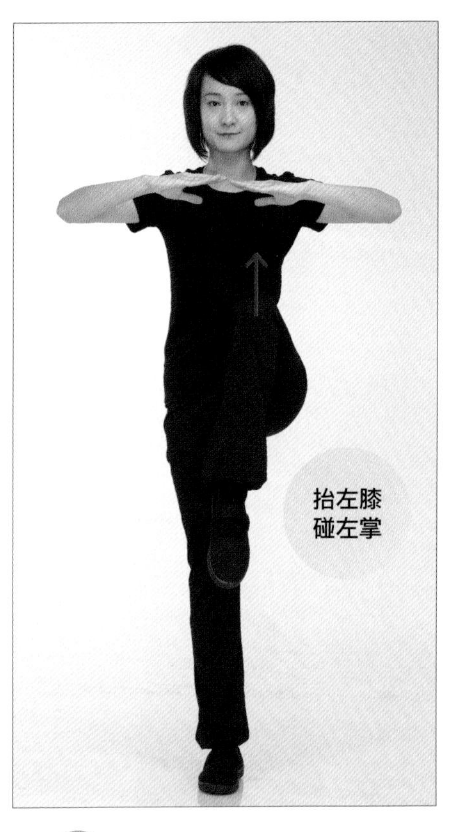


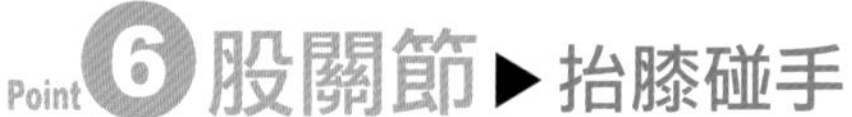

## Point 6 股關節▶抬膝碰手

1 掌心朝下，平放胸前。

2 抬左膝碰左掌，右膝碰右掌。

**【不適感覺】**：腿根抬不高，小心「髂腰肌群老化」；疼痛感往下走，小心「坐骨神經痛」、「腰腿痛症候群」、「髖骨股骨角度問題」（長短腳、易脫臼）；肛門腫痛，小心「痔瘡」。

**【建議做操】**：

**⑧左式拽九牛尾＋⑨右式拽九牛尾**

**⑩獨步蓮舟＋⑪御風著步**

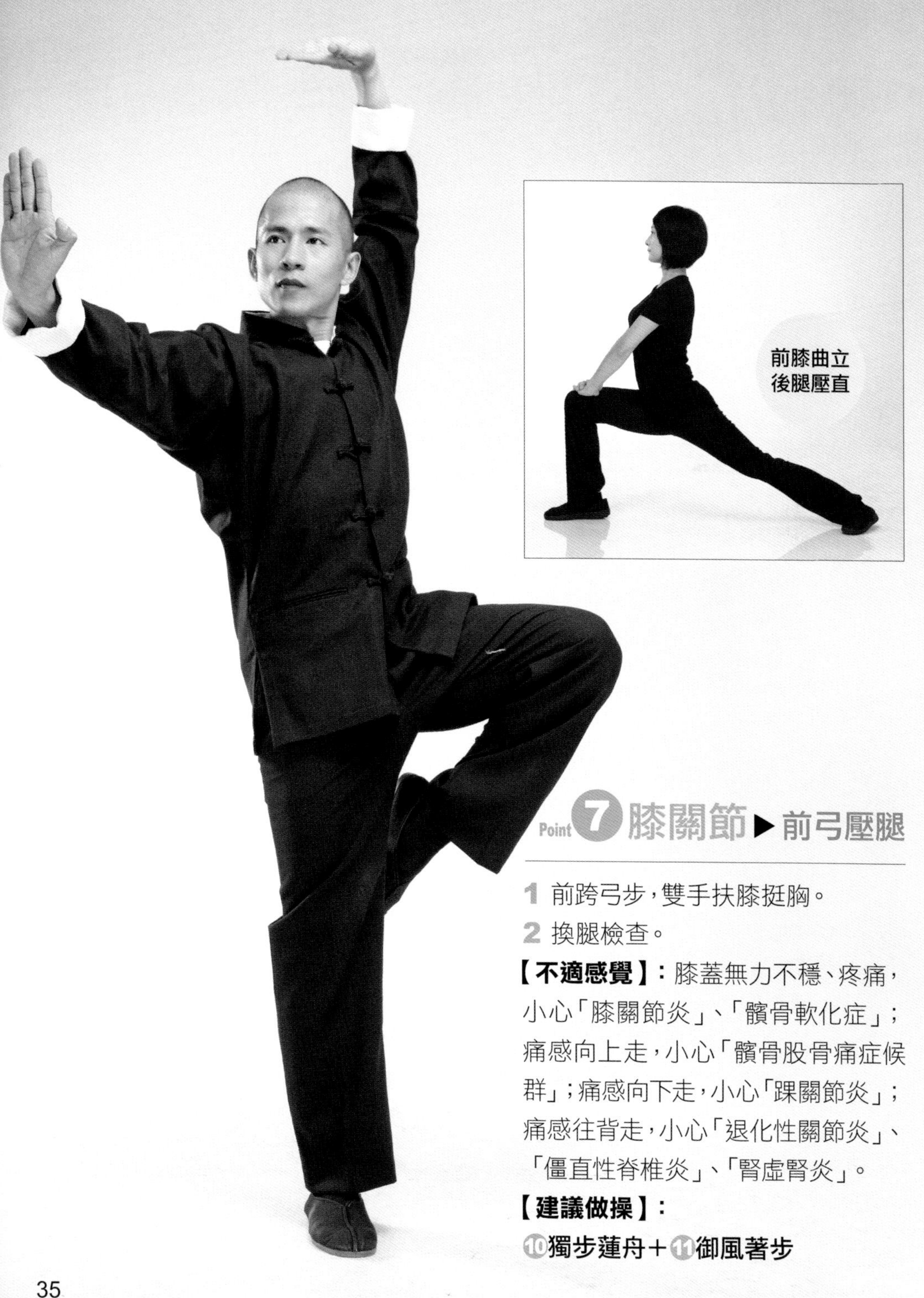


## Point 7 膝關節▶前弓壓腿

1 前跨弓步，雙手扶膝挺胸。

2 換腿檢查。

**【不適感覺】**：膝蓋無力不穩、疼痛，小心「膝關節炎」、「髕骨軟化症」；痛感向上走，小心「髕骨股骨痛症候群」；痛感向下走，小心「踝關節炎」；痛感往背走，小心「退化性關節炎」、「僵直性脊椎炎」、「腎虛腎炎」。

**【建議做操】**：

**⑩獨步蓮舟＋⑪御風著步**

# C 內臟衰老點

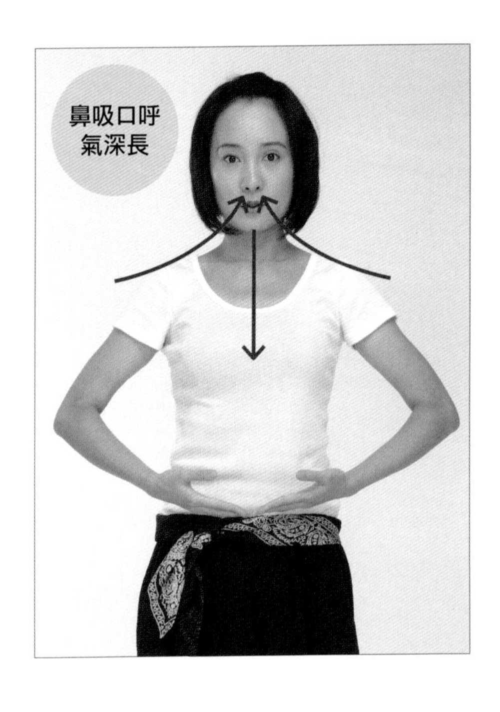


## Point 1 體腔壓力

### ▶慢吸慢呼調息法

1 鼻吸長氣，提掌到胸。

2 口吐長氣，翻降掌到丹田。

**【不適感覺】：**胸悶、氣不順、心悸，小心「心肌病症」、「腎虛」；氣淺短，小心「過勞、躁鬱」；肩膀沉重，小心「頸肩胛筋縮硬化」。

**【建議做操】：**

**❶一字通關＋❷伏耳抱柱**

## Point 2 腦壓

### ▶鼻吸鼻呼清頭腦

1 鼻子慢慢吸氣進腦部。

2 氣慢慢從鼻子呼出。

**【不適感覺】：**腦脹頭暈，小心「腦壓過高或過低」、「自律神經失調」；臉部五官僵麻痛，小心「三叉神經炎」、「中風前兆」。

**【建議做操】：**

**❶一字通關＋❷伏耳抱柱＋❸三鳴擊鼓**

## Point 3 心臟

### ▶鼻吸口呼動胸腔

1 鼻子吸氣到兩胸間「膻中穴」。

2 氣慢慢從口吐出。

**【不適感覺】：**胸悶胸痛，小心「心肌病症」；背部深處痛，轉體時疼痛變明顯，可能是「神經炎」、「筋膜肌腱骨骼症狀」；轉體時疼痛不變，可能是「內臟病痛」。

**【建議做操】：**

**❹犀牛望月＋❺靈貓拱背＋❻佛光沐浴**

## Point 4 肝肺
### ▶鼻吸口呼動肋骨

**1** 鼻子吸氣到肺，肋骨擴張。

**2** 口吐氣，肋骨收縮。

**【不適感覺】：** 突然咳嗽、呼吸困難，小心急症「氣胸」、「肺梗塞」；肋骨右下痛，小心「肝腫脹」；肋骨特定點受壓痛，可能是「肋間神經痛」、「肋膜炎」、「脊椎退化」。

**【建議做操】：**

**❹犀牛望月＋❺靈貓拱背＋❻佛光沐浴＋❼玉帶纏腰**

## Point 5 胃部
### ▶鼻吸口呼動腹部

**1** 鼻子吸氣到肚子，胃部鼓起。

**2** 口吐氣，胃部收縮。

**【不適感覺】：** 胃悶或噁心，可能是「胃脹氣」；心窩和上胃灼熱，小心「胃酸逆流」、「賁門痛」、「胃或十二指腸潰瘍」；下胃悶痛，小心「小腸衰老」、「腸阻塞」；後腰悶痛，小心「腎虛腎炎」。

**【建議做操】：**

**❹犀牛望月＋❺靈貓拱背**

## Point 6 腸道▶縮腹提肛法

**1** 鼻吸氣，腹肌和肛門提縮。

**2** 踮腳尖，加緊縮肛。

**【不適感覺】：** 悶痛在下腹淺處，小心「膀胱炎或尿道炎」；痛在深處或大腿內側痛，小心「婦女病」、「攝護腺腫大」；痛在下腹到後面，小心「腸阻塞」、「便秘」、「大腸癌」；灼痛在肛門，小心「痔瘡」。

**【建議做操】：**

**❹犀牛望月＋❺靈貓拱背；**
**⓫御風著步＋⓬腳踏蓮花**

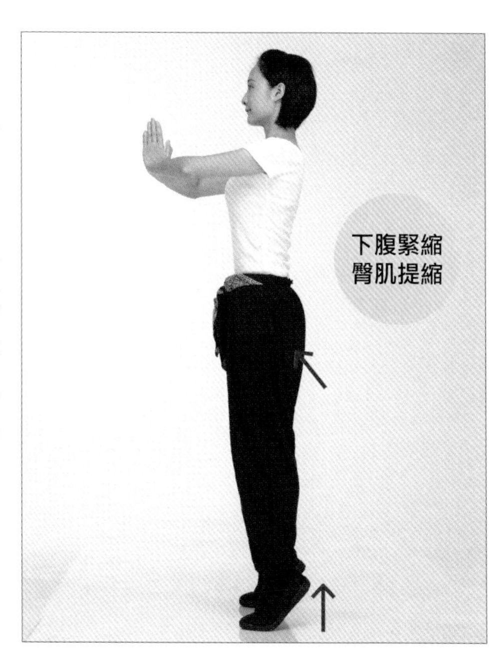

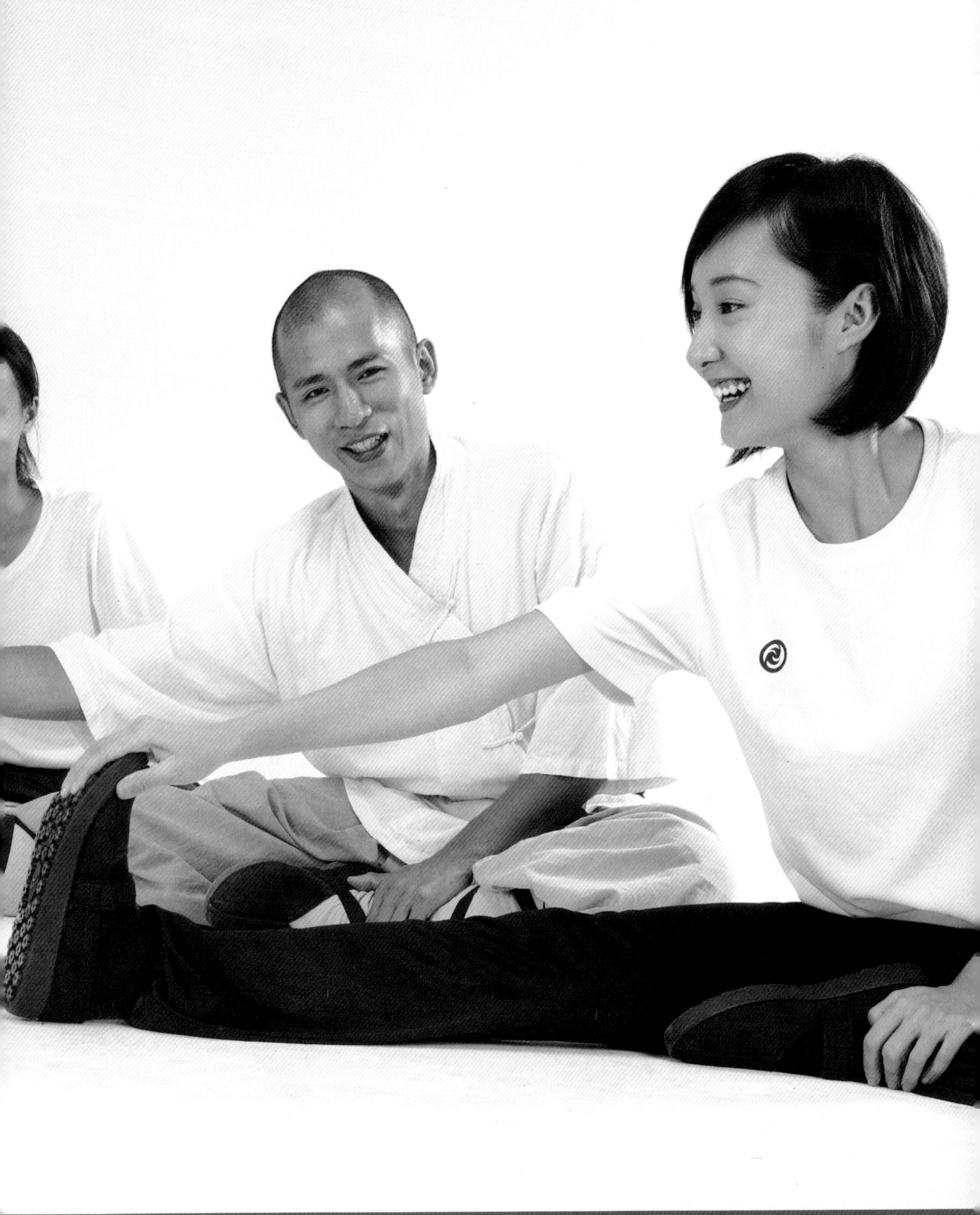

# 想解除「筋緊繃」的問題嗎？

## ——簡單！5分鐘「鬆筋活血伸展操」就搞定！

# 少林內功「易筋經」，首重練好「筋・膜・氣」，就是最佳鬆筋運動！

## 少林「秘傳版」易筋經12式

**「易・筋・經」＝「改變增強・筋脈經絡・經典功法」！始於達摩，歷代大將軍也作序推崇！**

相傳《易筋經》為少林禪宗初祖達摩所創，目的是讓僧人在長時間打坐修行的過程中，能夠透過呼吸伸展的功法來活絡筋骨、暢通氣血，進而提升自我修練層次。

傳說中達摩祖師曾經留下兩部武學經典，一為《**易筋經**》，另一則為《**洗髓經**》，後者為二祖慧可攜走傳法，前者則留在少林寺，供歷代僧人代代相傳。

### 第1式・一字通關

獲得最多氧氣，解勞提神。

**[ 動作詳見P80 ]**：雙手虎口上移到胸前，降手翻掌向外畫大圓，雙手四指交叉平貼後腦，承接第2式的開頭。

**[ 活絡經脈 ]**：心經・肺經等6條手經・任脈・督脈。

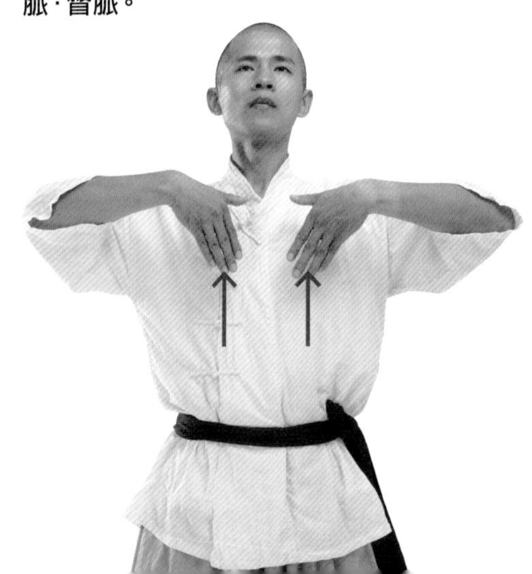

**《易筋經》內文中，有唐朝大將軍李靖、以及南宋岳飛手下名將牛皋為其作序，以增添其可信度。**

然而這些畢竟是傳說，經後人考證，當時《易筋經》出現的年代應該在明朝中葉，當時因為少林武僧抗倭寇有功，少林武功名揚天下，當時的作者可能因此而託名少林，還營造《易筋經》的出現頗富傳奇色彩，話說發現《易筋經》的地點為深山古井中，且發現時天現異相、古井放光指引眾人前往挖掘，而後在井中挖出一個鐵盒，內藏書籍即為《易筋經》。

不過，當時《易筋經》的內容包含有道家陰陽之說，對於信奉佛教及弘揚佛法的少林寺來說有較大的矛盾。

因此，比較可信的說法是，此《易筋經》**作者為天台山的道士「紫凝道人」**，而《易筋經》的內容應該是他長年練功之心得，後來廣為流傳民間，也進到了少林寺。只能說

## 第2式・伏耳抱柱

活絡頸椎、腋窩淋巴、腎功能。

**[ 動作詳見P84 ]：雙手扶頭，張臂仰天，抱頭碰肘，重覆3次，承接第3式的開頭。**

**[ 活絡經脈 ]：心經・肺經等6條手經・腎經・任脈・督脈。**

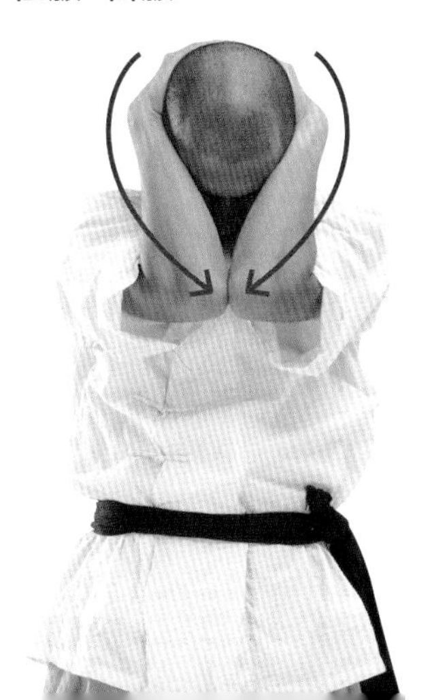

## 第3式・三鳴擊鼓

活化腦力、眼力、中樞神經。

**[ 動作詳見P88 ]：雙手各以無名指、中指、食指，按揉後腦幹兩側「風池穴」，配合吸氣抬頭、吐氣回正，承接第4式的開頭。**

**[ 活絡經脈 ]：手指主按「風池穴」隸屬膽經。**

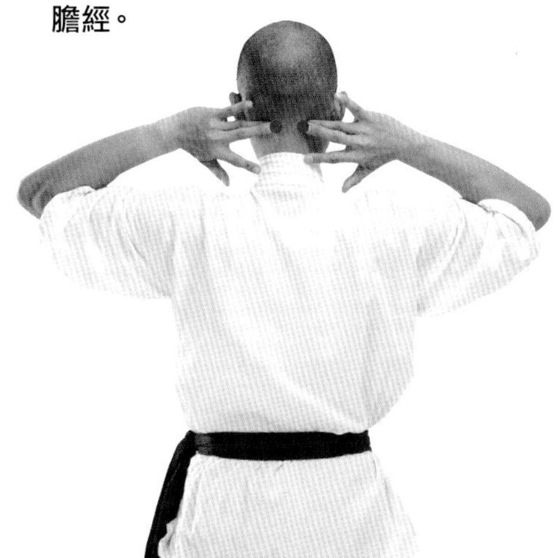

他未必是超強的武術家，但絕對是當時最懂宣傳造勢的行銷高手，既說這套功法有多位大將軍為它作序，還說天助奇書，發光指引世人到深山古井裡發現，傳奇由來果然吸引更多歷代武人相傳習練。

當時少林武僧也有人習練這套「**普傳版易筋經**」，再將之結合少林功法，而演繹出少林寺獨門的「**秘傳版易筋經**」，又根據武僧習練方式之不同，還有不同版本的《易筋經》著作。但無論版本為何，只要找對方法勤加習練，相信對健康都能有所助益。

## 少林「秘傳版易筋經」12式，依序就練「氣↓膜↓筋」！

一般我們稱「易筋經」，即區分為「普傳版」（達摩或紫凝道人版）和「秘傳版」（少林武僧版）兩套不同的功法。

而本書我們所習練的是「秘傳版」易筋經，它有別於「普傳版」的地方在於：「普傳

### 第4式・犀牛望月

活絡後半身、內臟機能。

**［動作詳見P90］**：前彎摸地，踮腳踮手抬頭，讓脊椎盡量下凹伸展，再落腳回位，重覆3次，承接第5式的開頭。

**［活絡經脈］**：膀胱經・胃經等6條足部經脈。

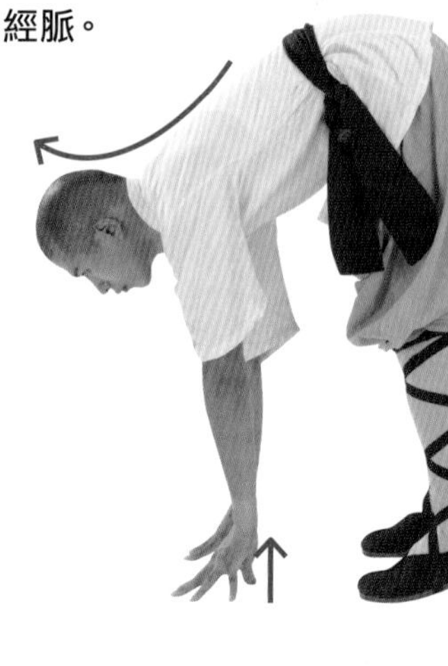

### 第5式・靈貓拱背

刺激背脊中樞、強化心肺。

**［動作詳見P94］**：前彎握腿，收頭拱背，讓脊椎盡量往上拱起，再落下回位，重覆3次，承接第6式的開頭。

**［活絡經脈］**：督脈・膀胱經。

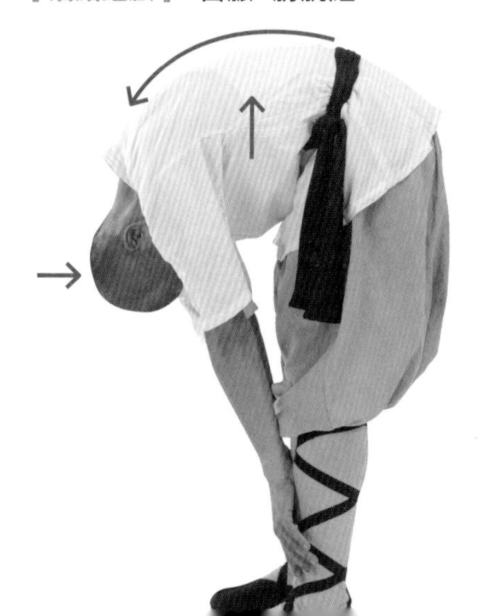

版」的動作比較簡單，它能夠讓大家比較容易做到；至於「秘傳版」的易筋經，是當年我們在少林寺的時候，由少林寺的武僧所習練的，**它需要有一定的基本功，而且需要有比較充足的暖身，跟一定的武術基礎**，比如說你的弓步、馬步需要經過調整，那當然它的難度稍微高一點，也因此，它的健身和武術效果會比「普傳版」來得再強一些。

尤其是少林「秘傳版」易筋經的功法特性與功效，它特別強調的是，**你的呼吸跟動作要同步配合**，從內到外，從深緩調息，帶動筋膜組織疏展飽滿，協調支持伸展骨骼肌肉，以鍛鍊出彈性緊實的效果。

一旦你的呼吸跟動作能夠配合，身體的肢體動作自然就協調，可以強化到末梢循環，達到全身組織活化的效用。此即練「筋」需先練「膜」，練「膜」必先練「氣」！

那再來就是說，「秘傳版」易筋經**對於下盤的動作比較要求**，像腿筋足脈的伸展、

## 第6式・佛光沐浴

雙掌導引最大氣能，感活五官。

[ 動作詳見P98 ]：吸氣，張手畫圓到頭頂；慢慢吐氣，降手到面前，感受掌氣敷臉，下移到丹田兩側，承接第7式的開頭。

[ 活絡經脈 ]：心經・肺經等6條手經・任脈・督脈。

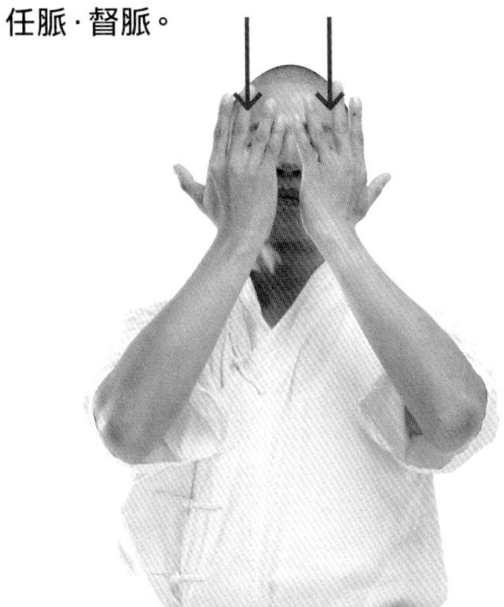

## 第7式・玉帶纏腰

拉動手經擴胸，強化心肺。

[ 動作詳見P100 ]：雙手併指，吸氣，張手畫圓到頭頂，指尖朝前；吐氣，降手到腰側，壓掌擴胸，承接第8式的開頭。

[ 活絡經脈 ]：心經・肺經・三焦經等6條手經。

髖膝踝骨等關節的活動鍛鍊等。而當你的呼吸調整跟下盤的動作能夠協調跟強化的話，**對於肌力和心血管功能的強化，都是很有幫助的。**

## 強調「呼吸・鬆筋・伸展」三平衡的全效運動！

整體來說，「易筋經」這類古傳的氣功、內功，都是強調養生健身必需由內而外、以氣引力來作用，**使氣血發揮最大的能量效應，協調筋脈肌肉骨骼以最小的耗損來活動伸展，才符合練功養生的目的**，甚至成為其它武術之初級到進階功法的進步關鍵。

若對應現代運動科學的要領，「秘傳版易筋經」則是強調「呼吸、鬆筋、伸展」要同步協調鍛鍊的日常運動，使它能兼具「鬆筋、活血、健骨」的健康成效。這樣豐富又實用的好處，所以能被歷代武僧和世人看見，並加以推廣傳承到今日。

### 第8式・左式拽九牛尾

強健胯腿膝，按摩左側內臟。

**[ 動作詳見P102 ]**：吸氣，手抱太極，抬左膝；吐氣，往左側倒大弓步，右手、右腿伸直；起身承接第9式的開頭。

[ 活絡經脈 ]：胃脾肝膽腎膀胱等6條足經。

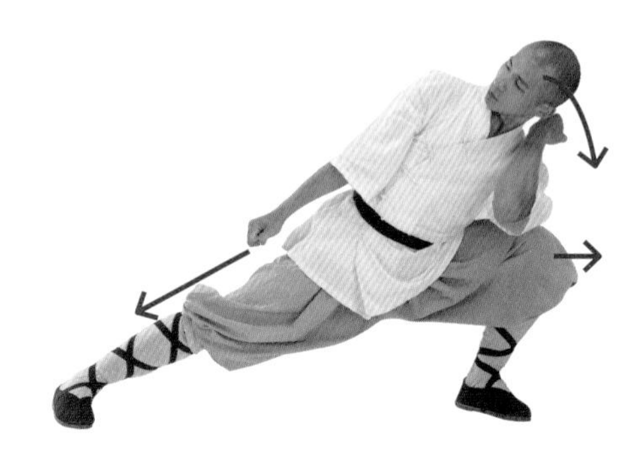

### 第9式・右式拽九牛尾

強健胯腿膝，按摩右側內臟。

**[ 動作詳見P106 ]**：吸氣，手抱太極，抬右膝；吐氣，往右側倒大弓步，左手、左腿伸直；起身重覆【左式拽九牛尾】，左右交替3次，起身調息，承接第10式的開頭。

[ 活絡經脈 ]：胃脾肝膽腎膀胱等6條足經。

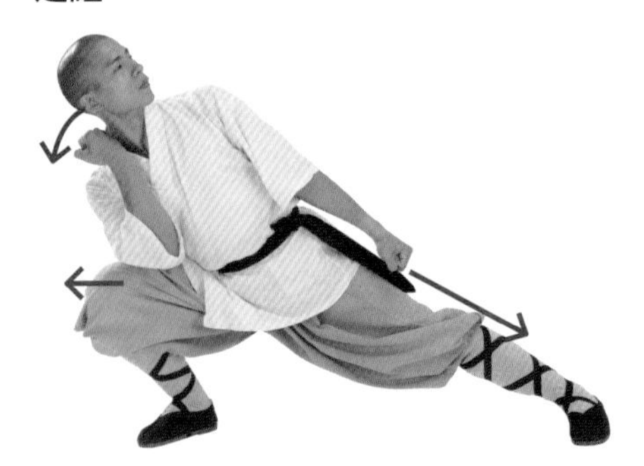

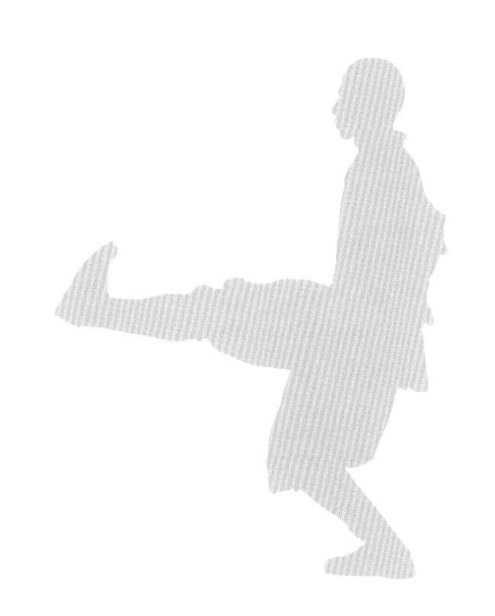

## 第10式・獨步蓮舟

強健腿肌膝蓋，促進下身血循。

[ 動作詳見P110 ]：吸氣，背手抬膝；吐氣，腿一抬平一下蹲，左、右腿交替3次，起身，承接第11式的開頭。

[ 活絡經脈 ]：胃脾肝膽腎膀胱等6條足經。

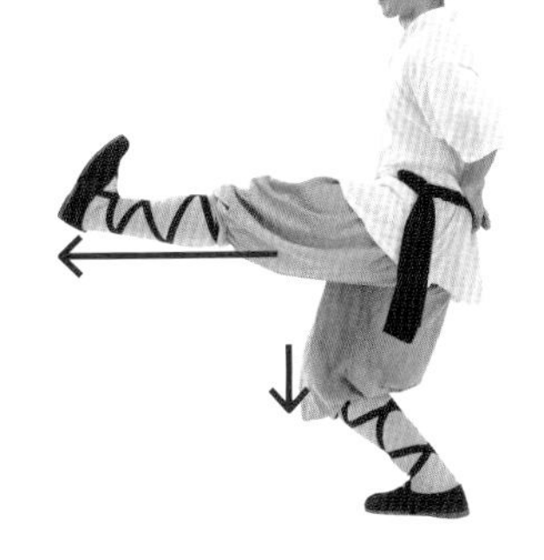

## 第11式・御風著步

強化腿肌臀肌，消水腫曲張。

[ 動作詳見P118 ]：吸氣，一腿抬膝，腳掌內勾；吐氣，往內側、往下伸直，另一腿蹲膝；左、右腿交替3次，起身，承接第12式的開頭。

[ 活絡經脈 ]：胃脾肝膽腎膀胱等6條足經。

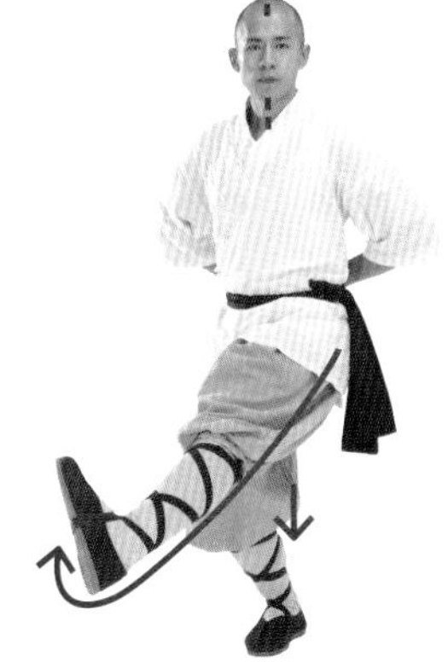

## 第12式・腳踏蓮花

踮動全身放鬆，拉動腋下淋巴。

[ 動作詳見P126 ]：雙手合掌，在胸前推呈圓形氣場；呼吸配合雙腳踮吸落吐，踮腳重覆8次，調整全身放鬆收功。

[ 活絡經脈 ]：脾經．腎經．肝經等3條足陰經。

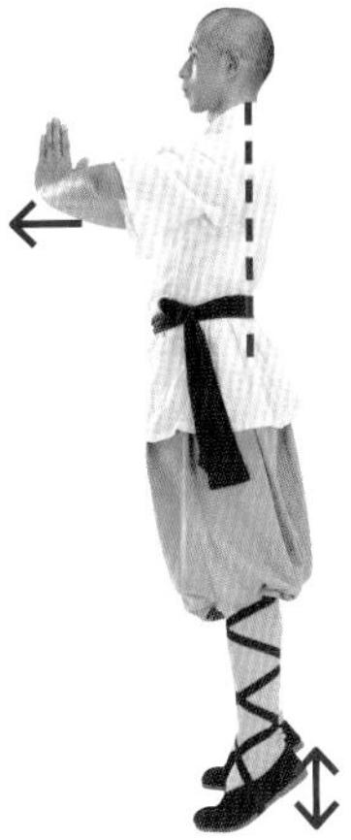

# 《易筋經》比一比，少林秘傳版·達摩普傳版大不同！

## 「易·筋·經」是什麼意思？

「易·筋·經」三個字唸起來有點拗口，但若了解它的涵義，就很難忘記。

「**易**」是動詞，代表改變、強化、活動和鍛鍊。

「**筋**」是古人所謂的經筋、筋路，泛指現代人說的筋膜、韌帶、肌腱、神經在內等軟組織。

「**經**」是經典、功法，也可視為操式。由此可知，「易筋經」是透過活動筋骨、鍛鍊筋路的功法。

中國最著名強身氣功寶典《易筋經》，源起少林寺

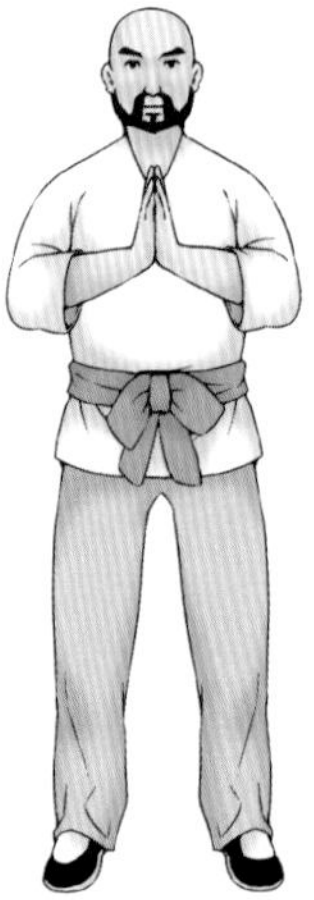

## 達摩「普傳版」易筋經12式

### 第1式·韋馱獻杵第一勢

抬手合掌於胸，消頸肩疲勞。

[ 古傳口訣 ]：立身期正直，環拱平當胸。氣定神皆斂，心澄貌亦恭。

[ 活絡經脈 ]：手臂內側前緣的「肺經」。

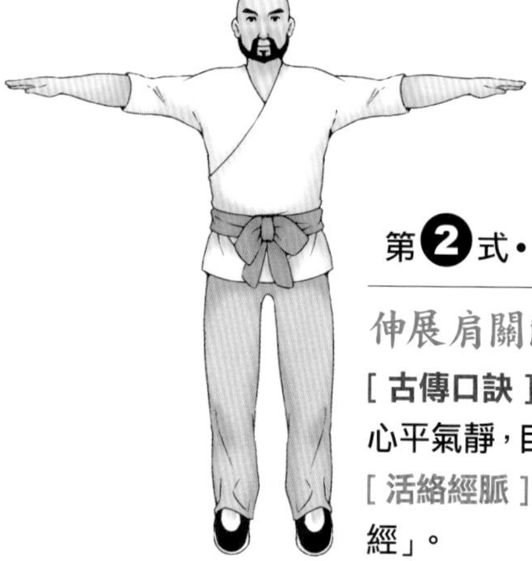

### 第2式·韋馱獻杵第二勢

伸展肩關節，活動肩肘腕關節。

[ 古傳口訣 ]：足趾拄地，兩手平開。心平氣靜，目瞪口呆。

[ 活絡經脈 ]：手臂外側前緣的「大腸經」。

如前文所述，《易筋經》的由來，最早是一本功法書冊，相傳是佛教禪宗達摩祖師，有感於僧人修行久坐少動，於是創立一套透過吸氣、呼氣、鬆筋、伸展的操式，**幫助僧人活絡筋骨、暢通血氣，同步提升身體健康與內在修為**。

達摩祖師在距今約一千五百年的南北朝時期，從天竺（印度）來到中國，在河南嵩山少林寺落腳，面壁禪坐九年後，留下《易筋經》和《洗髓經》兩部以梵文寫成的經典；前者是武術功法，後者是修行心法。

爾後，二祖慧可帶著《洗髓經》雲遊，《易筋經》則留於少林寺，之後由天竺高僧般剌密諦協助譯成中文，從此歷代僧人視之為武學瑰寶，內門弟子代代相傳，成為少林弟子致力學習的健身內功。

## 第3式・韋馱獻杵第三勢

舉手托天，鬆肩虛腋正頭。

［古傳口訣］：

掌托天門目上視，
足尖著地立身端。
力周髖脇渾如植，
咬緊牙關不放寬。
舌可生津將顎抵，
鼻能調息覺心安。
兩拳緩緩收回處，
用力還將挾重看。

［活絡經脈］：

從臉、胸腹到腳的「胃經」、手臂內側「心包經」、手臂外側「三焦經」。

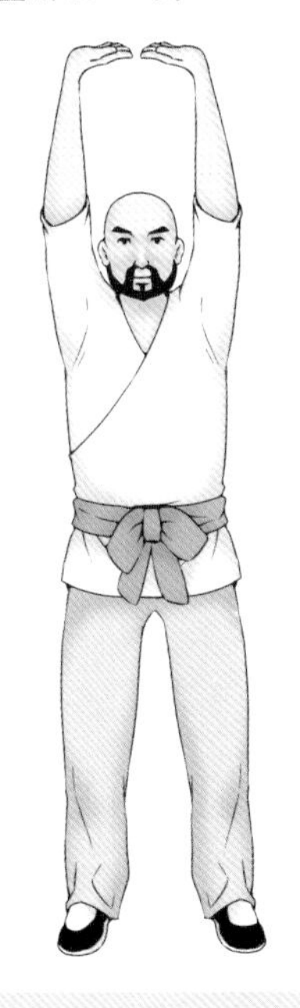

## 第4式・摘星換斗勢

掌心擺動，導引頭眼頸椎轉動。

［古傳口訣］：

只手擎天掌覆頭，
更從掌內注雙眸。
鼻端吸氣頻調息，
用力收回左右侔。

［活絡經脈］：

從腳走腹到胸的「脾經」。

## 道家紫凝道人借名推廣

不過，有人檢視《易筋經》的內容，會發現其中包含一些道家陰陽之說，這和佛教的修行是互相抵觸的，那麼，《易筋經》的作者怎麼會是佛教的禪宗達摩呢？

於是，後人再仔細考查推論，有人主張《易筋經》是明末天台山一位道士「紫凝道人」所著，可能他認為「天下武功出少林」，而特意假託達摩所作，以換取普世重視。

不管你選擇哪一派的由來說法，雖然都沒有百分之百的證據，不過我們可以百分之百確認的說，「易筋經」這套**功法，確實是在少林弟子的傳承下發光發熱。**

### 第5式・倒拽九牛尾勢

腰的扭力帶動肩胛到手指轉動。

**[古傳口訣]**：兩髖後伸前屈，小腹運氣空鬆。用力在於兩膀，觀拳須注雙瞳。

**[活絡經脈]**：從胸到手內側的「心經」，和背部頰脊、「膀胱經」之肺俞、心俞等穴。

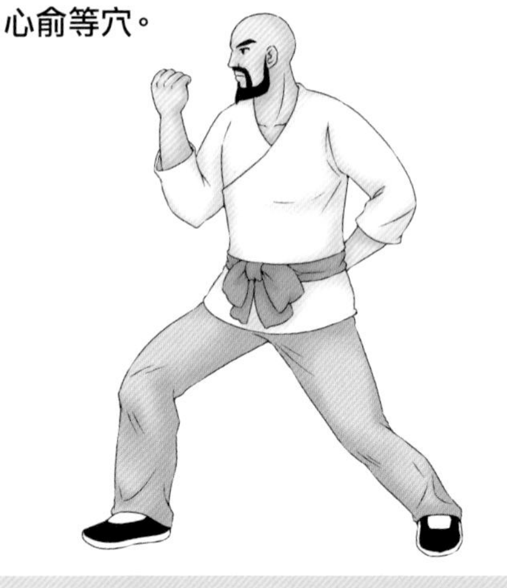

### 第6式・出爪亮翅勢

手肩張收、推掌再曲肘，引氣入胸。

**[古傳口訣]**：
挺身兼怒目，
推手向當前，
用力收回處，
功須七次全。

**[活絡經脈]**：
從胸到手、手臂內側前緣的「肺經」、手臂外側後緣的「小腸經」。

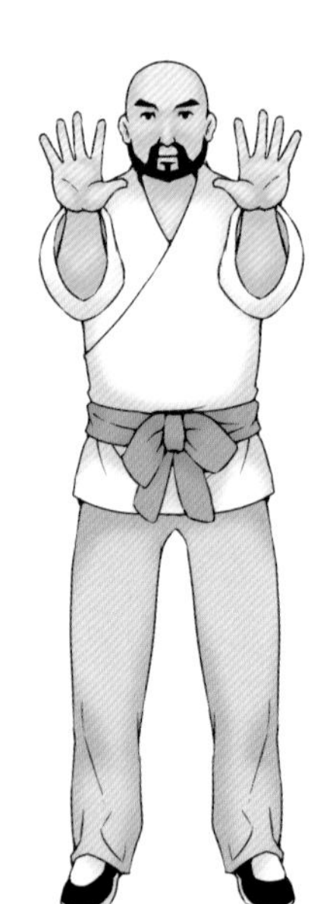

## 把「易筋經」發揚光大的金庸武俠小說

此外，把「易筋經」變成眾人耳熟能詳的「神功」，要拜武俠小說大家金庸先生所賜。在《天龍八部》和《笑傲江湖》裡，「易筋經」被描述成少林武學寶典，修練之後真氣可貫通全身經絡，使內力更上層樓。

全球金庸迷不計其數，**許多人深信「易筋經」是中國武術的經典代表，更是修練上乘內功的絕世武林秘笈。**

金庸先生對「易筋經」的描述方向大致正確，大家從閱讀小說即可領悟：**「易筋經」並非強調外在攻勢的格鬥奇招，而是使內力增厚、強化防禦力的內壯功夫。**即使不是練武奇才，一般人修習「易筋經」也能達到練氣祛病、活筋健骨的效果。

### 第7式・九鬼拔馬刀勢

加強頭肩活動力、腰背肌肉。

**[ 古傳口訣 ]**：
側首彎肱，
抱頂及頸。
自頭收回，
弗嫌力猛。
左右相輪，
身直氣靜。

**[ 活絡經脈 ]**：
從臉頭往後下行到腳的「膀胱經」、從手到頭的「三焦經」。

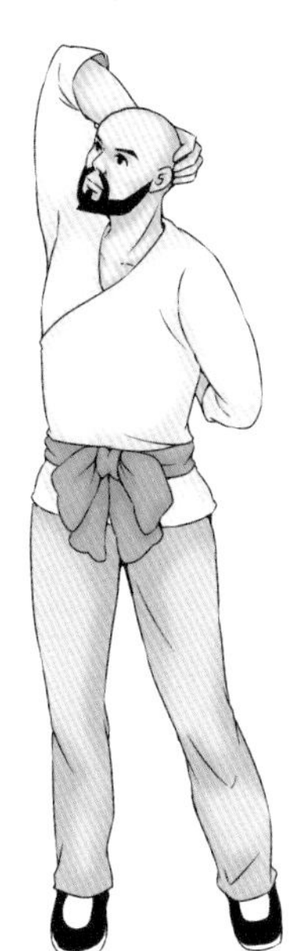

### 第8式・三盤落地勢

下蹲配合嗨聲，強腰護腎。

**[ 古傳口訣 ]**：上顎堅撐舌，張眸意注牙。足開蹲似踞，手按猛如拿。兩掌翻齊起，千斤重有加。瞪睛兼閉口，起立足無斜。

**[ 活絡經脈 ]**：從腳到胸、腿內側後緣「腎經」。

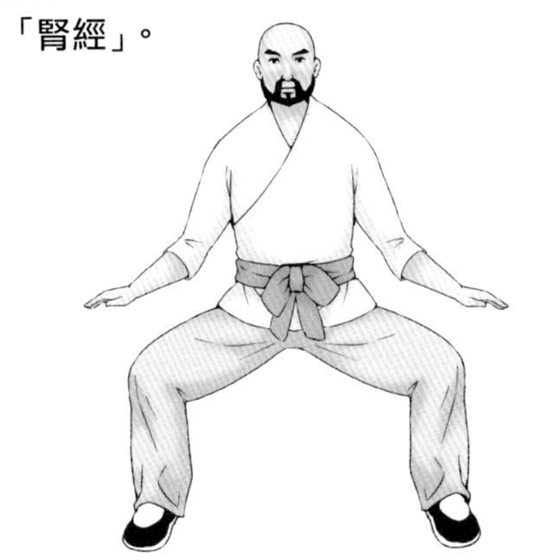

## 現今流傳的「易筋經」典籍版本

創始的《易筋經》功法在民間流傳，各界也有自行再研發的「易筋經」以利應用；而少林寺武僧當然也自有習練，並結合深厚的少林武術，另外設計出更適合武僧們習練的獨門易筋經。

歷代以來，**「易筋經」的版本已經多不勝數，已經不特定是指《易筋經》這本古籍**。不過如今流傳最廣、最受信服的是「達摩普傳版」和「少林秘傳版」兩種版本。前者簡單、容易做到；後者略有難度，但健身效果極佳。

### ●「達摩普傳版」易筋經：

即坊間普遍流傳之版本，以「韋馱獻杵第一勢」起始，以「掉尾勢」作結，包括站、動、坐、臥十二式，簡單易學，沒有武術基礎者也可很快上手，見以下圖示說明，有興趣者可另尋正規管道學

### 第9式．青龍探爪勢

動指、轉肋，疏肝理氣。

[ 古傳口訣 ]：
青龍探爪，
左從右出。
修士效之，
掌平氣實。
力周肩背，
圍收過膝。
兩目注平，
息調心謐。

[ 活絡經脈 ]：
從腳走腹到胸的「肝經」。

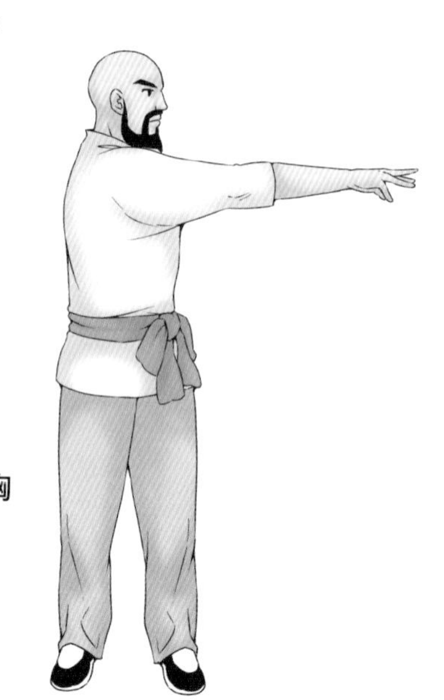

### 第10式．臥虎撲食勢

指彎、按地，抬胸塌腰養氣。

[ 古傳口訣 ]：兩足分蹲身似傾，屈伸左右髖相更。昂頭胸做探前勢，偃背腰還似砥平。鼻息調元均出入，指尖著地賴支撐。降龍伏虎神仙事，學得真形也衛生。

[ 活絡經脈 ]：從會陰走胸前的「任脈」、從手到頭的「三焦經」。

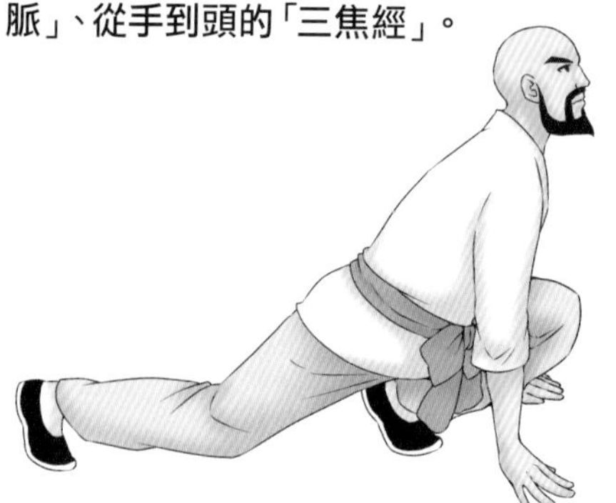

習。因為此版本資料有多種管道取得容易，本書就不多做說明和示範。

### ●「少林秘傳版」易筋經：

即本書示範、當年我在少林寺所學之版本，也是包含十二式（如前文所述，或見第80頁起），其招式已進一步融合少林功法精髓，以「一字通關」起始，以「腳踏蓮花」作結，充分照顧到身體十二正經、任督二脈和七大系統。**只需要有基本的武術基礎，如弓步、馬步、呼吸等稍作指導調整，人人可以練習上手，更可對位對症、選取連續動作來應用（見第132頁起）**。

無論你學習哪種版本，目標都是讓內氣順行經脈，使津血通暢、筋骨強健。特別提醒的是，「易筋經」是種氣功運動，操練前務必徹底暖身（見第60頁起），才能避免運動傷害，並讓練操健身的效果事半功倍。

## 第11式・打躬勢

指彈小腦，脊柱三段前彎拔拉。

**[ 古傳口訣 ]**：兩手齊持腦，垂腰至膝間。頭惟探胯下，口更嚙牙關。舌尖還抵顎，力在肘雙彎。掩耳聽教塞，調元氣自閑。

**[ 活絡經脈 ]**：從臀走背過頭到上唇的「督脈」、從頭到腿外側中間的「膽經」。

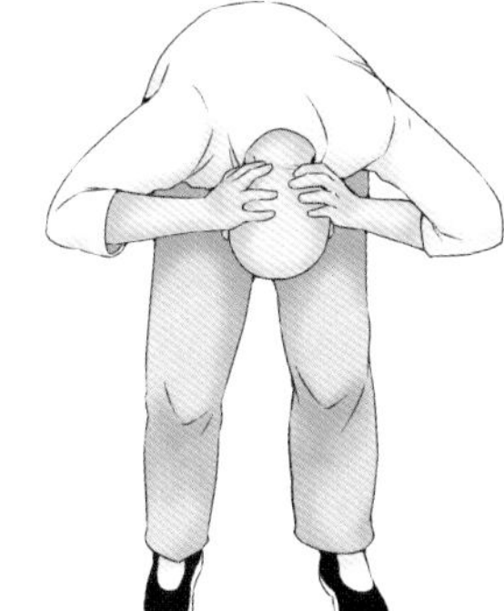

## 第12式・掉尾勢

抬頭、翹臀、擠壓、搖擺，疏活任督。

**[ 古傳口訣 ]**：膝直膀伸，推手自地。瞪目昂頭，凝神一志。起而頓足，二十一次。左右伸肱，以七為志。更作坐功，盤膝垂眦。口注于心，息調于鼻。

**[ 活絡經脈 ]**：前身「任脈」、後背「督脈」、從腿內側中間走腹胸的「肝經」。

# 12招合乎現代運動科學，動作溫和又簡單，9歲到99歲都能練！

「易筋經」為什麼能鬆筋活血？——調息伸展帶動全身，符合運動原理，堪稱「中國瑜伽」！

## ❶量身造肌

**拉長筋肉，逐步改善全身肌肉能量。**

少林易筋經的12招式，招招都運用到伸展動作，像是手臂、脊椎、腿部等局部的伸展，以達到拉長、疏通、加壓、減壓等效果，配合軀體的前彎、後仰、下蹲、抬伸動作的引力和重力，甚至**最大可以讓筋肉組織延展為平常的1.5倍長**，不僅有造肌作用，達到平常少見的氣血潛能，也有調整體腔和筋肉關節壓力的作用，生理和心理都能好好鬆筋紓壓。

**均衡引力，穩定增強骨骼負荷能力。**

身體四肢，其實就是我們最好的運動器材；地心引力，也是最不會變心的輔助教練。少林易筋經尤其後段的招式，如【拽九牛尾】、【獨

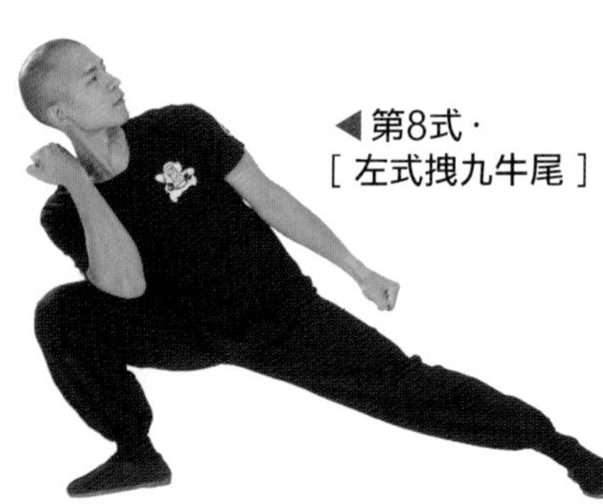

◀第8式·［左式拽九牛尾］

## ❷槓桿原理

步蓮舟】、【御風著步】，**採行了一腿下蹲，配合另一腿抬膝、抬腿、勾腿，或是側倒身體的運動力學**，一開始可能會覺得很難平衡、很難持久，事實上，因為這些動作的協調都是在移動中進行的，只要順勢上下或左右移動，抓到身體左右側或前後側的核心點，就能借助來自地表和肢體移動的引力，不僅讓做操動作更順暢穩定，同時能逐步增強關節的耐受力和骨質強度。

## ❸順勢呼吸

**深氣進出，從臟腑到末梢都運動到。**

如前文所述，「呼吸．鬆筋．伸展」是少林易筋經3個習練關鍵。但正確的呼吸法應該是：慢吸慢吐、深吸長吐，從丹田到口鼻的進出氣量要和緩流動；而且配合肢體同步作抬吸落吐、張吸合吐、仰吸彎吐等，控制吸氣或吐氣的氣量，和肢體的移動同步到位，如此，才能以行氣改變體腔壓力、促進氣血運行、暢通經脈要穴，讓好的能量到達內臟和末梢，也帶走瘀積的病氣和毒素。

## ❹皮球效應

**一壓一彈，激發筋肉血管細胞彈性。**

人體是一個活皮囊、會呼吸的氣球，像拍皮球它會彈起一樣，**利用軀體的彎曲緊縮，讓體腔和筋膜內的壓力明顯改變，然後起身開展，則讓細胞組織瞬間產生反彈**；反覆練習，不僅能鍛鍊筋肉的彈性，更能促進氣血流通，打通瘀積的經脈穴道，刺激潛在的能量迸發。

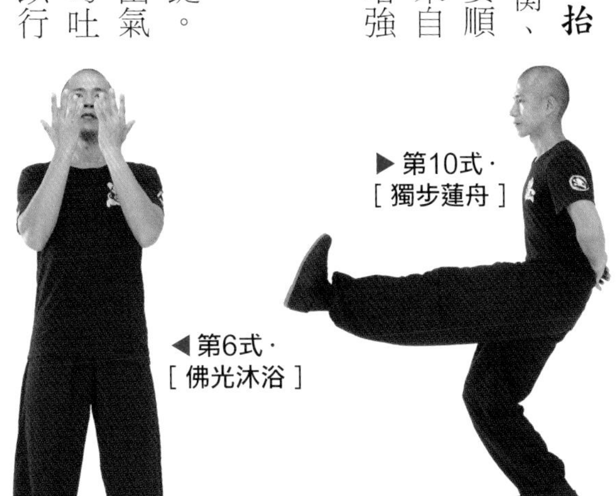

▶第10式．［獨步蓮舟］

◀第6式．［佛光沐浴］

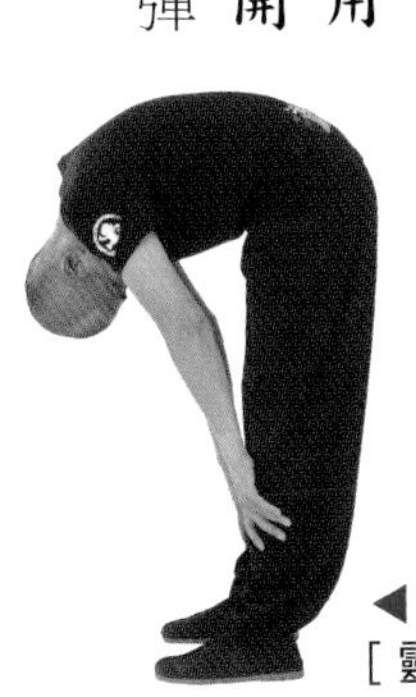

◀第5式．［靈貓拱背］

# 如果你有這些狀況更要常做易筋經，痠痛・多病・肥胖・衰老，每天5分鐘就能改善！

《易筋經》內文點出：「人身之筋骨由胎稟而受之，如筋弛則病，筋攣則瘦，筋靡則痿，筋弱則懈，筋縮則亡。筋壯則強，筋舒則長，筋勁則剛，筋和則康。」

以白話文來解釋它透露出兩項重要的訊息：一，筋的狀態左右著身體的健康情形；二，縱然筋骨半由天生，

## ❶痠痛族

**筋肉「緊縮縮」，則容易痠痛**
**鬆筋活血讓筋肉變「舒長」！**

常買痠痛藥布、接受推拿的人請留意，痠痛體質往往是筋路過度收縮緊繃所致，尤其腰部、下背部、膝蓋附近的肌肉特別容易發病。

**【練筋功效】**：使緊縮的筋路逐漸舒展、伸長，肌肉適度放鬆利於血液流通，乳酸順利被代謝，痠痛也會消失。

## ❷多病族

**筋肉「硬梆梆」，則容易傷病**
**鬆筋活血讓筋肉變「柔軟」！**

很多人不注意自身生理和心理的症狀和壓力，長時間處於緊迫狀態，以致筋路僵硬或痙攣，肌肉繃硬，容易氣滯血瘀累積毒

習練「易筋經」卻能扭轉先天，把弱筋變強筋，讓體虛變體壯。

**筋若鬆弛、痙攣、靡弱、繃硬都是極糟糕的狀態。**「少林易筋經」搭配呼吸調息，讓筋、肉、骨和緩地活動與伸展，使體內循環系統機能旺盛，精、氣、血充分灌注於臟腑、經脈和筋路，身體就能重拾活力。除了想運動養生的朋友可以多做，我特別建議下列4個族群一定要學！

素，或壓迫神經導致疼痛，注意力也無法集中，甚至肌肉纖維或韌帶斷裂。

**【練筋功效】**：使僵化的筋路變得平和柔順，身心自然會慢慢調節平衡，自癒恢復。

## ③肥胖族

**筋肉「鬆垮垮」，則容易肥胖**

**鬆筋活血讓筋肉變「精瘦」！**

胖胖者會介意「肉鬆」不好看，「筋鬆垮」其實更威脅到健康。筋路鬆弛會導致肌力不足，輕則體態走樣、挺出肥肚、易生水腫；中則容易扭傷、關節受損；重則肌群無力、臟腑失能。

**【練筋功效】**：使鬆弛的筋路恢復彈性，體耐力、靈活度和代謝率都會回升。

## ④衰老族

**筋肉「虛累累」，則容易衰老**

**鬆筋活血讓筋肉變「勇健」！**

常生病、體力差、老得快、銀髮族都在此列，其筋路的「虛」，指筋膜逐漸喪失保護作用，反而限制了肌肉和骨骼的活動力；惡性循環下，退化的速度狂飆，行動變遲緩，人也缺乏元氣。

**【練筋功效】**：使虛弱的筋路變得強壯有勁，你會變得活力年輕。

# 學會「用氣活血」，就擁有源源不絕的免疫自癒超能力！

為什麼古代人很少有癌症？
古人雖然罹癌者少，卻對腫瘤有所認識。

現代人對文明病的恐懼，第一名非「癌症」莫屬。我看過由英國曼徹斯特大學、和美國維拉諾瓦大學兩位教授共同發表的報告指出，以古代遺留的人類骸骨進行科學研究，發現罹患惡性腫瘤的比例極低，從而推論癌症可能受現代生活方式、吸菸、工業污染、飲食等問題影響甚深。

也有人認為，古代平均壽命較短是癌症病例少見之故；但更多醫學研究人員相信，老祖先採取的作息與生活環境，或許是他們「身體更乾淨」的原因。

癌，古代中醫稱為「**巖**」、「**岩**」或「**喦**」，因腫瘤外形凹凸起伏、且質地堅硬如石而得名。早在殷墟出土的文物及《黃帝內經》中都對「瘤」有所記載，眾醫書裡也對不同部位的腫瘤進行描述並提出療法，可見老祖先對腫瘤是有所認識的。

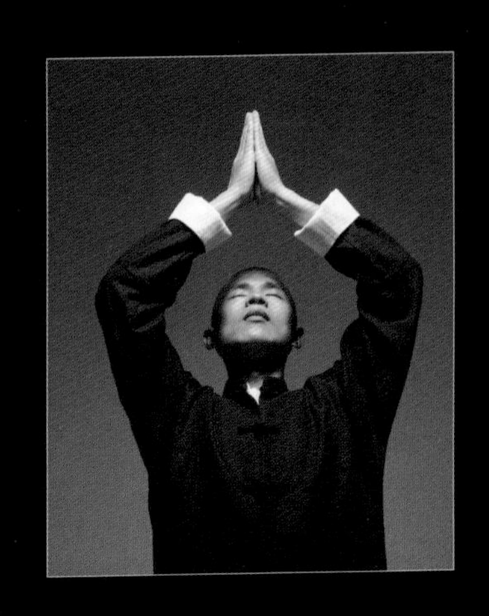

## 易筋經、八段錦、五禽戲、太極……所有流傳千百年的養身功法，都強調「用氣活血」！

向古人借鑑，不失是現代人追求健康之鑰的智慧態度。我認為，古代生活環境少了化學毒素污染、飲食內容多菜清淡之外，**「氣功運動」和「靜心修行」也是防癌的利器。**

氣功是高效率的「有氧運動」，透過呼吸調息及伸展經絡、筋路，讓身體處在氧氣充足、陰陽平衡的狀態，如此一來，不僅促進了氣血循環，淋巴、體液等也疏通順暢，細胞組織獲得大量氧氣，養分和廢物則順利運輸和交換，免疫力連帶得到提升。對久坐少動的現代人而言，這是很值得推廣的運動。在習練氣功的過程中，生活作息會逐漸規律化，靜心安神是健康以外的另項收穫。從古至今，易筋經、八段錦、五禽戲、太極等，都是有名的、國民的養生功法，能選練體會其中，定能幫身心掃除一番，健康也大有斬獲。

1. **易筋經**：共有十二式，對於活絡筋骨、強身健體、祛病延年頗有功效，目前有「達摩普傳版」和「少林秘傳版」兩大版本流傳民間。
2. **八段錦**：由八段招式組合而成，是疏通經脈、促進氣血循環的基礎功，相傳是南宋名將岳飛所創的拳法。
3. **五禽戲**：模仿虎、鹿、熊、猿、鳥五種動物的動作，搭配呼吸調息健身、治療五臟之疾，相傳是東漢名醫華陀所編創。
4. **太極拳**：透過動靜結合的伸展拳法調身、調心、調息，讓動作、意念、呼吸達到平衡。

無論哪種氣功操，只要熟練「用氣活血」，即能讓身體獲得足夠的氧，使真氣順行於經絡和筋路，氣行則血通，血通則毒祛；免疫機能順利啟動，癌、病、老、弱自然遠離。

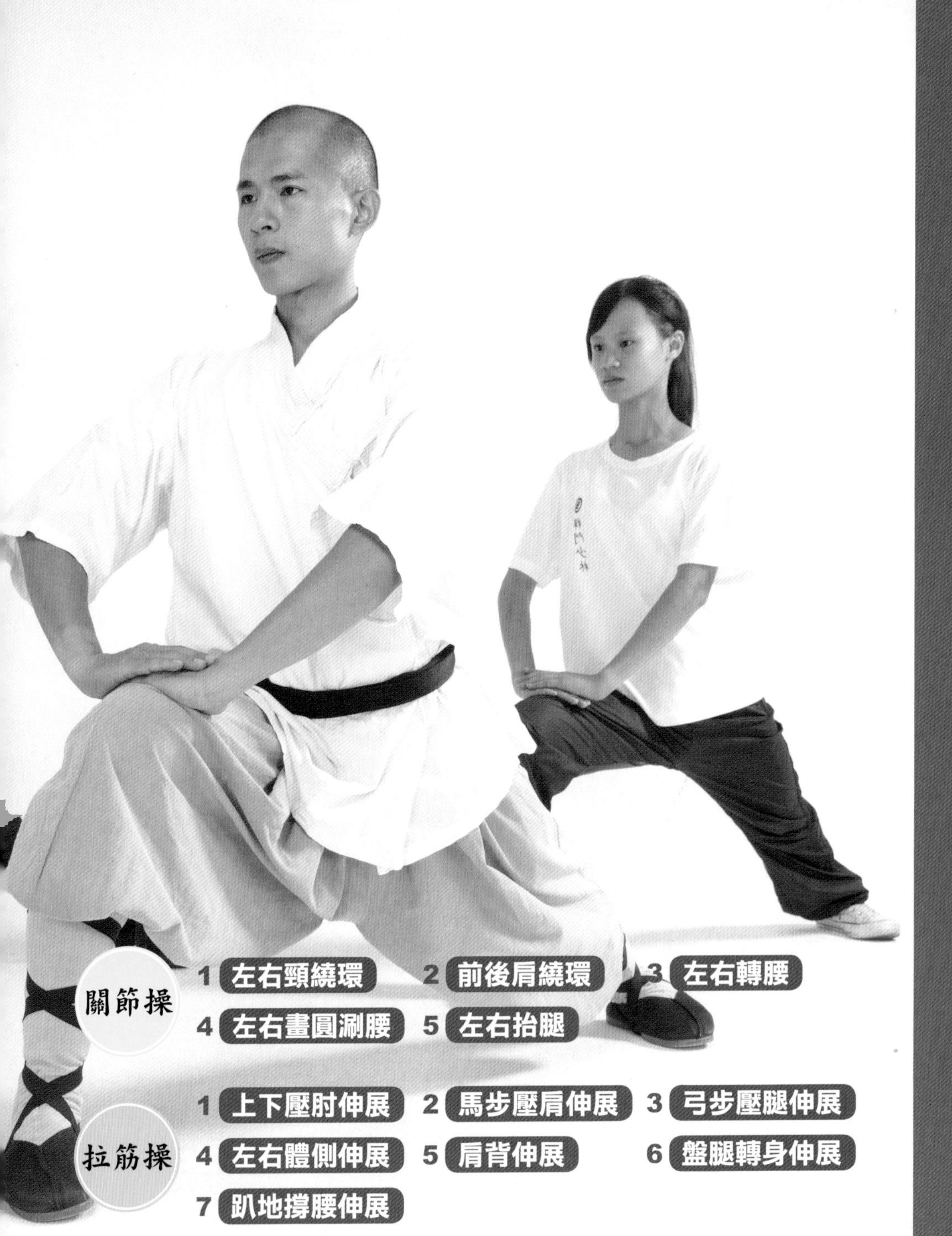

**關節操**

1 左右頸繞環
2 前後肩繞環
3 左右轉腰
4 左右畫圓涮腰
5 左右抬腿

**拉筋操**

1 上下壓肘伸展
2 馬步壓肩伸展
3 弓步壓腿伸展
4 左右體側伸展
5 肩背伸展
6 盤腿轉身伸展
7 趴地撐腰伸展

參

# 準備開始來練「易筋經」囉！

## ——注意！練功前一定要先暖身才行！

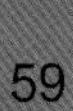

# 暖身讓運動事半功倍，筋肉放鬆、關節柔軟，心臟也能受保護！

少林養生功進階的如「少林易筋經」，初階的如「八段錦」，因為招式和緩流暢，加上**只要有跨步大小的空間隨時可做**，所以初學者會想不到練功前需要做「暖身運動」。沒有暖身容易筋肉拉傷、關節扭傷、心肺岔氣缺氧，別說達不到期望的運動保健功效，更是拿生命開玩笑。

少林弟子的暖身操注重3個關鍵——(1)**配合吐納調息**，(2)**活動關節**，(3)**伸展筋肉**，讓氣血循環順暢暖化，可達到靜心專注的預備狀態，更有保護心臟的作用。暖身時用平緩放鬆的心情，一一轉動拉伸全身每塊關節和肌肉，**尤其要把腿部的筋骨拉開，有帶動全身循環的作用！**若你是在辦公室臨時想做局部幾招易筋經，起碼針對該部位的關節和筋肉先暖身，並做好調息預備。

接下來示範的暖身關節操、拉筋操，其實也是日常健康操，或是運動後的舒緩操。平常我每天起床做的第一件事，就是先暖身，來喚醒全身關節、筋肉和氣血循環，保健抗老效果絕佳！

## 正確暖身3關鍵：調息・關節・伸展

① 調息 活血靜心
② 活動柔軟 關節
③ 伸展 放鬆筋肉

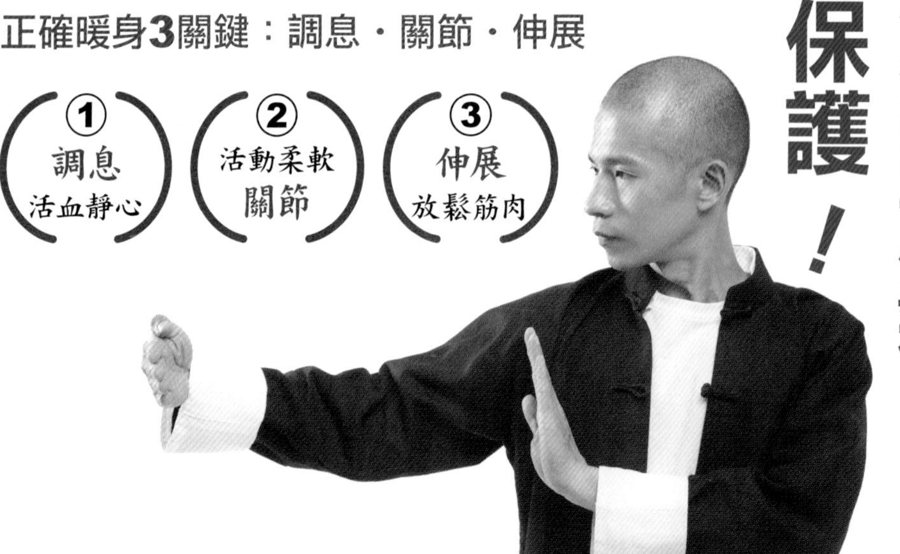

關節操

第1式

# 左右頸繞環

運動次數
左右各繞
10圈

## 先做【關節操】，5個簡單動作，鬆開全身重要骨節！

DVD示範

動作要領（轉速要緩慢、順暢）

「頸繞環」以頸椎為圓心，脖子先沿逆時針方向緩慢繞行10圈，再沿順時針方向緩慢繞行10圈，兩邊圈數宜相同。

暖身功效（充份活動頸椎、頸肩紓壓）

頸部繞環等於前後左右伸展頸部肌群、活動頸椎，有利練功時做仰頭、前彎、側轉等動作。平日多做也有助紓緩頸肩痠痛、釋放腦眼壓力、改善落枕。

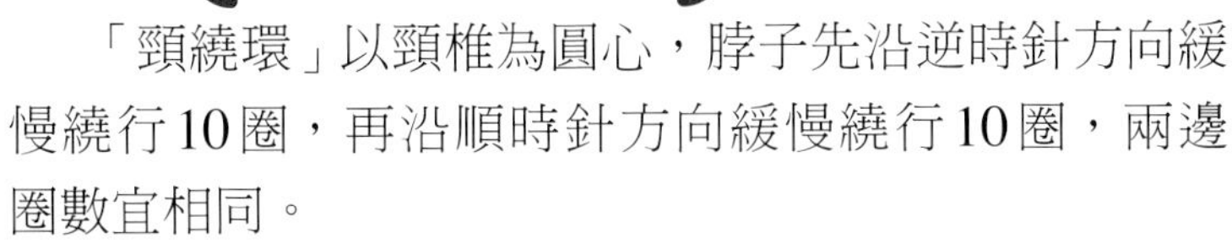
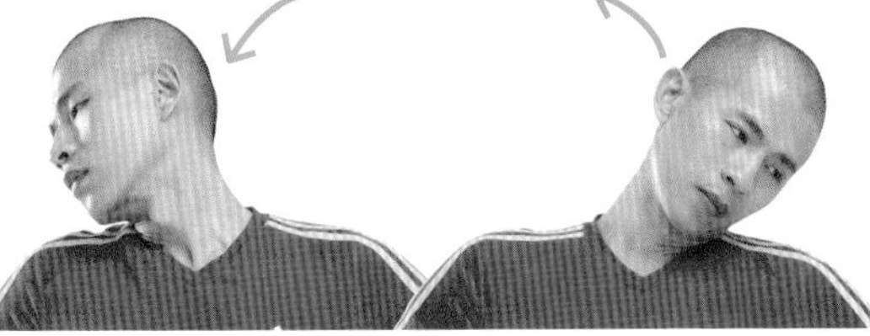
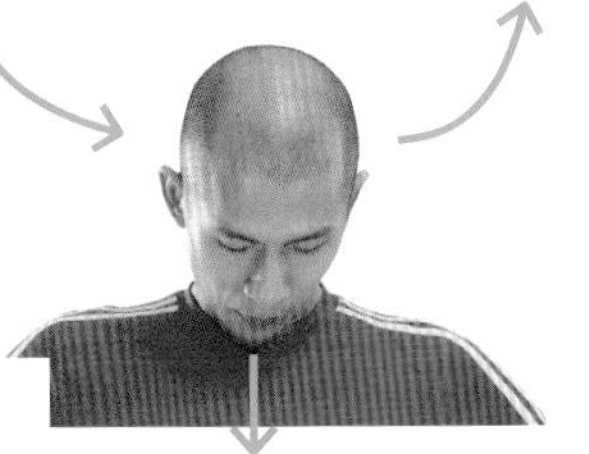

注意
當頸部繞到左右上下各定點時，可稍做停留，伸展頸椎和下巴。

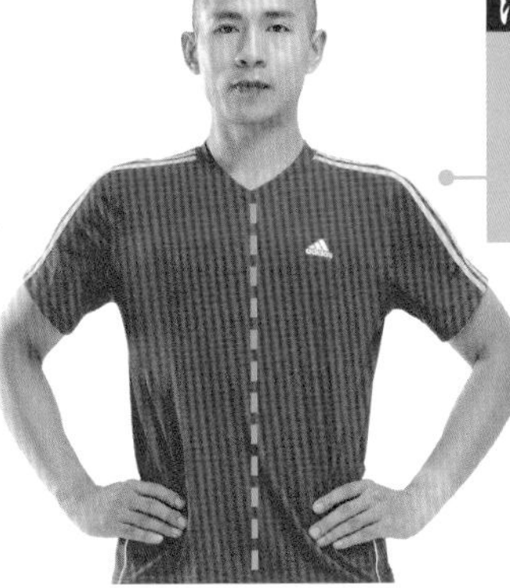
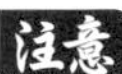

注意
肩膀保持自然放鬆，勿聳肩。

### ❶ 插腰調息平緩

左腳打開與肩同寬，雙手插腰，肩膀向下放鬆，眼睛也放鬆勿用力，調整呼吸平緩。

### ❷ 脖子左右繞環

頸椎繞向：前→左→後→右逆時針慢慢轉圈10次，再換順時針慢慢轉圈10次。

關節操

第2式

# 前後肩繞環

DVD示範

動作要領 **轉動時左右肩力道要相同**

藉由雙肩一起向後、向前轉圈的拉伸力道，帶動頸椎、胸椎的前後運動，同時打開胸腔、伸展背肌。

暖身功效 **活絡肩關節、開胸擴背**

轉動肩膀關節，可連動頸關節、上半身脊椎，有助練功時做抬手、張臂、挺胸等動作。平日多做可紓緩後背僵硬、減輕手腕手臂痠麻感，以及改善呼吸不順、胸悶現象。

**運動次數**
雙肩前後各
10次

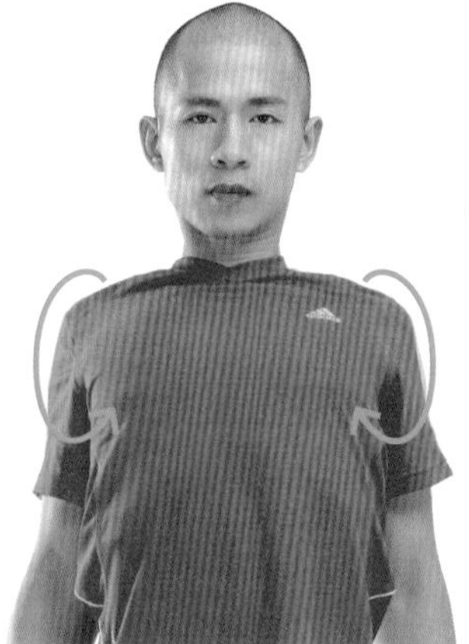

## ① 雙肩向後轉10次

左腳打開與肩同寬，雙手自然下垂於大腿兩側。雙肩向後畫圓轉動10次，胸椎盡量向前頂開。

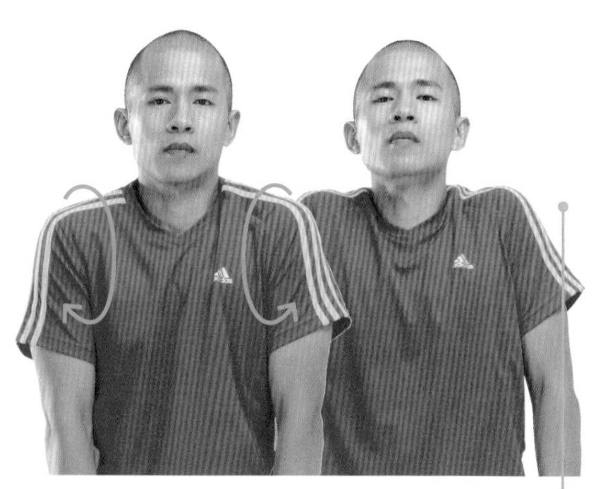

## ② 雙肩向前轉10次

雙肩向前畫圓轉動10次，胸椎盡量向後推縮。

**注意**

熟練後，繞肩動作可加大，擴胸、拉背效果會更明顯。轉動方式也可單肩後轉再前轉各10次，再換肩練習。

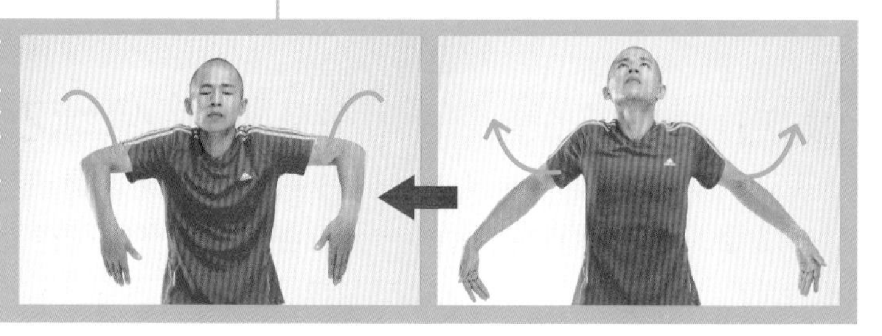

關節操

第3式

# 左右轉腰

DVD示範

動作要領（脊椎要保持挺直）

在脊椎直立的情況下，讓腰部左右做出最大的伸展。注意速度要配合平衡狀況，不要轉太快以免頭暈。

暖身功效（轉動脊椎、伸展強化側腰）

針對脊椎做左右轉動，同時伸展腰側、雙手手臂肌群，有助練功時做側轉、前後彎、平衡等動作。平日多做可紓緩腰痛、臀腿痠痛、坐姿不良引起的脊椎炎、坐骨神經痛。

運動次數
左右交替
10次

注意
脊椎保持挺直，轉身時上身勿前彎，手肘保持水平。
注意
掌根、手臂稍微用力，但肩膀放鬆。
注意
轉腰時，雙腳腳跟要保持貼地，盡量伸展側腰肌和脊椎。

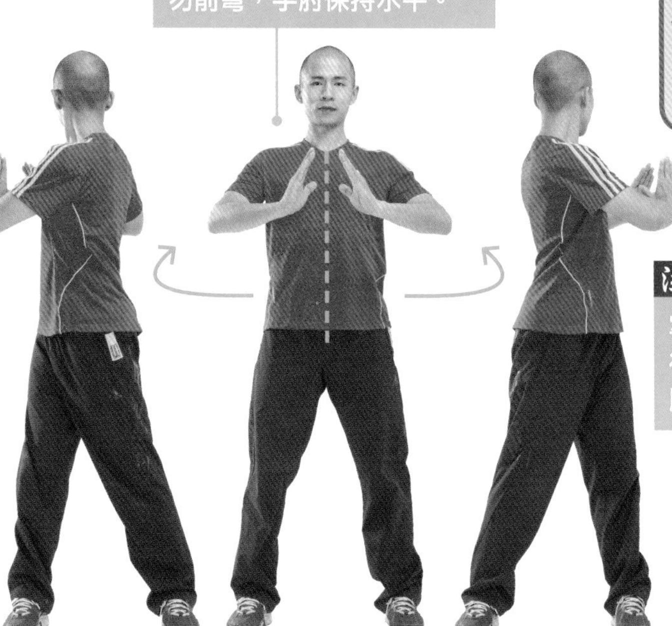

## ❶ 雙手抱球左轉

左腳打開與肩同寬，雙手掌心相對呈抱球狀放在胸前。脊椎挺直為中心，腰手向左後方轉，頭眼隨手移動，到極限稍微停留伸展。

## ❷ 回正再右轉

腰手轉回到中間，再向右後方轉，到極限也稍微停留伸展，來回共轉10次。

# 左右畫圓涮腰

運動次數
左右交替
10次

## ❶ 張手逆時針涮腰

圖A～H：左腳打開約兩肩寬，雙手張平呈一線，上身前彎與腰齊平；雙手帶動腰部以逆時針畫大圓。

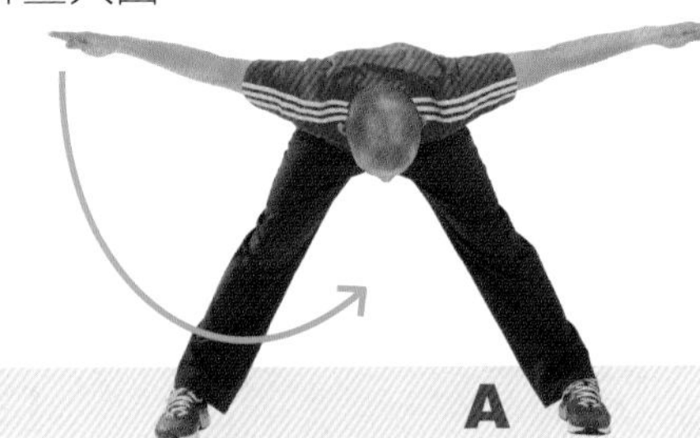

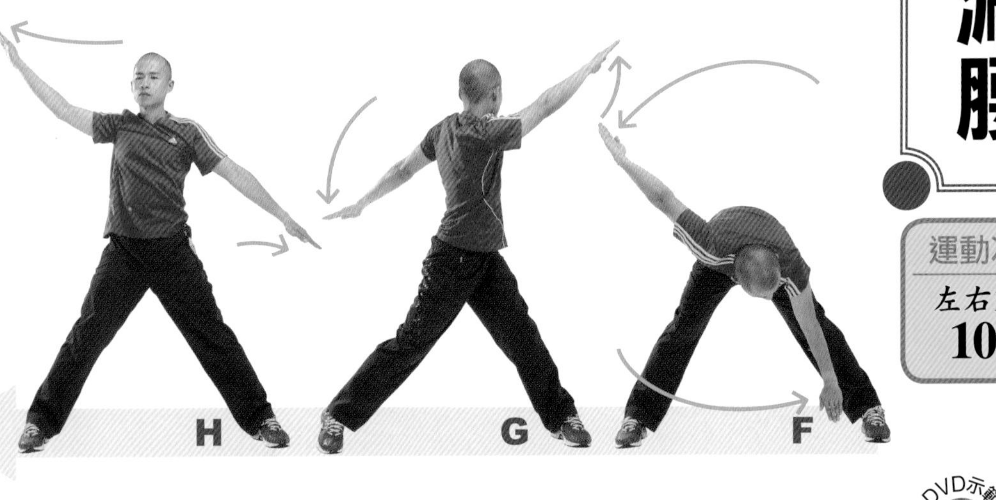

**動作要領**（轉腰要慢，手肘勿彎曲）

先雙手張平，前彎開始，手帶動上身以逆時針畫大8字，像左右涮腰肉；轉一圈後起身，手回到頭上，在此雙掌互疊，再雙手順時針帶動腰部畫大圓，此為完整一個動作，再換邊練習，交替做10次。

**暖身功效**（活動全脊椎、肩胛大關節）

以手臂帶動旋轉肩胛骨、腰部和脊椎，活絡上身大關節非常有效，同時伸展手背腰等筋肉，有助加強練功做操和日常的平衡感、協調性，也能改善四肢痠麻、腰背僵硬。

注意
站立時，主要動作是手臂的旋轉，以肩胛骨為圓心。
注意
轉到一手在頭頂時，手掌、身體、頭眼轉向反邊，好繼續旋轉向下。
E
D
C
注意
往下轉時，主要動作是腰部的旋轉，以腰椎為圓心。
注意
原本在下方的手，順勢轉上來，手背貼疊在上手掌心。
J
I
M
L
K

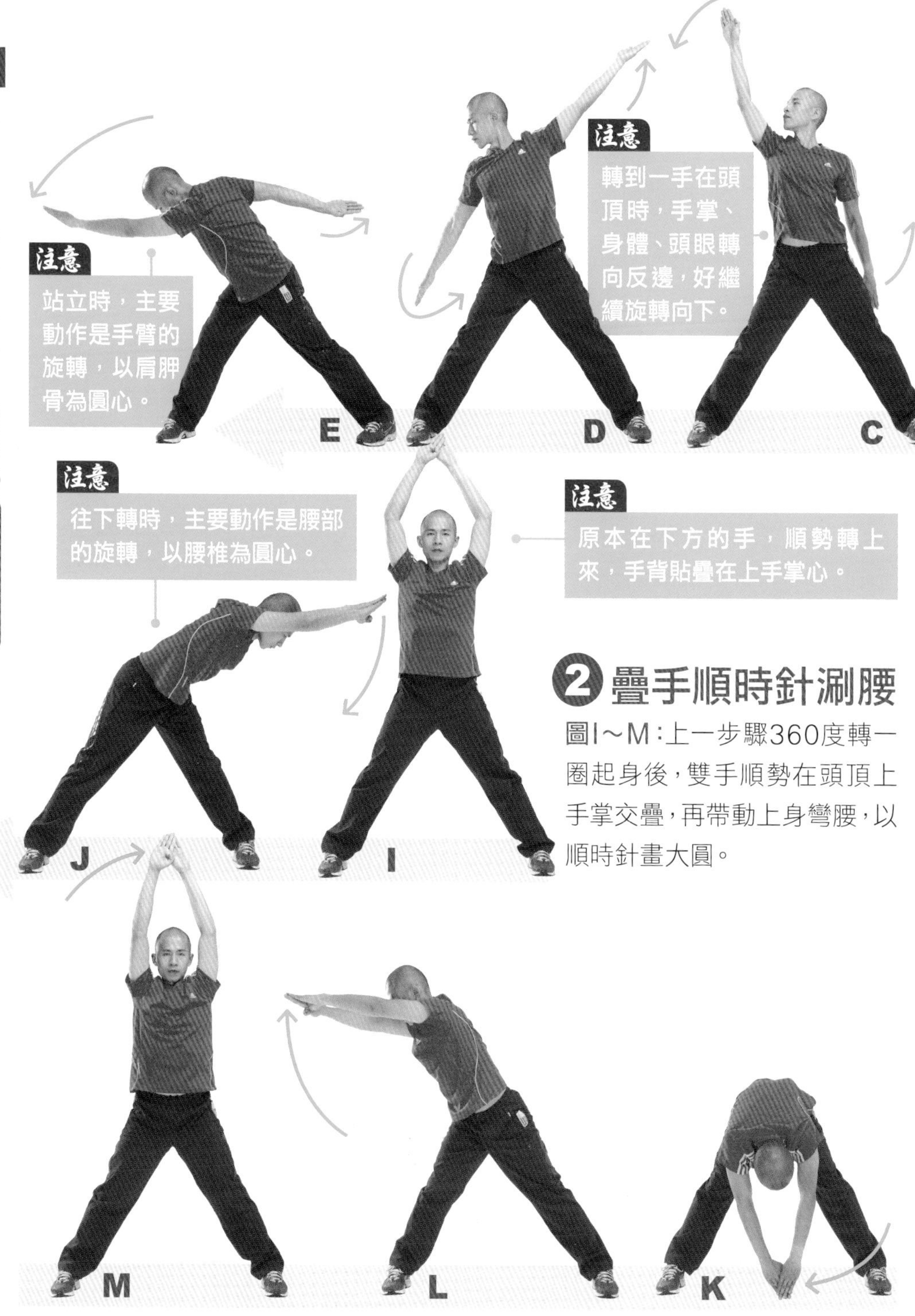

## ❷ 疊手順時針涮腰

圖I～M：上一步驟360度轉一圈起身後，雙手順勢在頭頂上手掌交疊，再帶動上身彎腰，以順時針畫大圓。

DVD示範

# 第5式 左右抬腿

**動作要領**（身體挺直，抬膝時手高度不變）

雙手掌心向下，雙肘向內平高，在胸前當基準線，左右膝交替抬高，碰到掌心為準。初學者手的位置不要勉強放太高，以保持身體直立、勿彎腰，並注意保持平衡。

**暖身功效**（活動髖部、腿膝、腳踝關節）

曲膝抬大腿可強化髖關節、膝關節，伸展大腿肌和臀肌；同時腳板要往下壓，可拉動小腿筋、踝關節和足經，對練功時腿部招式有益。平日常做有助紓緩腿痠膝痛、促進下肢氣血循環、改善水腫。

**運動次數**

左右交替
10次

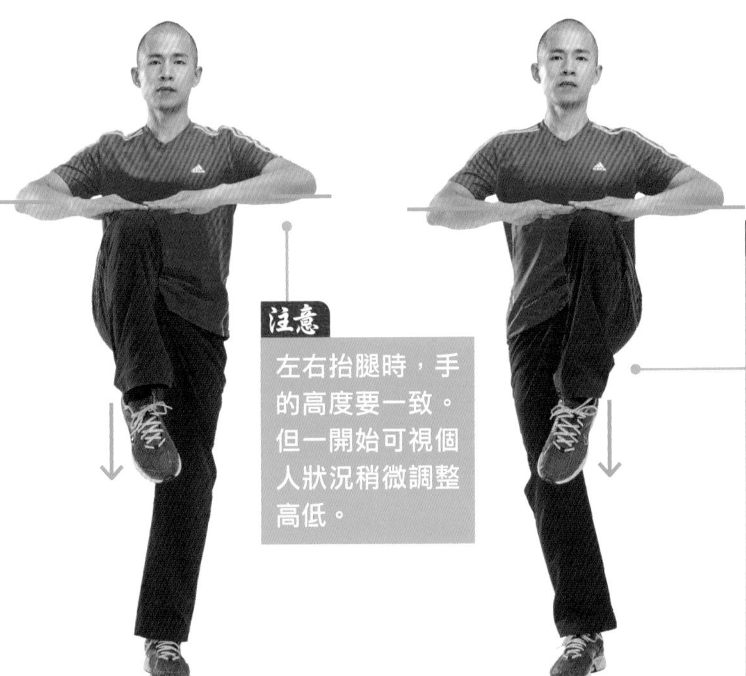

**注意**

左右抬腿時，手的高度要一致。但一開始可視個人狀況稍微調整高低。

## ❷ 抬右膝碰右手

手肘高度不變，換右膝抬高碰到右掌。左右腿交替抬10次。

## ❶ 抬左膝碰左手

雙腳併攏站立，身體挺直，雙肘向內平放胸前，掌心朝下。左膝彎曲、抬高到碰到左掌。

**注意**

抬膝時，上身和另一腿都要保持挺直，不可前彎。抬腳的腳尖不要翹起，要朝下，拉伸小腿和腳踝。

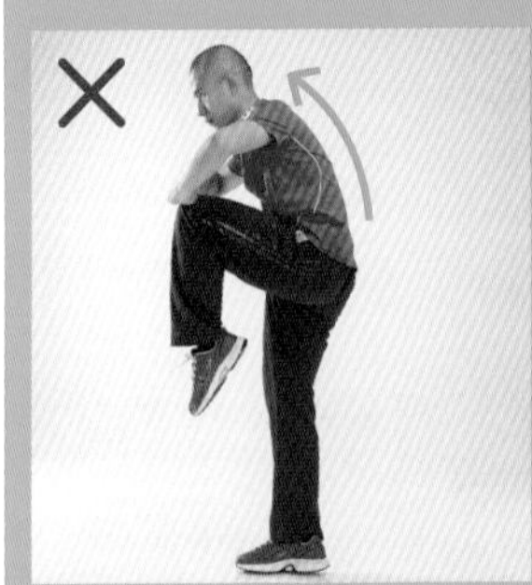


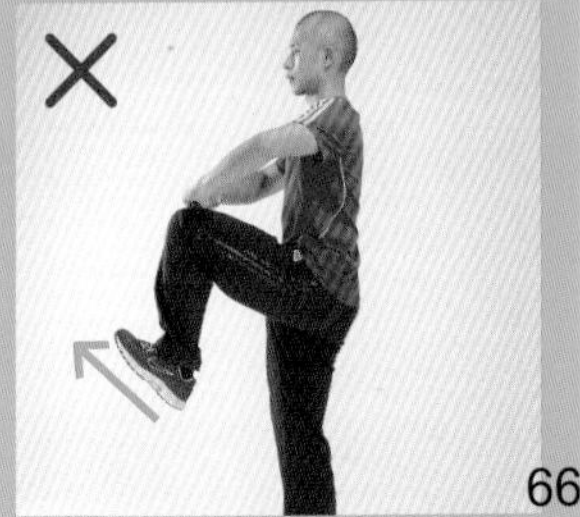

拉筋操

第1式

# 上下壓肘伸展

## 再做【拉筋操】，7個舒緩伸展，動通肌肉筋骨經絡！

DVD示範

動作要領（壓肘勿太大力，要慢慢適應）

透過手肘往背後下壓和上壓伸展，活動平時很少動的肩胛關節、臂內肌肉。一開始力道不宜過大，以讓筋肉適應為重點。

暖身功效（活絡手經筋肉、側身淋巴）

能拉伸手臂到手指末稍，活絡6條手經、腋窩淋巴和體側筋肉，與少林易筋經上身招式如【伏耳抱柱】功效相輔。平日多做有助防治肩頸痠痛、胸悶、五十肩，並增強免疫力。

**注意**
兩手壓肘可達到的高度可能不同，視情況慢慢進步，不要勉強。

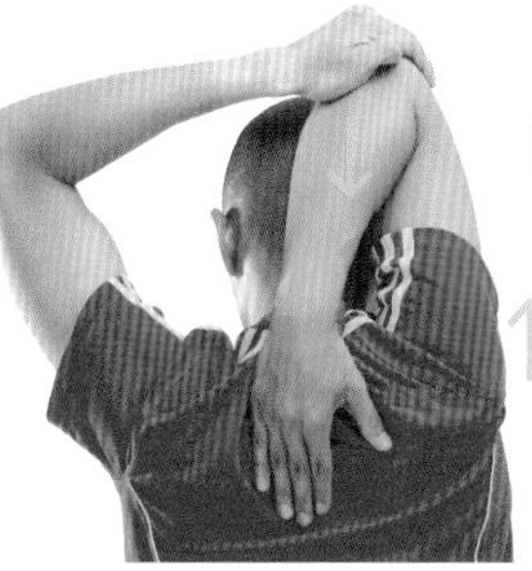

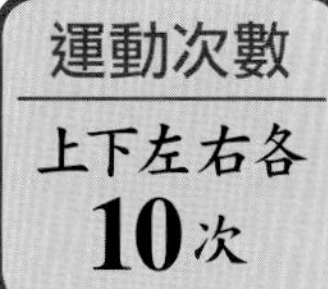

運動次數
上下左右各10次

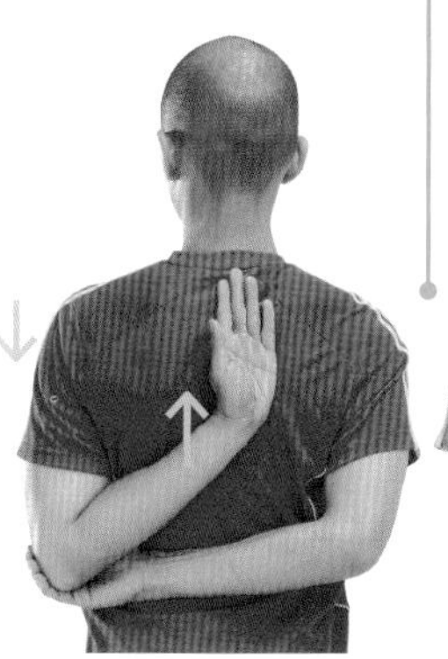

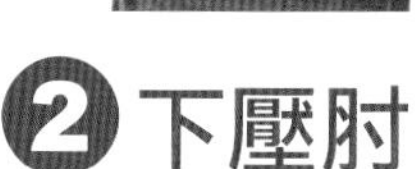

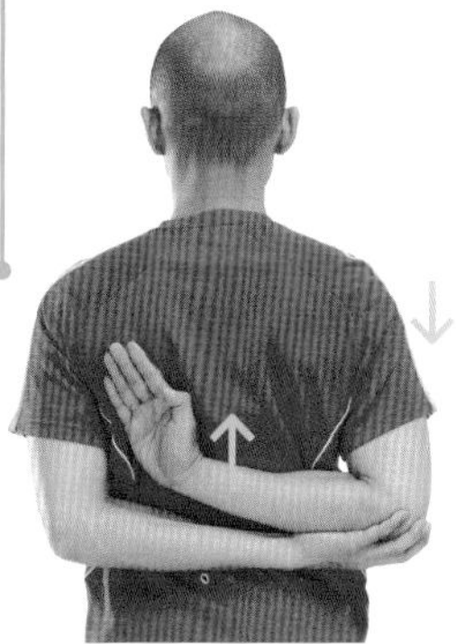

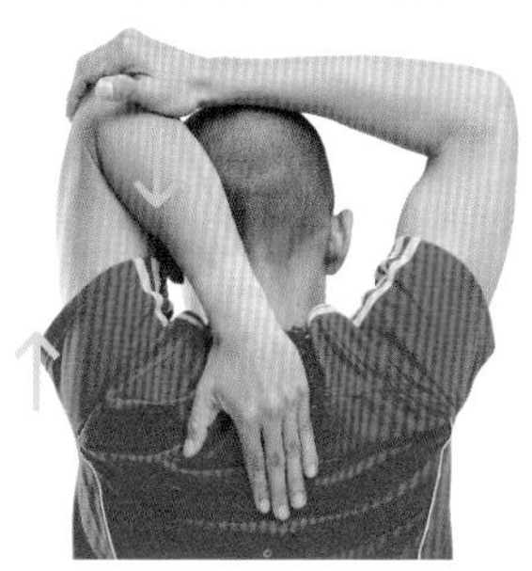

### ①上壓肘

上身挺直，先右手肘高舉過肩，右手掌向下貼在背中間，左手扣住右手肘，向下按壓10次，換手練習。

### ②下壓肘

右手從體側往後，手背向上貼在背中間，左手扶住右手肘，向上按拉10次，換手練習。

# 馬步壓肩伸展

DVD示範

動作要領（單肩盡量往前推，但勿傷膝蓋）

雙腿呈馬步下蹲，藉由上身推壓和微轉髖關節，往上帶動單肩下壓，壓力以膝蓋負荷不會太重為原則，肩膀盡量向前推伸。

暖身功效（強腿健膝、放鬆肩頸）

壓肩可適度轉動拉伸肩背和脊椎；馬步強化下盤肌力、髖膝踝關節，對練功時腿部招式如【拽九牛尾】有益。平日多做可鬆肩強腰健膝、預防關節老化、改善水腫。

運動次數
右左交替
10次

注意
因為手撐著膝蓋，壓肩的力道不要太大，以免膝痛。

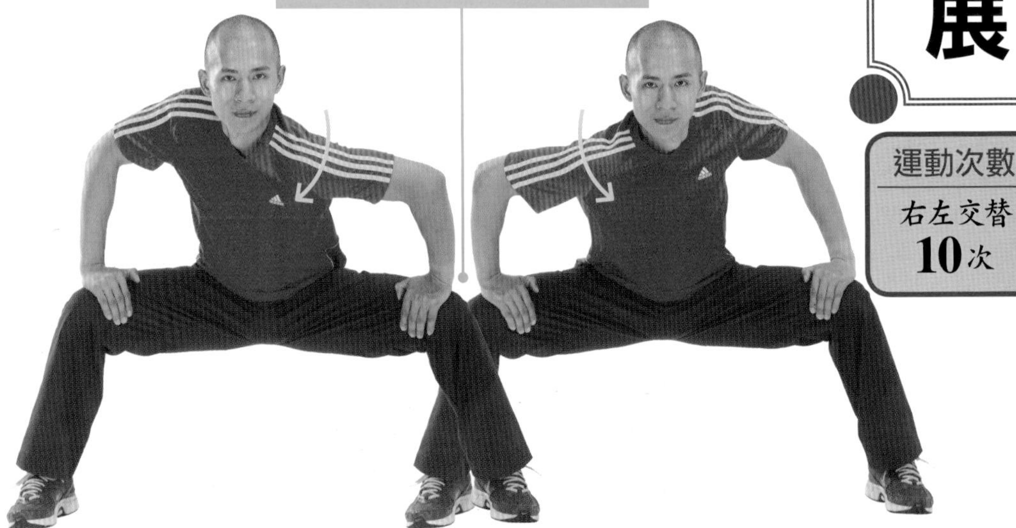

## ① 馬步，右壓肩

右腳打開為肩寬2倍（約3.5個腳掌長距離），蹲坐馬步；吸氣，上身挺直，兩手各放膝上；吐氣，右肩稍微往內轉，盡量往前伸，拉伸右側背筋肉片刻。

## ② 馬步，左壓肩

以脊椎為中軸，配合呼吸回吸、壓吐，換左肩稍微往內轉，盡量往前伸，拉伸左側背筋肉片刻。左右交替10次。

拉筋操

第3式

# 弓步壓腿伸展

**動作要領**（弓步扶膝，後腿後背伸直）

側身弓步，前膝不要超過前腳尖，以免造成膝蓋壓力；雙手交疊按在膝蓋上，把背脊推直，也增加弓步穩定性；後腿盡量伸直，充份伸展小腿後筋。

**暖身功效**（穩健下盤和背脊，強化腿膝）

這動作能強化腿力和脊背，提升練功的穩定和伸展，如【犀牛望月】、【獨步蓮舟】；全身性拉伸鬆通從頭到腳的膀胱經、背部督脈等，也能預防感冒、腰腿痠痛、血栓麻腫、小腿抽筋、靜脈曲張。

| 運動次數 |
| --- |
| 右左各按 10次 |

**注意** 手掌反覆施力按壓膝蓋，把背脊撐得更挺直。

**注意** 後腿肌盡量拉長伸直，暢通下肢筋脈。

注意
曲膝膝蓋不要超前腳尖，膝蓋才不會痠痛受傷。

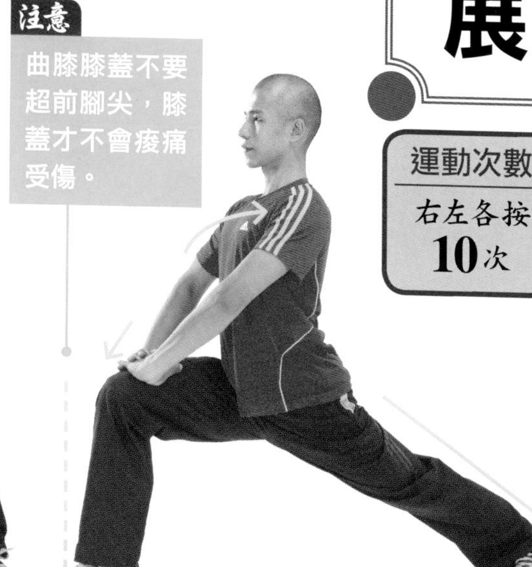

## ① 右弓步、按膝挺背

右腳打開為肩寬2倍，以側身弓箭步站穩，雙手交疊按壓膝蓋10次，力道適中就好，不需大力。

## ② 左弓步、按膝挺背

換左腿弓步，同樣雙手交疊按壓膝蓋10次。

DVD示範

第4式

# 左右體側伸展

動作要領 **舉手側彎，拉伸左右體側**

雙手交扣、翻掌托天高舉，幫助身體做左右側彎伸展，能強化脊椎和側身筋骨，要點是側彎時，手、身體、腿部不要前傾或後仰，應都在同一平面上；伸展幅度也要循序漸進。

暖身功效 **伸展左右側身，拉動強化脊椎**

這動作能伸展強化身體兩側的筋肉、氣血循環和淋巴，與練功時【玉帶纏腰】的作用相輔相成。平日多做能增進身體協調，強化腰椎，改善腰疼，減少腰側贅肉。

運動次數

左右交替 10次

注意
側彎時，手或身體往前彎、往後仰都是錯誤的。

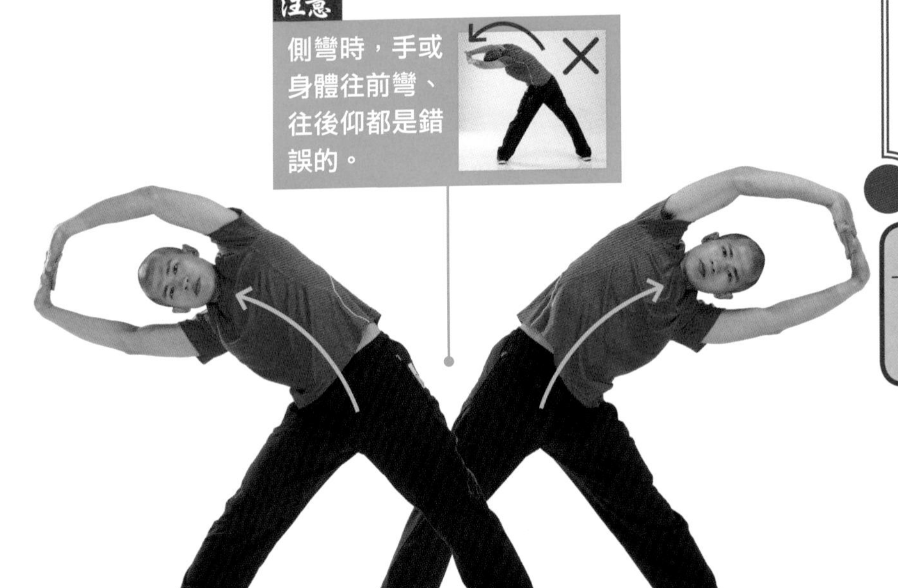

## ❶ 向左側彎，伸展右側

左腳打開為肩寬2倍，十指交扣、掌心向上舉起，往身體左側推出伸展，腰也盡量向左側彎；到極限處稍停片刻，拉伸身體右側和脊椎。

## ❷ 向右側彎，伸展左側

身手回正，換往身體右側推出伸展，腰也盡量向右側彎；到極限處稍停片刻，拉伸身體左側和脊椎。左右交替10次。

拉筋操

# 第5式 肩背伸展

**動作要領（頭盡量下彎，手往上拉）**

前彎時，頭部必須往下壓，手臂在背後盡量往上抬，做「肩背伸展」。因為這動作會造成腦壓升高，若有不明頭痛、高血壓、心血管病症、貧血的人，要減少頭部下壓程度。

**暖身功效（伸展活絡肩胛、後背關節筋肉）**

利用身體下壓、手往後抬高的力量，帶動肩胛骨和後背，有助練功時前彎和拉伸肩背，如【犀牛望月】、【靈貓拱背】、【腳踏蓮花】。平日多做能提神，改善五十肩、肩頸僵硬。

**運動次數**
彎起伸展
10次

**注意**
高血壓、心血管病、貧血者，頭不可彎得比心臟低，低頭的動作也不能太快。或建議只做手臂往後抬高，以策安全。

## ① 張腿背手

左腳打開至肩寬3倍，十指交扣、掌心向外，放在下背。

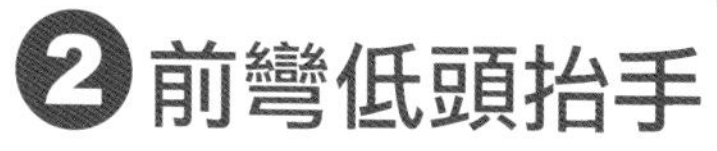

## ② 前彎低頭抬手

身體和頭向前下壓，雙手順勢往後、往上盡量舉高，停留3秒伸展肩背，然後起身調整呼吸，再重覆共10次。

拉筋操

# 第6式 盤腿轉身伸展

DVD示範

**動作要領**（左右轉動腰椎，但頭保持向前）

以盤腿坐姿，左右轉動腰椎，伸展側身、側背到側臀，讓脊椎關節好好伸展拉開來。注意轉腰時，頭要保持面向前方，不要跟著轉動，才有伸展脊椎的效果。

**暖身功效**（脊椎、側身腰背臀都充份伸展）

此動作是以脊椎為中軸，從胸椎、腰椎到尾椎的扭轉伸展，有助練功時【一字通關】、【御風著步】等招式。平日多做能促進腸胃蠕動，預防便秘；強化生殖泌尿系統，改善漏尿和腎虛。

**運動次數**

左右轉交替 10次 再換腳

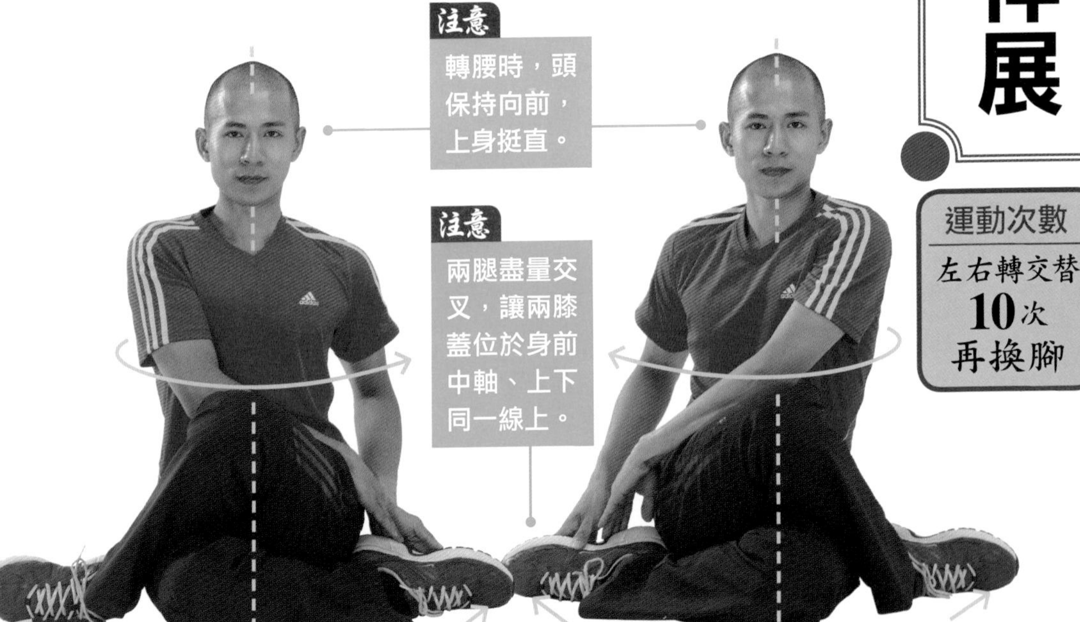

注意
轉腰時，頭保持向前，上身挺直。
注意
兩腿盡量交叉，讓兩膝蓋位於身前中軸、上下同一線上。

## ❶ 盤腿，手和腰右轉

雙腿盤坐，右腿在上、左腿在下，兩腿膝蓋集中到身體中線。配合吐氣，雙手和腰盡量往右轉，到兩手可以摸到腳掌後面，維持片刻。

## ❷ 回正，手和腰左轉

吸氣，腰和手慢慢轉回正；再配合吐氣，盡量往左轉，維持片刻。左右轉交替10次，再換腿練習。

拉筋操

# 第7式 趴地撐腰伸展

運動次數
起落重覆
10次

DVD示範

**動作要領**（起身時手和脊椎都挺直）

這個動作一開始好像鱷魚蟄伏趴地，再用雙手慢慢撐起讓腰身脊背挺直，此時大腿不可懸空離地；藉由撐腰挺胸讓身體前後面、胸腹背到大腿都得到大幅度的延展。

**暖身功效**（脊椎做逆向舒展，擴胸健臂）

脊椎向後反向的伸展，能按摩胸腔、心臟、肺臟及氣管，同時強化腰椎和上臂肌，與少林易筋經中【三鳴擊鼓】、【佛光沐浴】都對中樞神經有益。平日多做能改善胸悶、硬頸、手麻。

**注意**

兩手放在頭頸兩側，或腰部兩側的地上都是錯的，不利於施力起身。

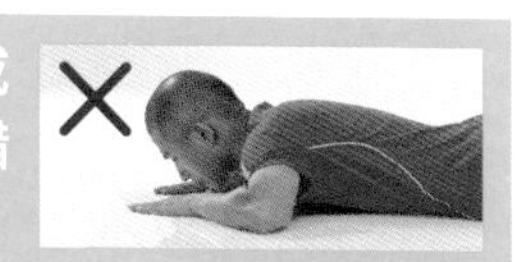


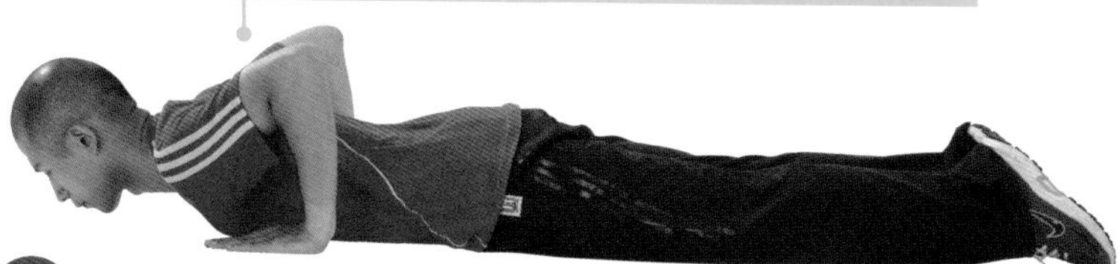

## ❶ 平趴，手放胸側

平趴在地，雙腳伸直併攏；雙掌放在胸部兩側的地上，指尖朝前，手肘立直靠近身體，頭稍微上抬。

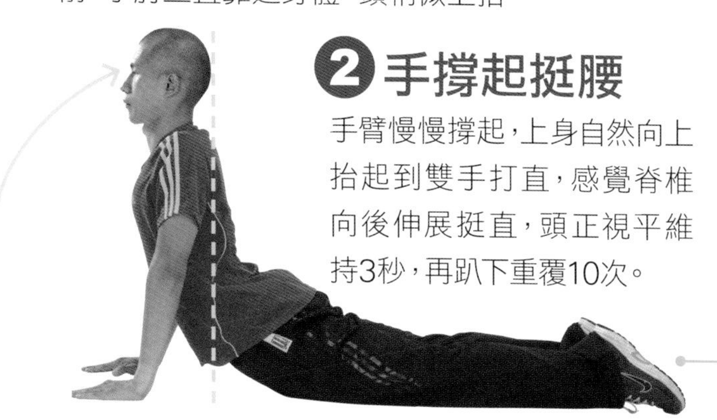

## ❷ 手撐起挺腰

手臂慢慢撐起，上身自然向上抬起到雙手打直，感覺脊椎向後伸展挺直，頭正視平維持3秒，再趴下重覆10次。

**注意**

腰撐起時，大腿不可離地，會分散腰背伸展的力點，肩臂也容易痠痛。

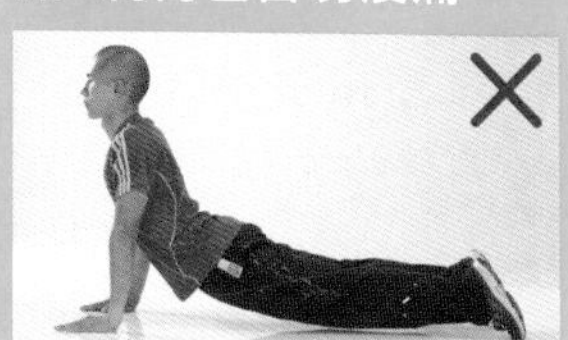

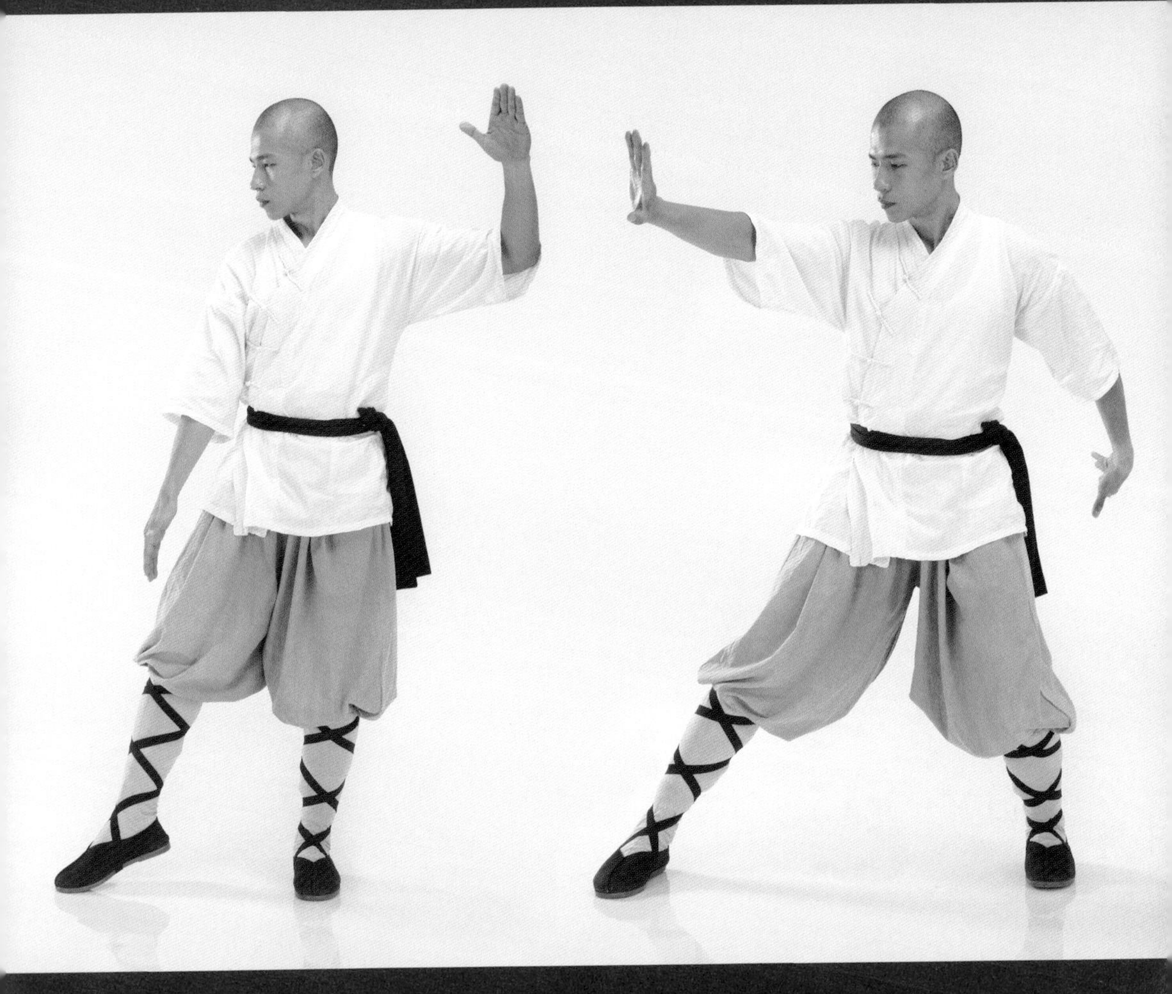

# 「易筋經」12式！

第 4 式　犀牛望月　第 5 式　靈貓拱背　第 6 式　佛光沐浴

第10式　獨步蓮舟　第11式　御風著步　第12式　腳踏蓮花

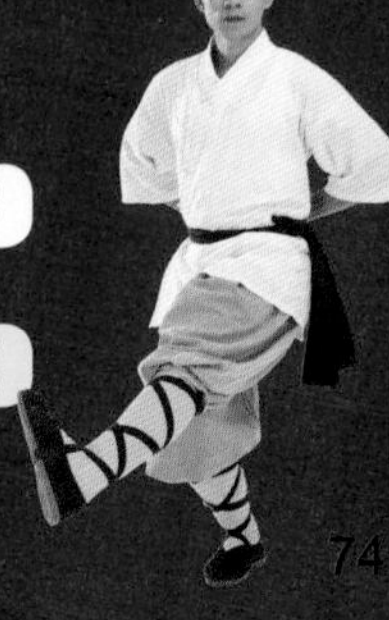

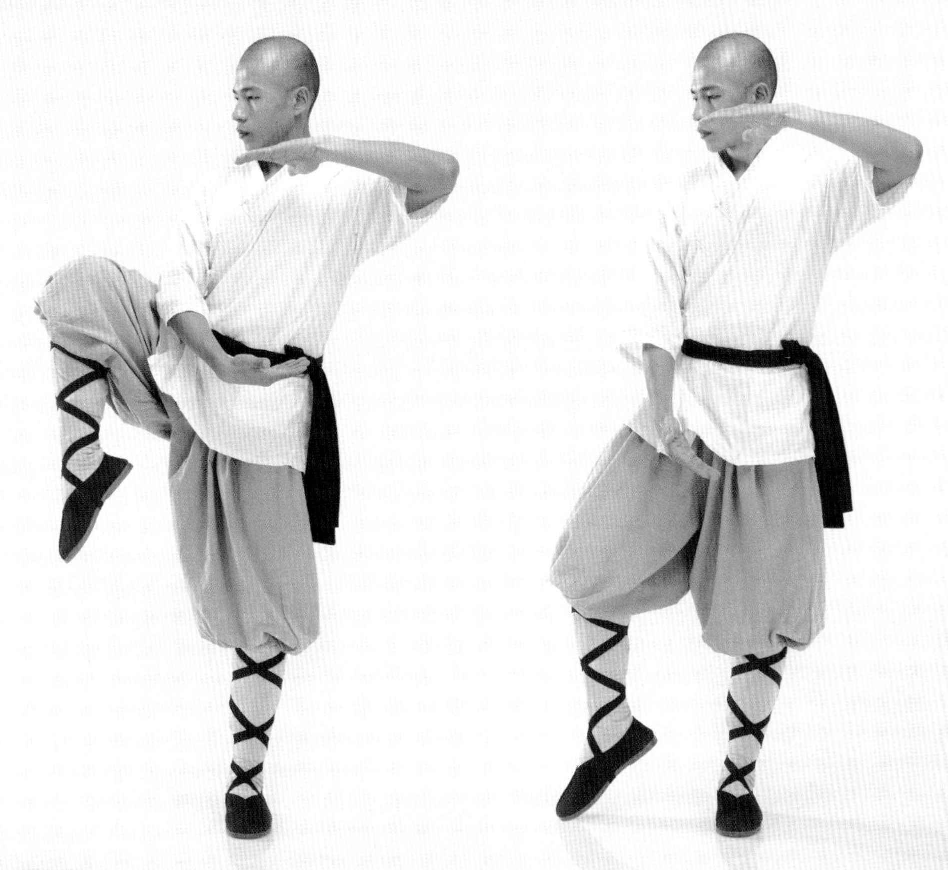

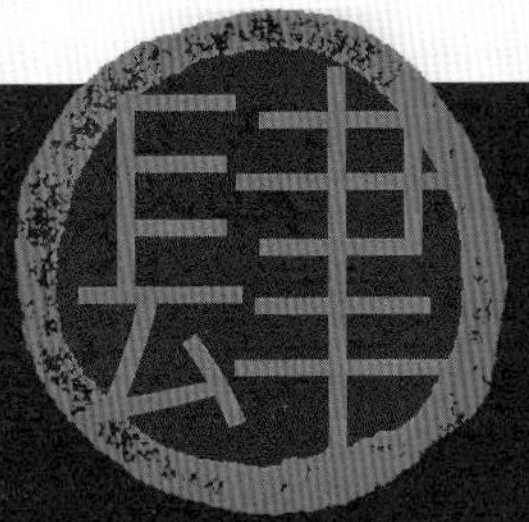


# 正宗少林派

## ——必學！讓全身筋脈都鬆通活絡！

第1式 一字通關　第2式 伏耳抱柱　第3式 三鳴擊鼓

第7式 玉帶纏腰　第8式 左式·拽九牛尾　第9式 右式·拽九牛尾

# 怎樣練「少林易筋經」最有效？掌握5要領，天天練習就有驚人的健康效果！

## 要領❶

### 全套12式打一回，從頭到腳都疏通，每天都「筋鬆快」！

少林弟子練的「秘傳版易筋經」，12式的動作大部分是重覆做3次，整套只要10幾分鐘，即使每天練也不會對身體造成負擔；而是能完整體會呼吸與動作轉換的協調性和延續力。最主要是，**這12式各針對身體的上下、左右、前後部位做運動，或伸展放鬆身心**，如前兩式【一字通關】、【伏耳抱柱】；**或強健筋骨**，如後段【拽九牛尾】、【獨步蓮舟】、【御風著步】，能天天12式打一回，就是天天做3D的自癒操，從頭到腳、從內到外都治痠解勞、更新升級！

## 要領❷

### 對症選練連續的2、3招，局部加強運動，迅速緩解病痛！

這套伸展操只要有跨步大小的地方就能做，也能針對局部症狀，只挑選其中幾招來練習。但請注意，挑選時要做連續的幾招（見第132頁起），**招式不要跳著做**，因為這套操的「預備起式」只在開頭做一次，中間12式的連接，**每式的結尾動作，都直接是下一式的開頭動作**，最後到第12式做完才做「收功」。如果跳選招式做，呼吸和動作的起承轉合會無法順暢，反而對健康無益。非要只選練幾式的話，我建議選擇連續幾招來做，把銜接起收的問題降到最小，而且也提高日常應用度。順帶一提，學過初級養生功「八段錦」的人會發現，八段錦的8招因為每招都有自己的「預備式」和「收功」，所以可以跳選招式練習。

## 要領 3

### 呼吸動作配合手、腳、身體伸展，不疾不徐保持流暢！

學練各種氣功時，呼吸和肢動的配合是最重要的；一般順勢採行：提吸降吐、開吸收吐、挺吸彎吐、踮吸落吐、起吸蹲吐。「秘傳版易筋經」又屬於內功心法，練操時要保持靜心、意念專注，以和緩綿密的韻力進行，使呼吸與動作流暢。

▲抬・起＝吸氣　▲蹲・推＝吐氣

## 要領 4

### 吸氣、吐氣注意控制氣量與節奏，不快不慢維持穩定！

學會控制吸氣、吐氣幾分滿，慢慢吸、慢慢吐，讓肢體動作跟著呼吸穩定進行、同步到位。**通常最大吸氣量不會吸到十分飽，體腔運動會不舒服。**初學者可以先順著動作自然吐納，等動作熟練後，再調校精準呼吸量。

## 要領 5

### 專注各步驟「呼吸、鬆筋、伸展」之焦點，動作自然到位！

本書示範時，我特別提出各步驟各有「鬆筋」或「伸展」特定部位的作用，有的先鬆筋再伸展，有的伸展後再放鬆；「呼吸」則會串連所有步驟。大家只要專注做到這3個要點，就會對鬆筋活血健骨起作用。初學者不必勉強要彎、要抬、要伸到跟別人一樣厲害，只要掌握要領持續練習，這些招式會自動幫你加大幅度、更新體能，你很快會感受到少林易筋經是「活的應用程式」，現在做的感受，跟你幾個月後做的感受肯定不一樣。

# 人體14大經脈 VS. 疾病息息相關！

## 十二經脈＋任督二脈 循行圖・注養時辰表

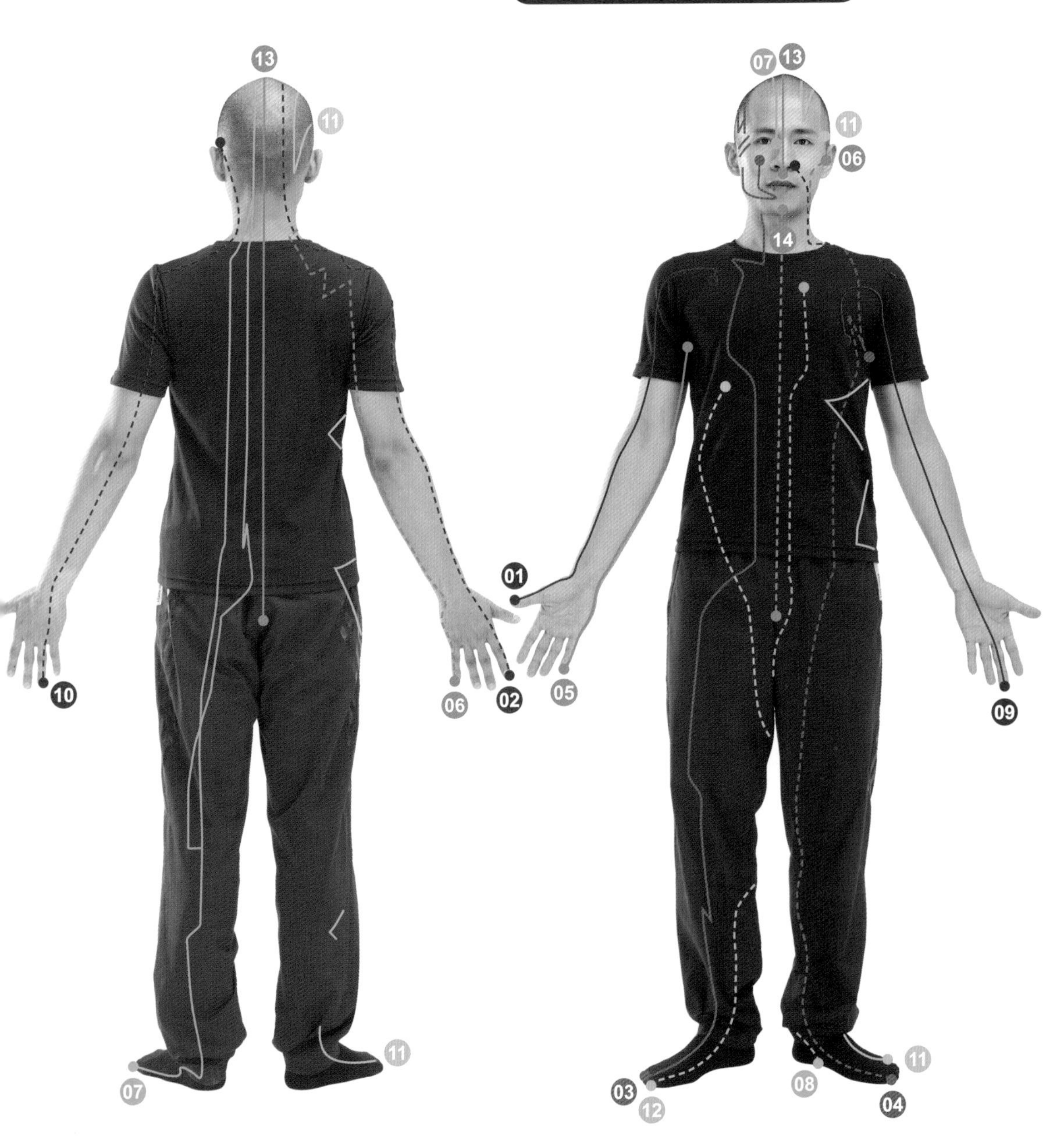

★「十二正經」在體內皆為左、右各有一條，呈對稱分佈；本書礙於版面有限，只繪製單邊做説明；但做操時，請左、右邊動作都練習相同次數，以均衡舒展。而「任脈」、「督脈」為奇經，各只有一條。



| 互為表裡 / 經脈 | | 起迄穴點 | 循行路徑 | 注養時辰 | 氣阻時對應病症 |
|---|---|---|---|---|---|
| 01 陰 / 裡 | 手太陰肺經 | 起：中府穴<br>迄：少商穴 | 從胸到手（胸→手臂內側前緣→手掌→拇指） | 寅時<br>3～5點 | 氣管及支氣管炎、哮喘、鼻炎、咽喉炎、胸痛等。 |
| 02 陽 / 表 | 手陽明大腸經 | 起：商陽穴<br>迄：迎香穴 | 從手到臉（食指→手臂外側前緣→肩→頸→臉） | 卯時<br>5～7點 | 顏面神經麻痹、感冒發燒、蕁麻疹、頸椎病等。 |
| 03 陽 / 表 | 足陽明胃經 | 起：承泣穴<br>迄：厲兑穴 | 從臉到腳（臉→胸→腹→腿外側前緣→足次趾） | 辰時<br>7～9點 | 胃及十二指腸潰瘍、胃下垂、腮腺炎、中風、慢性闌尾炎等。 |
| 04 陰 / 裡 | 足太陰脾經 | 起：隱白穴<br>迄：大包穴 | 從腳到胸（大趾→小腿內側中間→大腿內側前緣→腹→胸） | 巳時<br>9～11點 | 重症肌無力、糖尿病、婦科腫瘤、痛風、類風濕性關節炎等。 |
| 05 陰 / 裡 | 手少陰心經 | 起：極泉穴<br>迄：少衝穴 | 從胸到手（胸→手臂內側後緣→手小指） | 午時<br>11～13點 | 冠心病、心絞痛、神經衰弱、精神分裂、癲癇等。 |
| 06 陽 / 表 | 手太陽小腸經 | 起：少澤穴<br>迄：聽宮穴 | 從手到臉（小指→手臂外側後緣→肩→臉→眼耳） | 未時<br>13～15點 | 中耳炎、角膜炎、落枕及肩痛、失眠、頭痛等。 |
| 07 陽 / 表 | 足太陽膀胱經 | 起：睛明穴<br>迄：至陰穴 | 從臉走頭到足（目內眦→頭頂→頭後→背→腿後外側→足小趾） | 申時<br>15～17點 | 肝膽發炎、腎炎、陽痿、宮頸糜爛、坐骨神經痛等。 |
| 08 陰 / 裡 | 足少陰腎經 | 起：湧泉穴<br>迄：俞府穴 | 從足到胸（小趾→足心→腿內側後緣→腹→胸） | 酉時<br>17～19點 | 腎炎、腎虛、水腫、早洩、中風、休克等。 |
| 09 陰 / 裡 | 手厥陰心包經 | 起：天池穴<br>迄：中衝穴 | 從胸到手（胸→手臂內側中間→手中指） | 戌時<br>19～21點 | 胸痛、心臟機能漸失、呼吸困難、噁心嘔吐、手肘及前臂無法屈伸等。 |
| 10 陽 / 表 | 手少陽三焦經 | 起：關衝穴<br>迄：絲竹空 | 從手到頭（手無名指→手臂外側中間→肩→頸→側頭部→眼耳） | 亥時<br>21～23點 | 耳鳴耳聾、眼外角疼痛、顏面神經麻痹、水腫、肘關節無法屈伸等。 |
| 11 陽 / 表 | 足少陽膽經 | 起：瞳子髎<br>迄：足竅陰 | 從頭到足（頭側→胸脇→腿外側中間→足第四趾） | 子時<br>23～1點 | 肝炎、膽囊發炎或結石、視力衰退、偏頭痛、乳腺炎等。 |
| 12 陰 / 裡 | 足厥陰肝經 | 起：大敦穴<br>迄：期門穴 | 從足走腹到胸（大趾→腿內側中間→腹→胸脇） | 丑時<br>1～3點 | 高血壓、青光眼、痛經、肝膽發炎、憂鬱症等。 |
| 13 奇經 | 督脈 | 起：長強穴<br>迄：齦交穴 | 從臀走背到頭到上唇（背部中線） | 司氣<br>統全身陽經 | 腰椎間盤突出、僵直性脊椎炎、退化性關節炎、中風、脱肛等。 |
| 14 奇經 | 任脈 | 起：會陰穴<br>迄：承漿穴 | 從會陰到下唇（胸前中線） | 司血<br>統全身陰經 | 婦疾、白帶、陽痿、早洩、骨盆腔炎、胸悶氣短等。 |

★請對照右頁相同編號、色線。

少林易筋經

# 第1式

# 一字通關

·獲得最多氧氣，解勞提神·

活絡經脈 心經 肺經 等6條手經·任脈 督脈

強健系統 呼吸系統 肩臂筋骨

防治病症 疲勞頭痛 肩臂痠痛 五十肩 蝴蝶袖

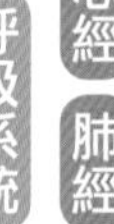

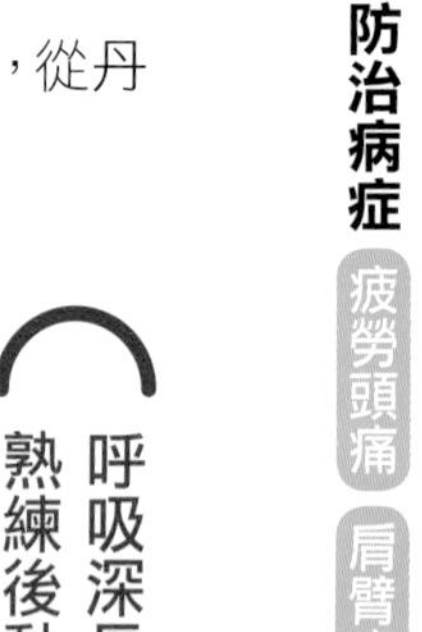

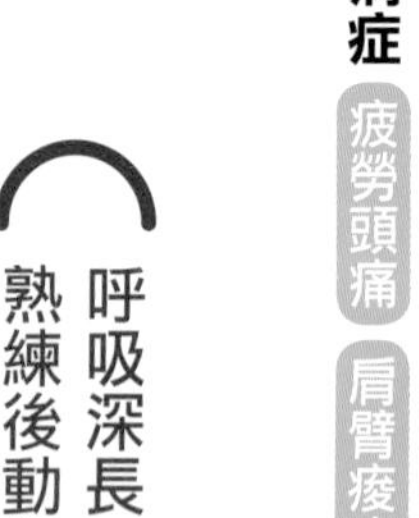

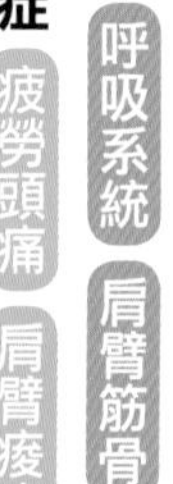

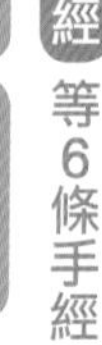

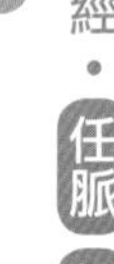

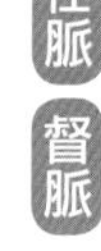

DVD示範

吸氣

吐氣·共調息3次

丹田

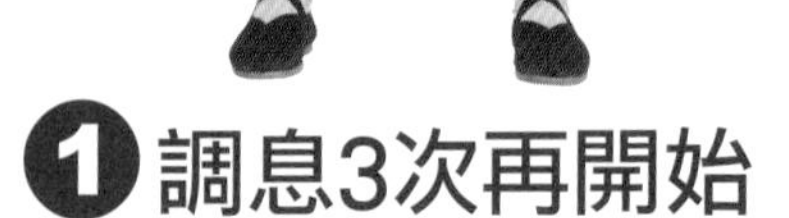

## ❶ 調息3次再開始

先做基本吐納調息，左腳打開同肩寬，先吸氣，兩掌心朝上，從丹田提到胸前；再翻掌下移吐氣，共做3次，再開始練操。

### （呼吸深長，身心放鬆，熟練後動作加大。）

開始練操時，先做基本的調息3次。少林易筋經第一式【一字通關】，乃是學習能調整身心、激蓄能量的呼吸方式。

它的動作要領是「呼吸吸慢吐慢，身心放輕鬆」，配合張手畫圓的動作順勢做：提手吸氣、降手吐氣；張手吸氣、收手吐氣；吸吐要流暢協調、綿密深長，讓身體細胞獲得最大量的氧氣。熟練後加大張手的動作幅度，促進氣流由上到下、由前到後，讓全身提神活力、疲勞立消，也有助改善肩臂痠痛、五十肩、蝴蝶袖。

預備

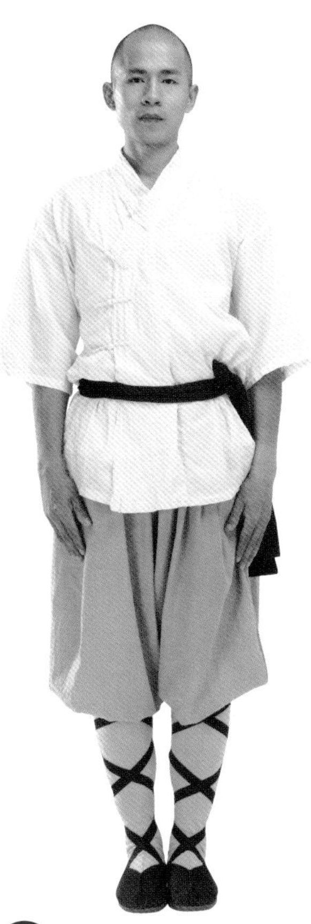

## ❷ 併腳預備

雙腳併攏，雙手自然放在身體兩側，肩膀放鬆，頭正視平。

吸氣

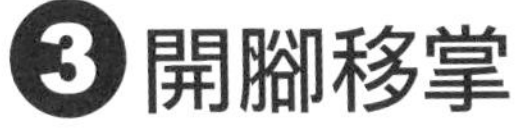

## ❸ 開腳移掌

左腳打開與肩同寬，雙掌拇指相對，四指併直朝下，移到丹田前面，兩虎口呈鑽石型。

吸氣九分

**注意**

雙手上移時，不可以聳肩。提手到手臂齊肩高就好。

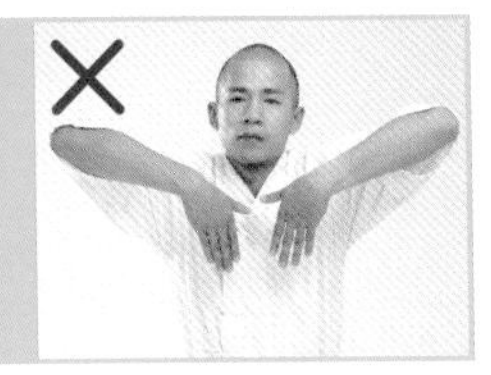

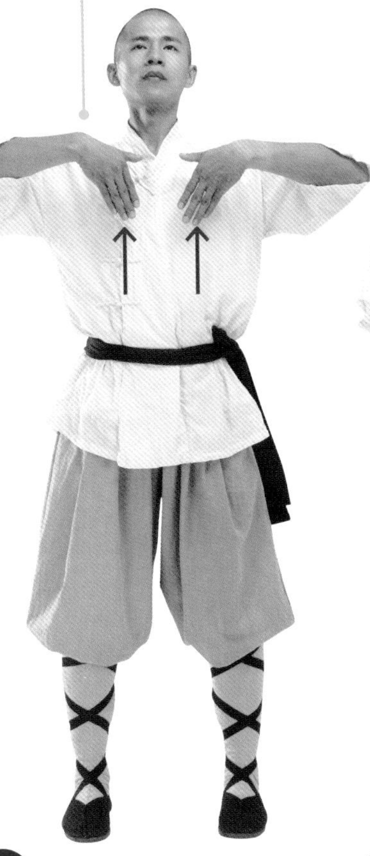

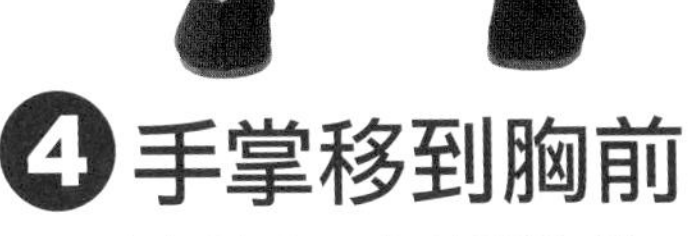

## ❹ 手掌移到胸前

兩手掌從丹田上移到胸前，直到手肘與肩膀齊高，配合吸氣也漸漸到九分滿。

吐氣・手肩鬆筋

吐氣・伸展手臂

注意
翻掌向外後，兩手向外、
向上畫大圓。

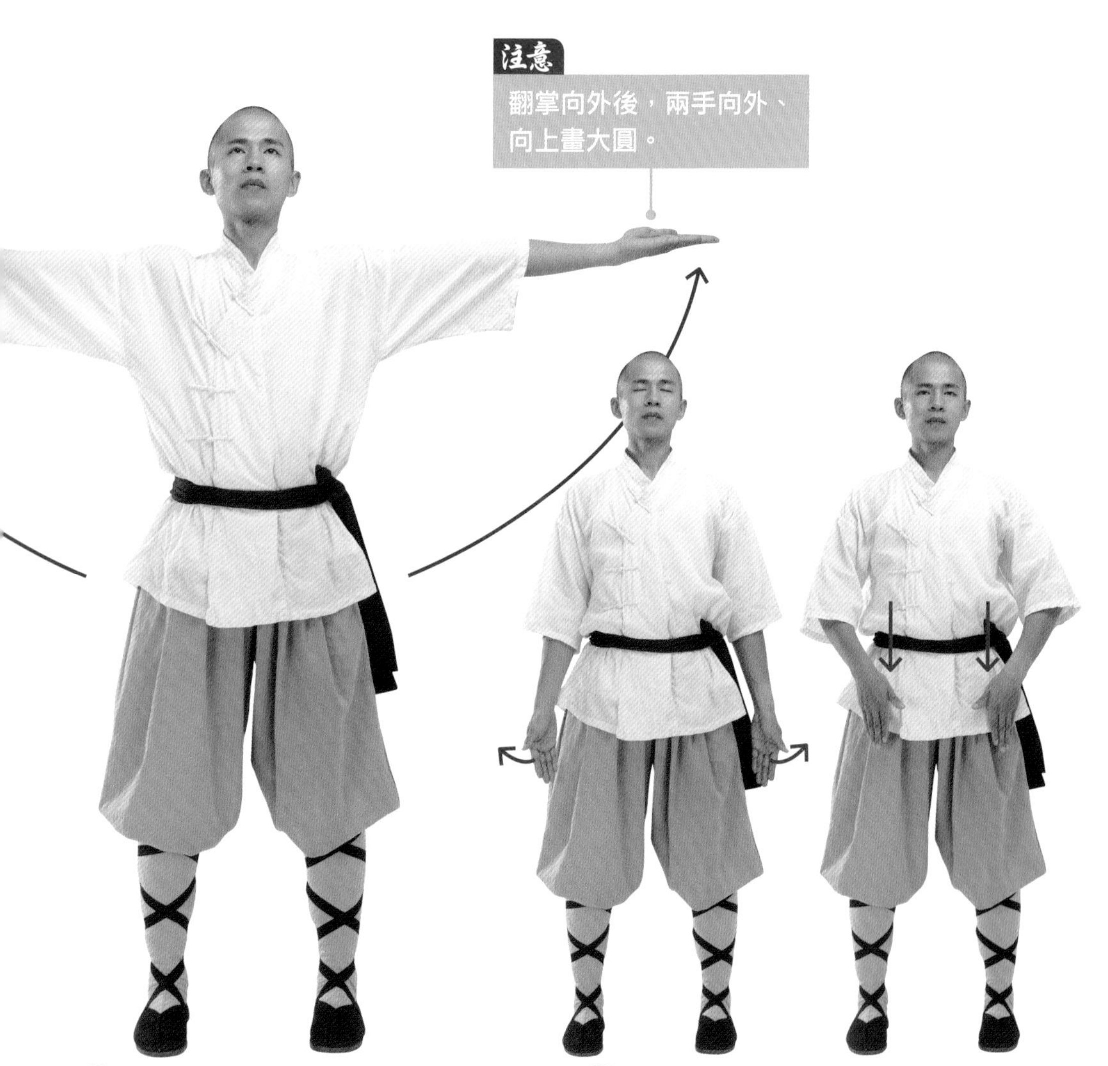

## ❺ 手掌下移外翻

慢慢吐氣，兩手掌沿胸前、丹田完全下移，到最下面時掌心翻向前，來到兩腿側邊。

## ❻ 雙手向外畫大圓

繼續慢慢吐氣，兩手各順外側、由下往上朝頭頂畫大圓。

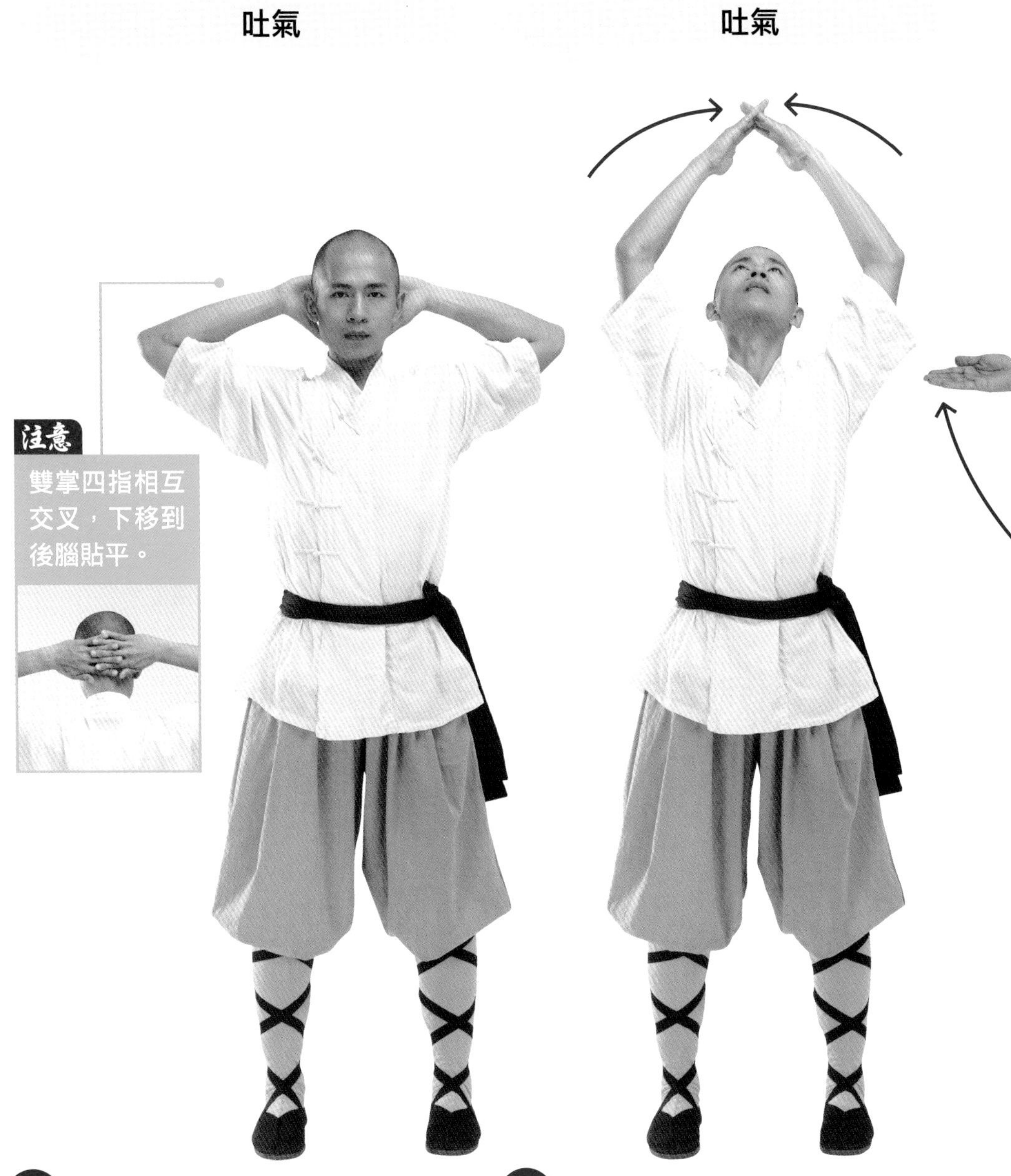


## ❽ 手貼後腦

四指交叉後，下移到後腦平貼，此時氣全部吐完，準備接第2式【伏耳抱柱】。

## ❼ 四指於頭頂交叉

兩手來到頭頂，手肘順勢彎曲，四指相互交叉。

# 第2式 伏耳抱柱

•活絡頸椎、腋窩淋巴、腎功能•

DVD示範

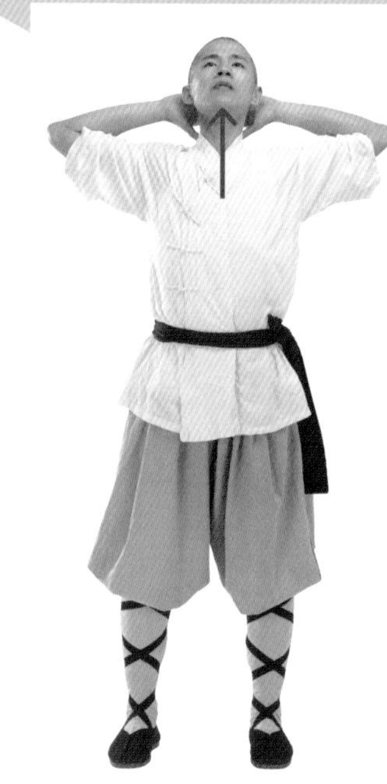


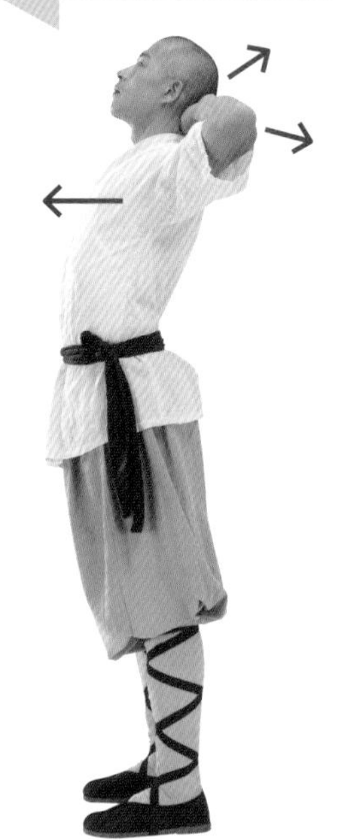


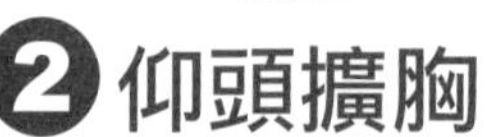

## ❶ 承第1式【一字通關】

承上式，兩手四指交叉扶著後腦，手臂向後伸展，頭往後仰，開始吸氣。

## ❷ 仰頭擴胸

雙肘做擴胸動作，拉開腋窩，胸部向前挺，配合吸氣到八分滿。

**活絡經脈**：心經　肺經　等6條手經・腎經　任脈　督脈

**強健系統**：循環系統　免疫系統　內分泌系統

**防治病症**：硬頸　胸悶　高血壓　糖尿病　免疫力差

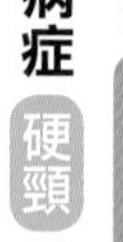
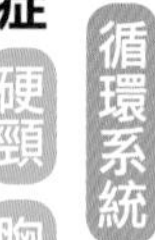
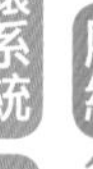
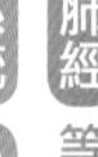
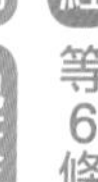
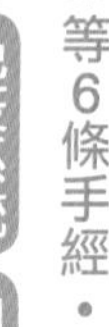
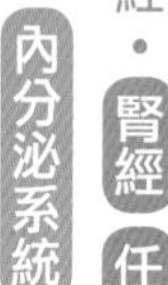
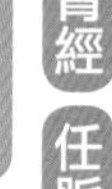
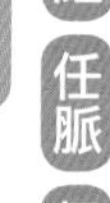

（抱頭，頸、手肘盡量內彎，但上身保持挺直。）

承第1式結尾，兩手四指交叉扶著後腦，先吸氣、抬頭擴胸，然後吐氣，頸椎和手肘往內彎，把頭抱住，伸展後頸，過程中上身要保持挺直。

抬頭擴胸使心肺呼吸、上身經脈暢通，紓解胸悶壓力，又鼓舞了「免疫大將」甲狀腺、腋下淋巴腺；抱頭拉伸頸椎，能預防頸椎炎和骨刺，並活絡督脈和後腦內分泌。抱頭時手要摺蓋耳朵，因為「腎開竅於耳」，當腎的出口耳朵被蓋住，皮膚會幫忙排水，紓解腎壓力，降低高血壓、高血糖、洗腎機率。

吐氣・伸展頸椎

注意
手掌遮蓋住耳朵。
注意
抱頭時，只能頸椎前彎伸展，身體要保持挺直，不能跟著前傾或駝背，會妨礙呼吸。
×
○

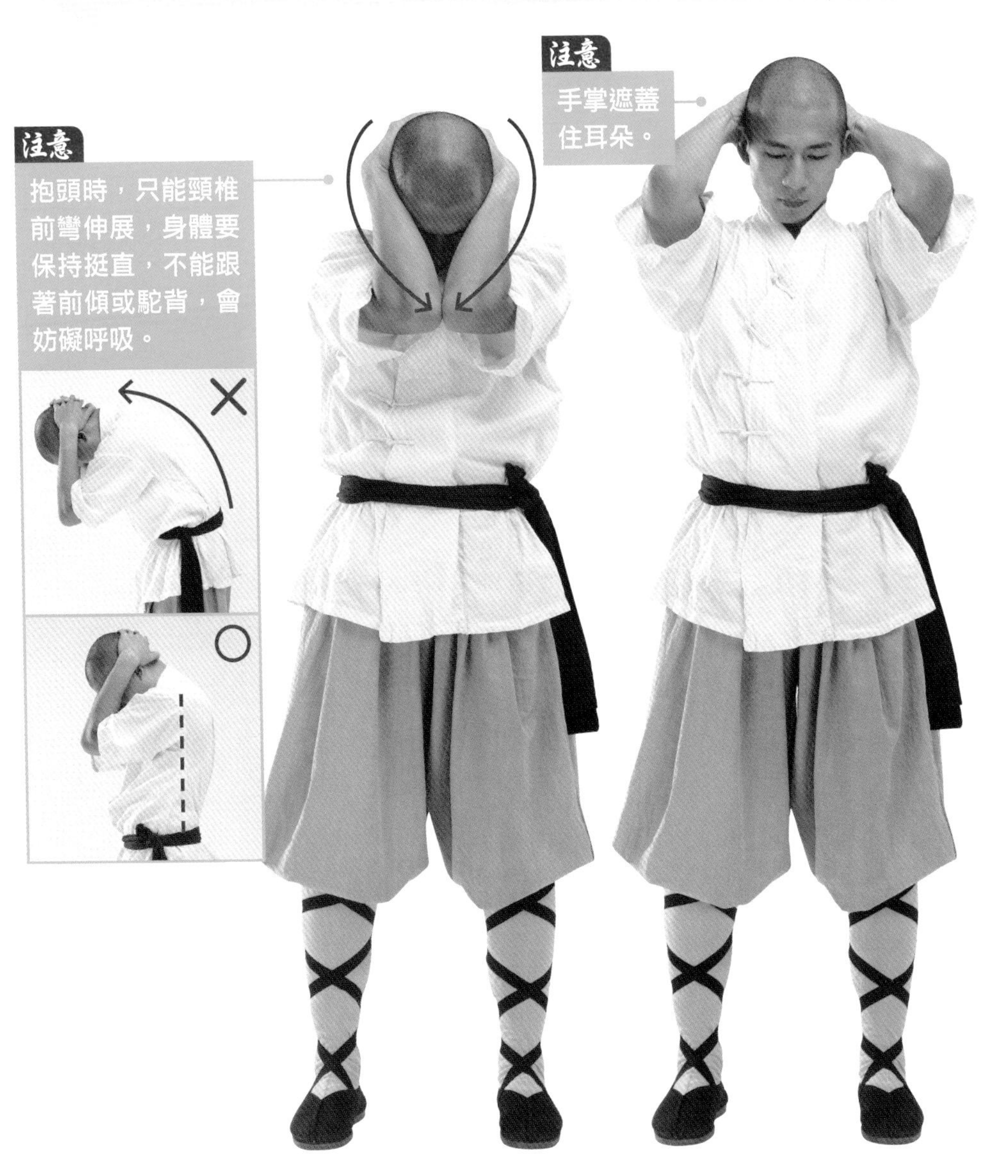

## ❸ 低頭，手抱頭

頭部變前彎，同時手肘往內收，雙肘盡量相碰，像是緊緊把頭抱住。

## 吸氣八分・伸展胸椎

**注意**

頭後仰吸氣，雙臂盡量拉開胸腔和腋窩，活絡腋下淋巴腺。

**注意**

重覆做抱頭和擴胸，隨著吐氣、吸氣，感受胸腔一次比一次打開、往前挺。

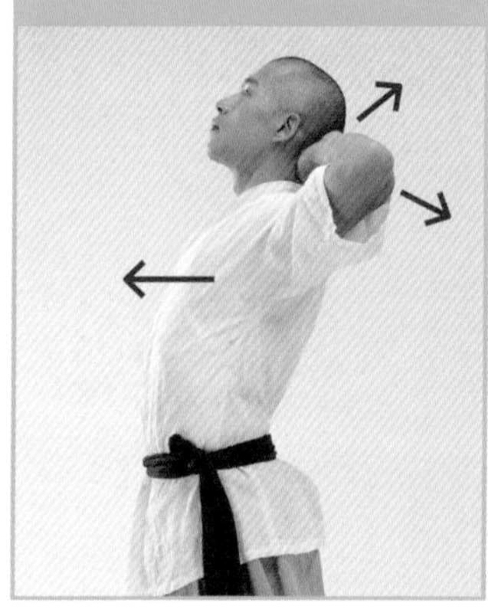

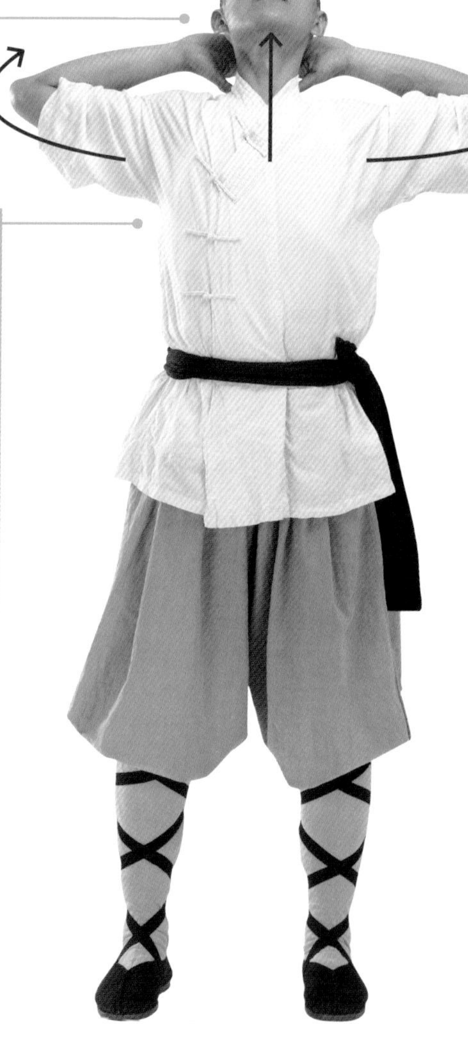

## ❹ 仰頭擴胸

頭慢慢抬起來、往後仰；雙肘做擴胸動作，拉開腋窩，胸部向前挺，配合吸氣到八分滿。

吐氣・伸展頸椎・共做3次

注意
抱頭時，手肘往內收，雙肘盡量相碰；手腕內側貼在耳朵後面。

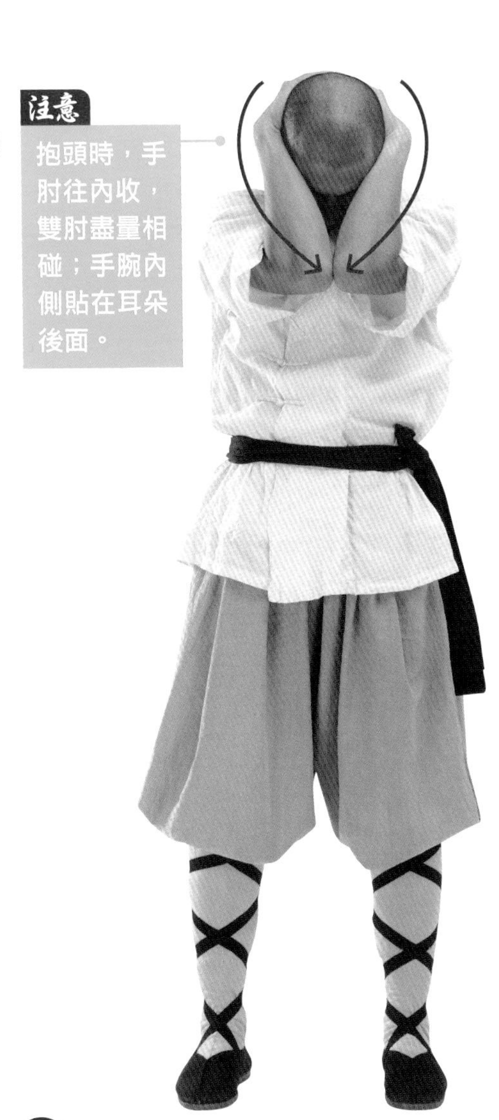

## ❺ 重覆抱頭共3次

重覆抱頭、抬頭，配合頭頸前彎吐氣、後仰擴胸吸氣，總共做3次。

吐氣

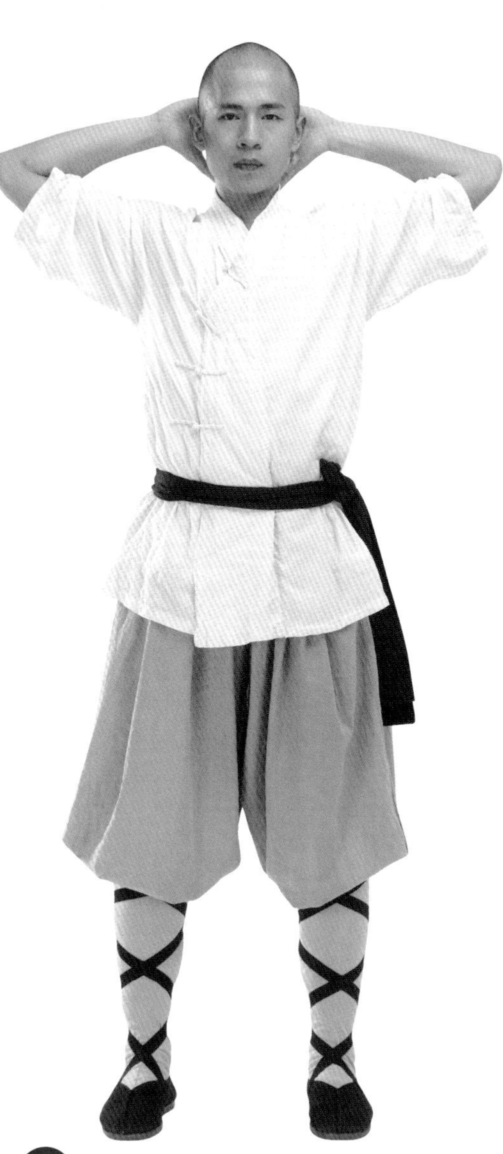

## ❻ 回正，手維持在後腦

抱頭、擴胸3次後，把最後一次的氣吐完；頭和手抬起來回正，上身挺直，準備接第3式【三鳴擊鼓】。

# 第3式 三鳴擊鼓

・活化腦力、眼力、中樞神經・

DVD示範

吐氣　吸氣

注意

3次按揉穴點時，都配合吸氣抬頭，讓指力更集中在風池穴。

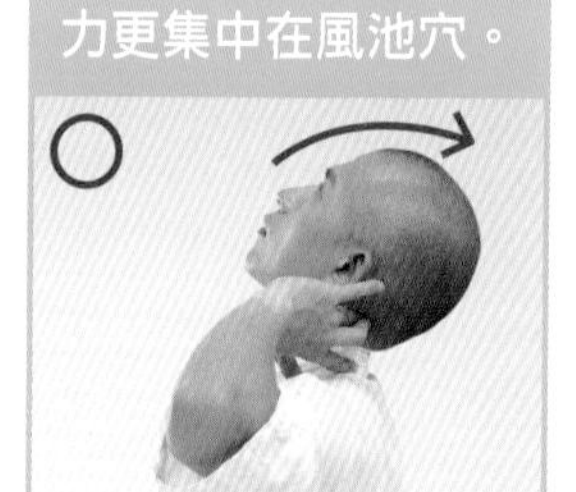

## ❶ 承第2式【伏耳抱柱】

承上式，扶在後腦的雙手十指向左右稍微拉開，順勢吸氣；雙手在頭側稍停，把氣吐完。

**提醒**

**快速找到「風池穴」的位置**

沿後頸腦幹兩邊的垂直凹線，往上進到髮際上約1吋處，左右各有一點，按下去有痠感。

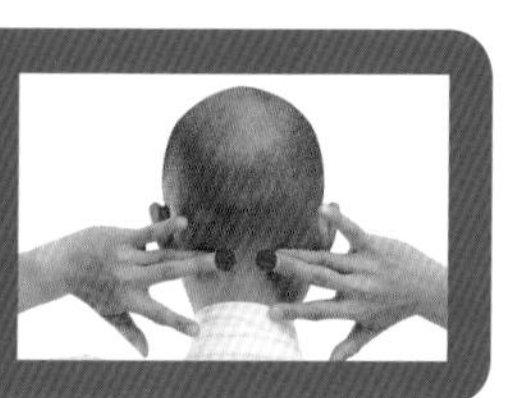

**活絡經脈** 主按 風池穴 隸屬 膽經

**強健系統** 中樞神經 內分泌系統

**防治病症** 感冒 後腦脹痛 內分泌失調 視力衰退

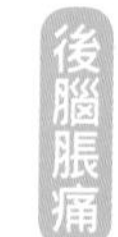
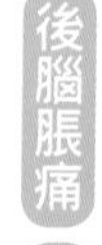
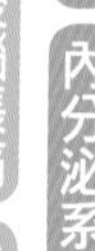
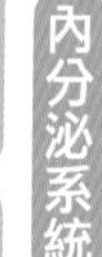

**（以無名指、中指、食指依序按揉後腦「風池穴」）**

【三鳴擊鼓】是先後各以無名指、中指、食指，來按揉後腦兩側的「風池穴」；三指可施的力道為弱漸強，漸進的刺激效果和緩又有效；對風池穴隸屬的「膽經」，和三指各連動的「三焦經」、「心包經」、「大腸經」也有活絡末梢的作用。

多按「風池穴」，能舒緩頭痛腦頓、眼壓、視神經炎、鼻炎，提高工作效率，也能預防感冒；適度的刺激後腦腦幹，上對大腦、下對脊椎都有活化作用，有效提升腦力、腦下垂體內分泌、中樞神經等機能。

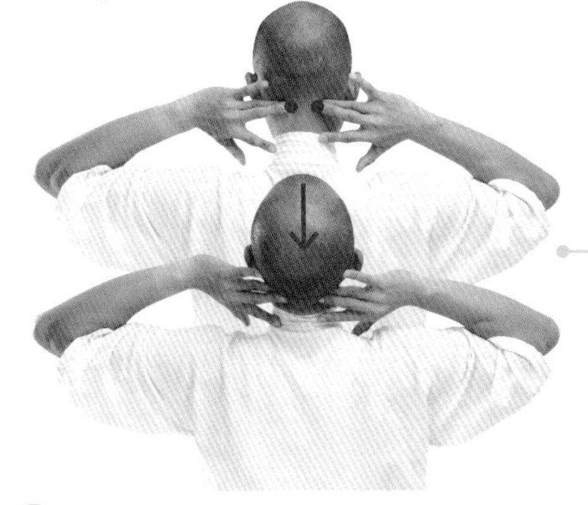


## ❷ 無名指按揉風池穴

中指疊上無名指，幫助無名指按揉風池穴；同時吸氣抬頭，讓指力集中在穴點。

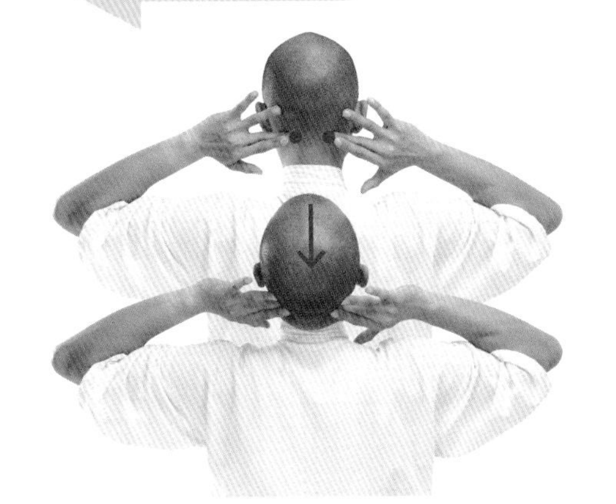


## ❸ 中指按揉風池穴

頭頸回正，順勢吐氣。換食指疊上中指，幫助中指按揉風池穴；同時吸氣抬頭。

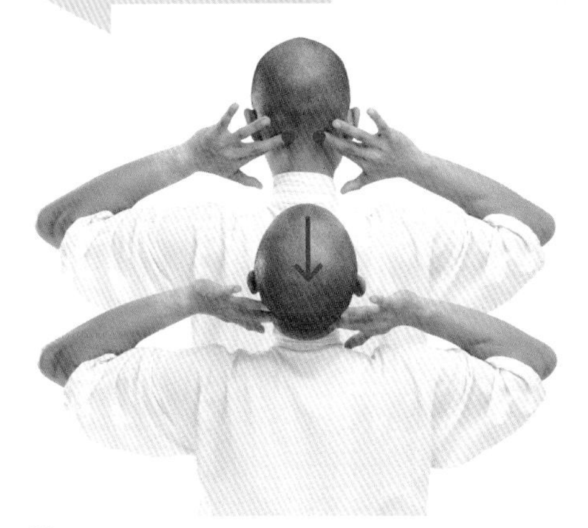


## ❹ 食指按揉風池穴

頭頸回正，順勢吐氣。換中指疊上食指，幫助食指按揉風池穴；同時吸氣抬頭。

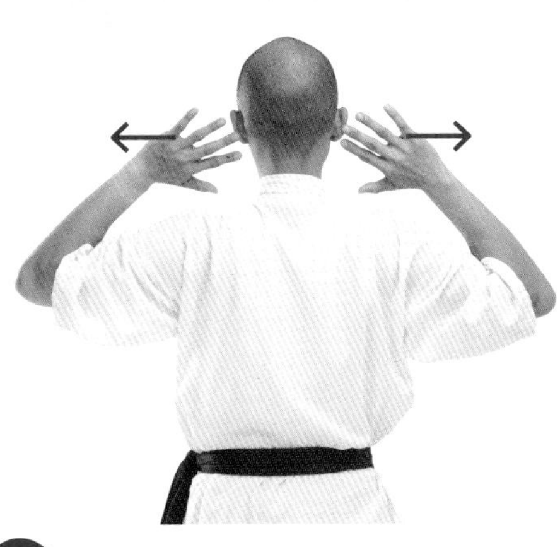


## ❺ 回正，雙手拉開

各以無名指、中指、食指按揉完風池穴後，吐氣，頭回正，雙手向左右拉開，準備接第4式【犀牛望月】。

第4式

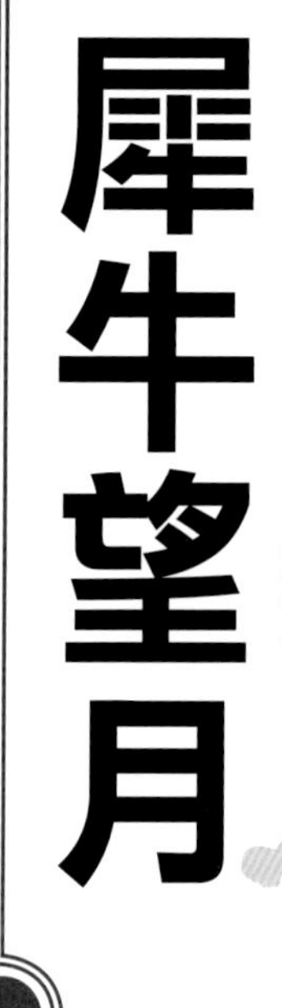

# 犀牛望月

•活絡後半身、內臟機能•

**活絡經脈**

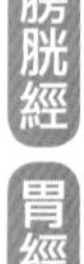
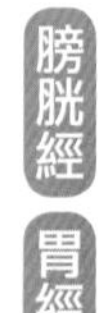
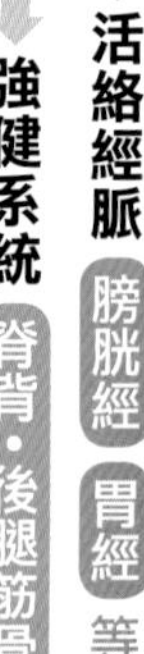

膀胱經　胃經　等6條足經

**強健系統**

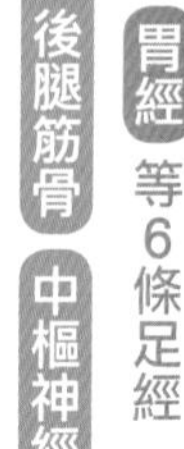
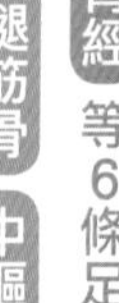

脊背・後腿筋骨　中樞神經　消化系統

**防治病症**

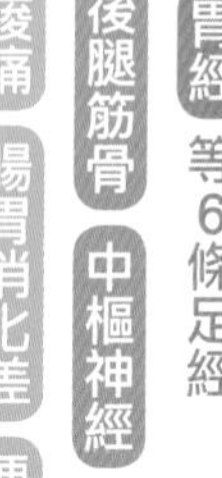
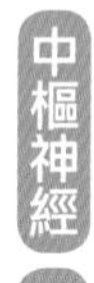
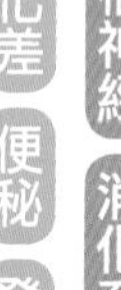
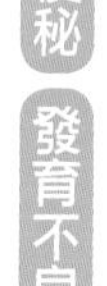

脊背痠痛　腸胃消化差　便秘　發育不良

（前彎摸地，踮腳抬頭，讓脊椎盡量下彎伸展。）

【犀牛望月】是脊椎往下彎，讓手摸到地，先放鬆脊背；然後踮起手指和腳尖，同時頭像犀牛角一樣抬起來，讓脊椎呈最大的下彎弧度，徹底伸展脊背到後腿，能活絡全身的氣血循環。

它能運動到平常很少動的後半身筋骨，有利活絡後腦內分泌和中樞神經，相關的五臟六腑臟氣都能獲得調養。前彎也能舒緩背部痠痛、刺激胃腸蠕動，直接按摩胃經、膀胱經等6條足經和督脈，有助改善關節炎、消化不良、便秘、發育緩慢等，並能預防中風和腿部血栓。

DVD示範

吸氣八分

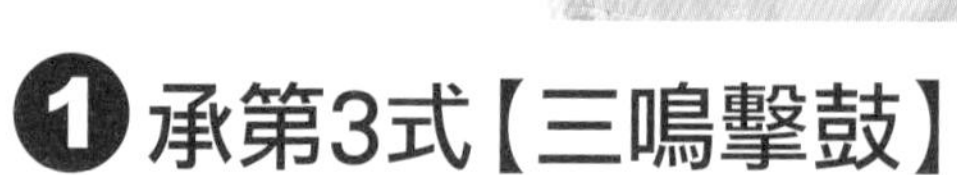

## ❶ 承第3式【三鳴擊鼓】

承上式，在後腦的雙手手掌向左右稍微拉開，同時吸氣八分滿。

吐氣・背部鬆筋

注意
頭部盡量靠近身體。

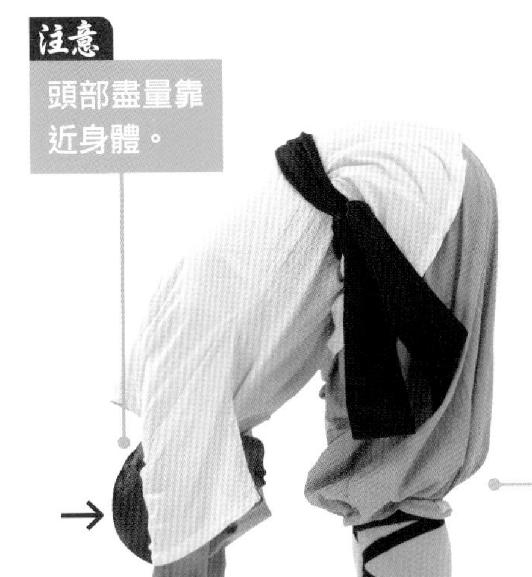

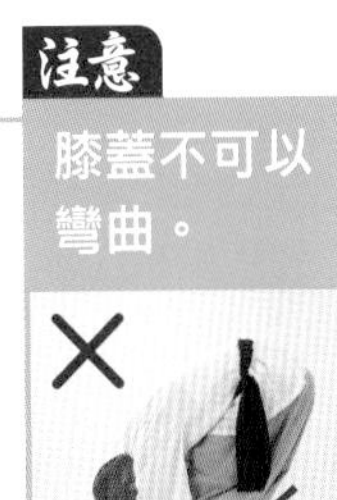

注意
膝蓋不可以彎曲。

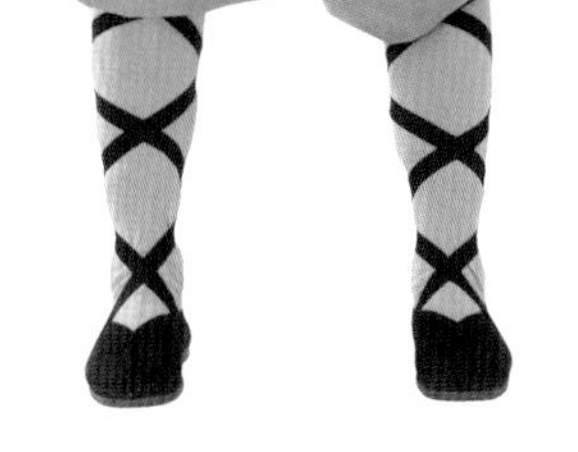

吐氣

## ③ 前彎摸地

身體盡量彎到手掌平貼在地上，指尖朝前，配合吐氣放鬆脊椎和背部，頭頸也自然朝下，往身體靠近。

## ② 雙手、身體往下走

手掌慢慢四指尖向下、掌心向自己，沿肩膀、胸前帶動身體慢慢往下彎，順勢開始吐氣。

提醒

### 墊椅子練習法

初學者、柔軟度不佳，或是受傷後復健的人，腰無法彎太下去，如果手摸不到地面，可以放矮凳在手掌下方練習，所有步驟都照樣進行，要點是要「讓膝蓋打直」。

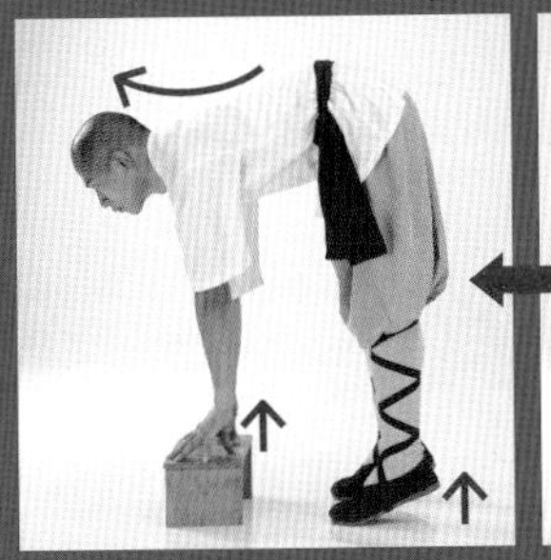

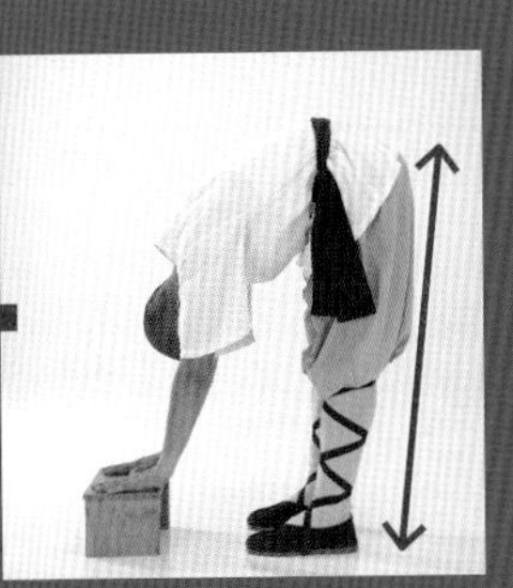

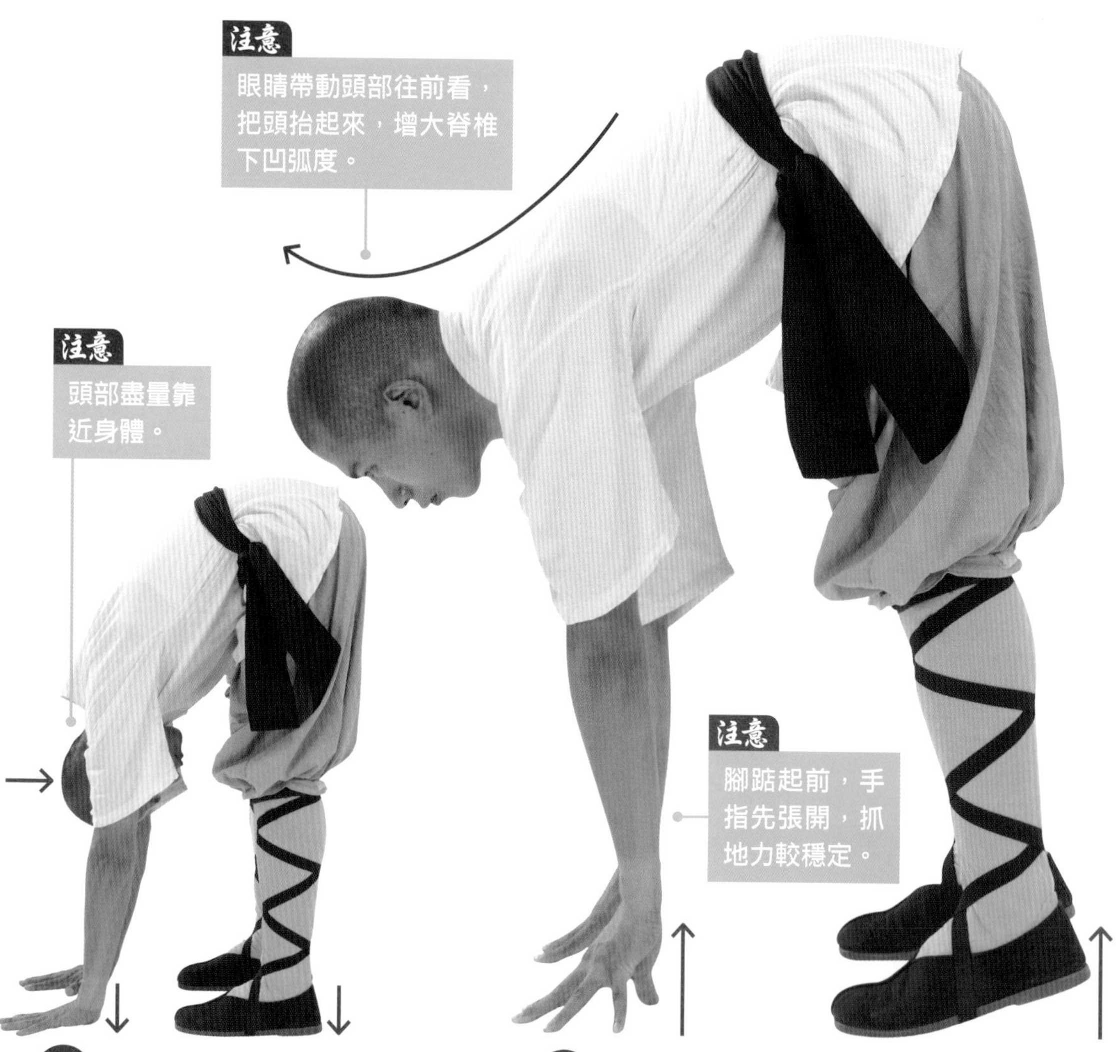


## ❺ 回位放鬆

腳跟、手掌慢慢放下，身體重心和頭部都回到原位，順勢吐氣。

## ❹ 踮腳抬頭

手指張開撐地，和用兩腳尖力量，慢慢踮起手指和腳尖，此時身體重心會自然往前移，順勢吸氣六分滿，同時把頭抬起來，讓脊椎盡量往下凹。

吐氣
吸氣六分・伸展背腿・共做3次
注意
雙手輕握腳踝上方，不用太用力。

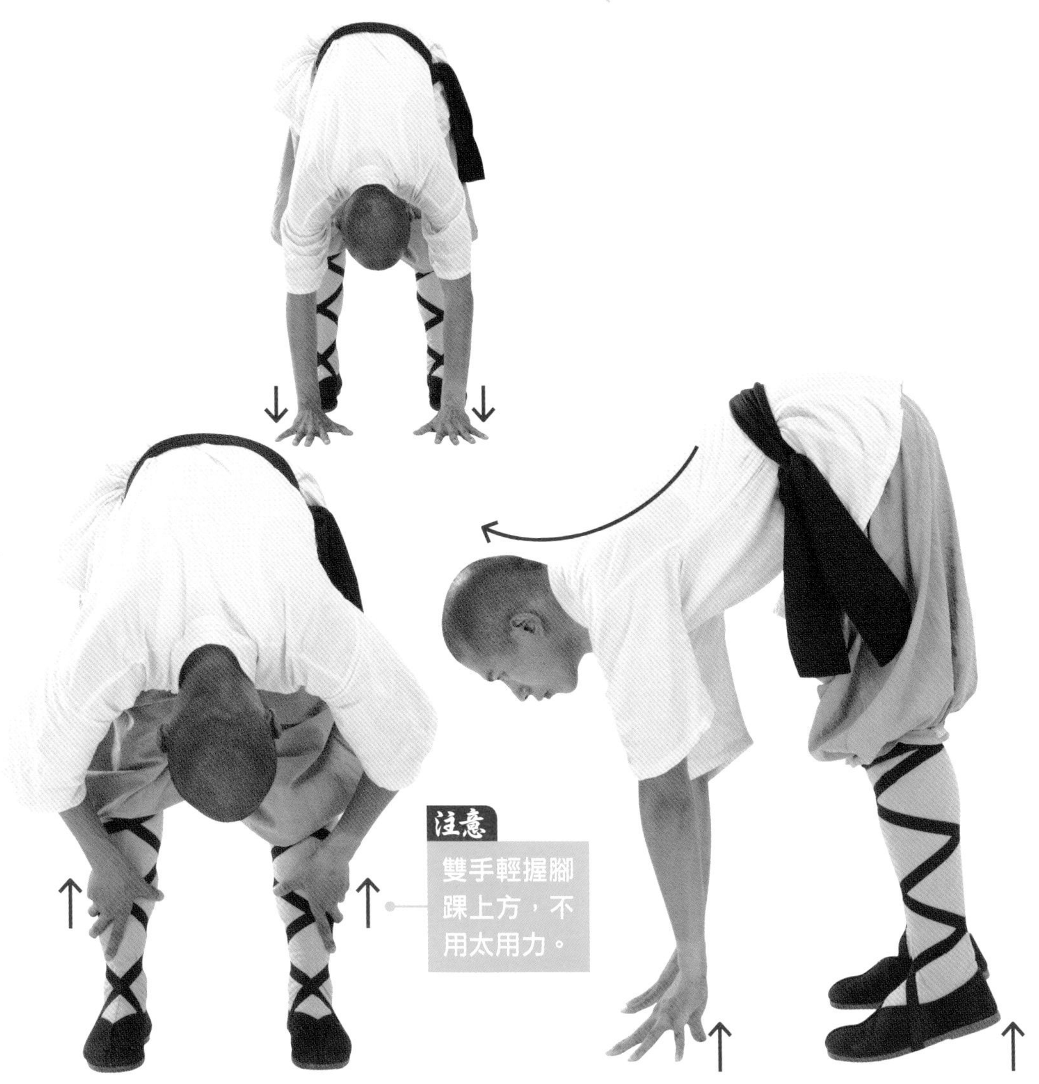

## ❻ 重覆踮落共3次

重覆做步驟❹～❺，配合吸氣、吐氣，踮腳起落總共3次。

## ❼ 雙手移握小腿

做完3次動作，在最後一次吐氣時，手掌移到小腿前側輕握，準備接第5式【靈貓拱背】。

# 第5式 靈貓拱背

・刺激背脊中樞、強化心肺・

DVD示範

吸氣　吐氣・背部鬆筋

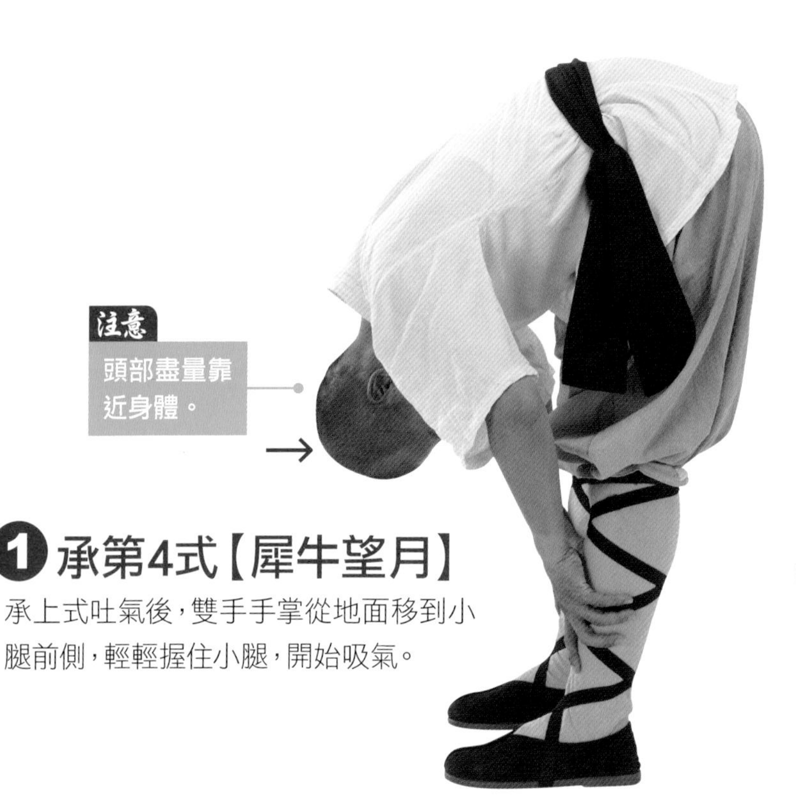

注意
頭部盡量靠近身體。

## ❶ 承第4式【犀牛望月】

承上式吐氣後，雙手手掌從地面移到小腿前側，輕輕握住小腿，開始吸氣。

活絡經脈：督脈、膀胱經

強健系統：脊背・後腿筋骨、中樞神經、循環系統

防治病症：心肺功能差、胸悶易喘、強化小腿

（脊椎前彎，呈弧型往上拉，反覆拉動背脊，拱吸彎吐。）

承上一式【犀牛望月】，雙手各握小腿前側，保持脊椎往下彎、頭靠近身體；配合吸氣，背部拱起，脊椎以圓弧向上拉，感覺背部好像有根線被吊高，頭和下巴放鬆靠近身體，反覆拱落3次，震動背脊筋肉和中樞神經。同時，腿部保持拉直，有順氣活血強肌的作用。

前彎、拱背、拉腿，這對身體前後上下都照顧到了，可幫頭頸減壓、肩胛骨伸展、刺激脊椎神經、按摩內臟、拉動足脈；也能協調強化心肺循環，有助改善血壓、呼吸、肺病等慢性病。

吐氣・伸展腿部

吸氣六分・伸展背部・共做3次

注意

頸椎下巴稍微用點力，向內靠近身體，配合吸氣，脊椎自然會拱起來。

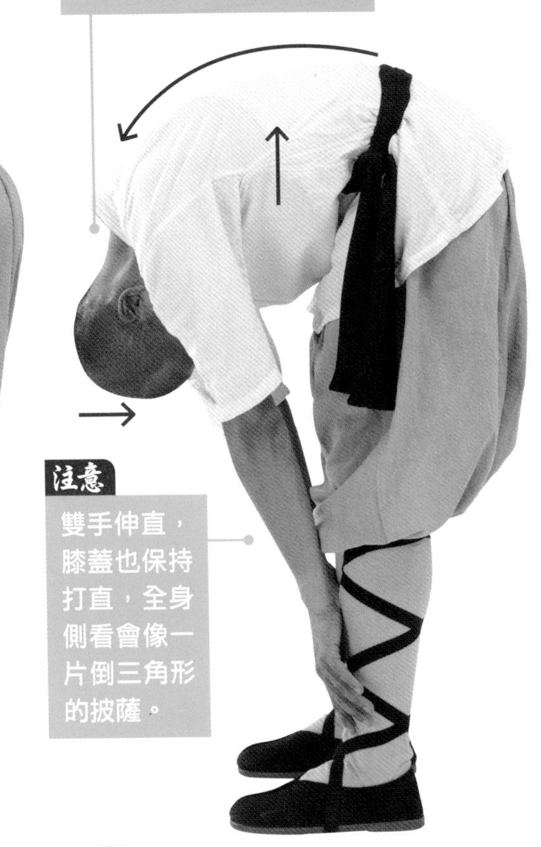

注意

雙手伸直，膝蓋也保持打直，全身側看會像一片倒三角形的披薩。

注意

手肘隨拱背或放鬆，自然伸直或彎曲。

## ❸ 放鬆拉腿

每次放鬆時，慢慢吐氣，頸部和背部放鬆回位；順勢把上身稍微壓靠近腿部，拉伸腿筋。重覆拱背、放鬆3次後，準備起身接第6式【佛光沐浴】。

## ❷ 拱背，重覆3次

慢慢吸氣六分滿，順勢把扶腿的雙手打直，背部拱起到最彎弧度，稍作停留伸展。然後放鬆，重覆拱背3次。

# 佛光沐浴

．雙掌導引最大氣能，感活五官．

吸氣九分
DVD示範
注意
兩手掌虎口會呈鑽石型，上移時要齊高、慢慢移動。
注意
兩手上移到雙肘與肩齊高，身體要挺直，頭正視平。

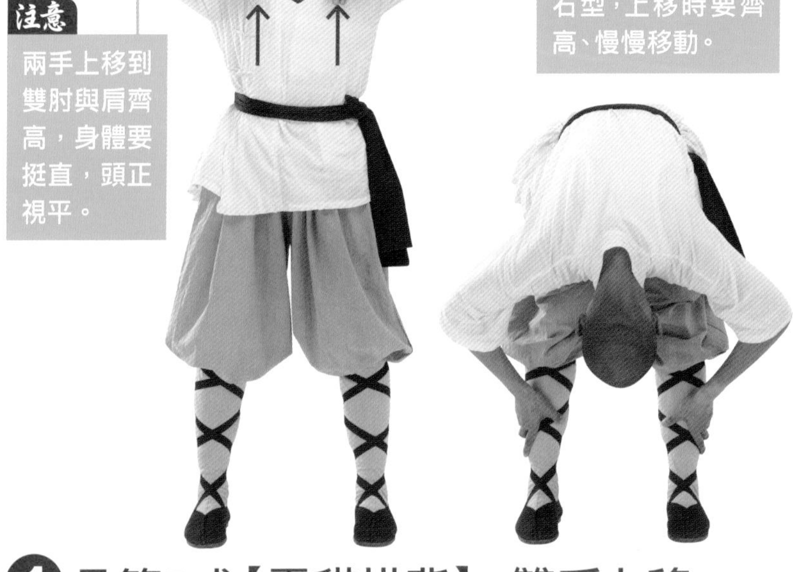

## ❶ 承第5式【靈貓拱背】，雙手上移

承上式，握小腿的雙手鬆開，掌心朝自己，四指朝下、拇指相對，兩手齊高慢慢上移到胸前，帶動起身，順勢吸氣九分滿。

**活絡經脈**

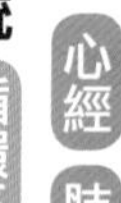

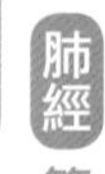

心經

肺經
等6條手經．

任脈

督脈

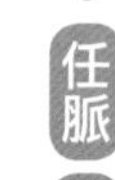

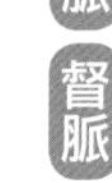

**強健系統**

循環系統　神經系統

**防治病症**

臉部僵硬　視力衰退　鼻塞　手冷

（提氣、聚氣在雙手掌心，掌氣慢慢降臨牽引臉脈。）

我常覺得，你越懂得用氣，越會感覺身體像個皮囊，是個充滿空氣的皮球。而做前兩式【犀牛望月】、【靈貓拱背】時，是利用前彎、反覆壓迫身體和呼吸，配合筋肉伸展，使組織細胞產生相對的彈力，得以活化；好像皮球你要拍它，它才有能量彈起來。

接著做第6式【佛光沐浴】，則起身回到最舒服的狀態。先提氣吸聚最多氣能，再藉全身氣感最強的掌心由上往下感應臉部，甦活五官的神經和經脈，對腦顏神經失調、視衰、鼻敏、肌膚問題等都有防治作用。

## 吐氣・手臂鬆筋

注意
雙手下移、一邊吐氣的速度都要緩慢。
注意
手移到大腿兩側時，氣吐剩約兩分，掌心在這裡翻轉朝前面。

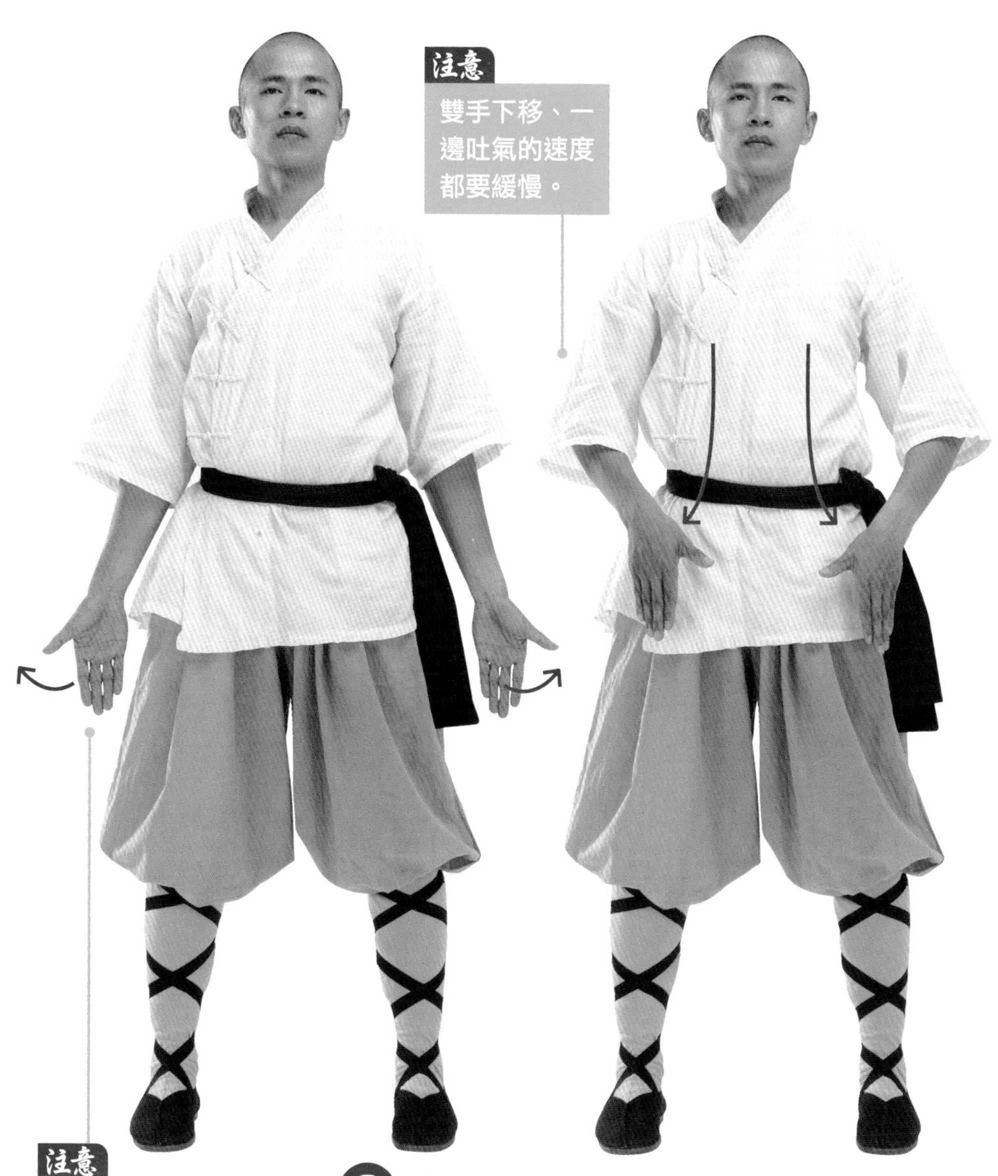

## ❷ 降手翻掌

雙掌慢慢沿身前往下移，移到雙手伸直，向外移到大腿兩側，掌心翻向前，一邊慢慢吐氣。

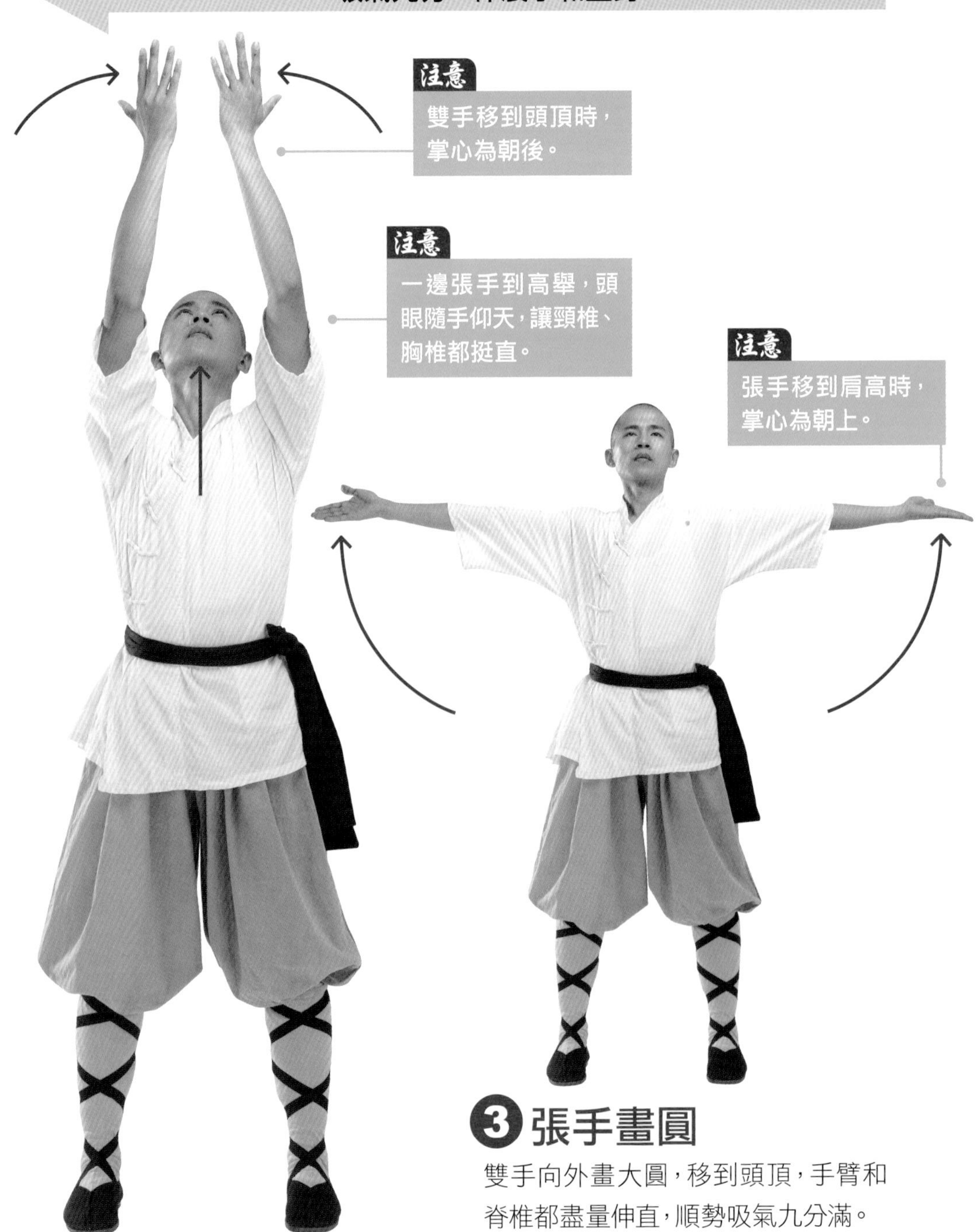


## ❸ 張手畫圓

雙手向外畫大圓，移到頭頂，手臂和
脊椎都盡量伸直，順勢吸氣九分滿。

吐氣
吐氣・肩膀鬆筋
注意
隨著雙手下移，感受肩膀也完全放鬆。
注意
兩手下移到兩腰側，手肘會有點自然微彎。
注意
掌心和臉不用接觸，但近距離可以感受到掌氣的溫度。

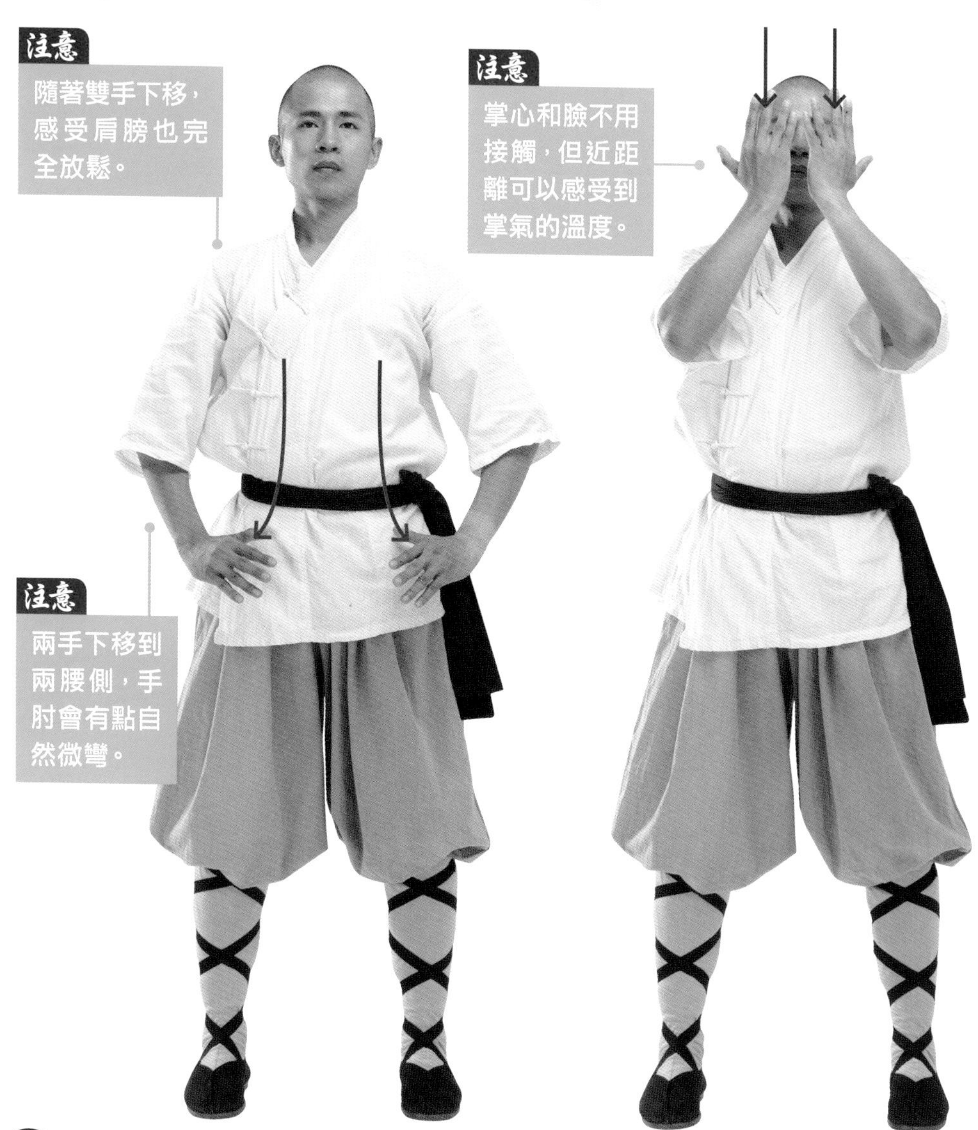

## ④ 掌氣敷臉

慢慢吐氣，順勢雙手慢慢沿頭、臉往下移；掌心來到面前時，感受手掌釋出的氣息讓皮膚溫暖。

## ⑤ 降手放鬆

雙手繼續沿胸前、腹前下移，移到肚子手掌就向外移到腰側，準備接第7式【玉帶纏腰】。

## 第7式 玉帶纏腰

・拉動手經擴胸，強化心肺・

DVD示範

吸氣八分・手臂鬆筋・伸展背脊

注意
手臂盡量伸直，掌心朝下、指尖朝前面。
注意
五指併攏。

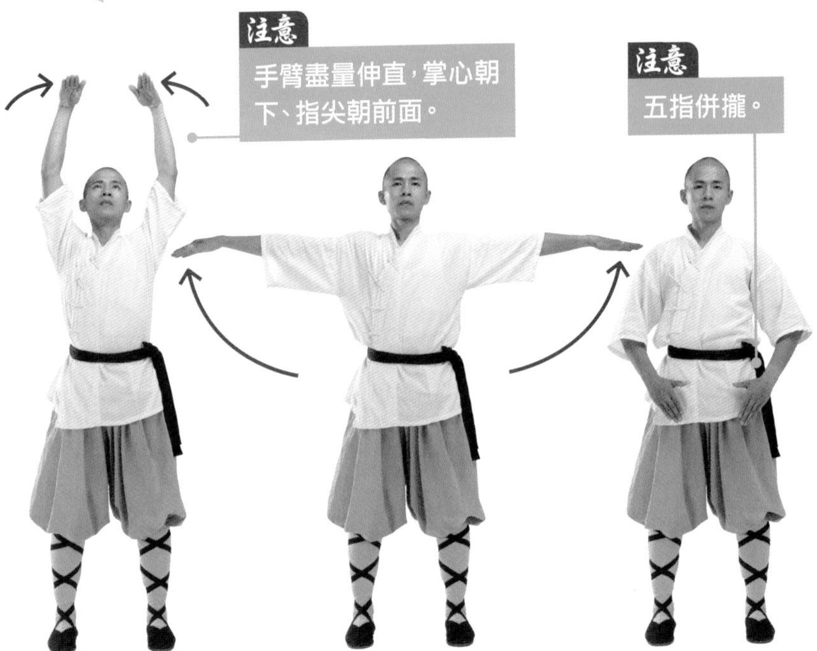

活絡經脈：心經、肺經、三焦經等6條手經

強健系統：呼吸系統、肩臂筋骨

防治病症：肺虛易喘、腰肥、肩臂痠痛

### 1 承第6式【佛光沐浴】，手畫大圓

承上式，雙手在腰下丹田前面，把五指併攏，掌心朝下，兩手向外畫大圓到頭頂上，指尖朝前，頭眼仰上，一邊吸氣八分滿。

（上臂肌盡量往後拉伸，使胸腔挺出，後背夾緊。）

承上式，雙手已下降到丹田兩側，在此五指併攏，兩手向外畫大圓來到頭頂上，一邊幫心肺、背脊吸進最大的氧氣能量。接著微調指尖朝前，手掌沿身體兩側下移，同時上臂肌夾近身體，盡量往後伸展，使胸腔相對往前挺出，保持擴胸夾背，順勢吐出綿長廢氣，幫心肺掃除。

【玉帶纏腰】能下放沉重的肩頸，幫手肩背紓壓；尤其，伸展強化胸肌和呼吸機能的同時，手臂經脈帶動氣血循行身體兩側，還能燃脂消除腰側肉和副乳，預防乳癌。

吐氣・伸展胸肌
注意
配合吐氣，肩膀放下，上臂盡量往後移，自然會挺胸。
注意
上臂要一邊向內夾近身體、向後拉伸，手肘始終保持微彎。
注意
雙手下移時，掌根要稍微用力保持手掌水平、指尖朝前。

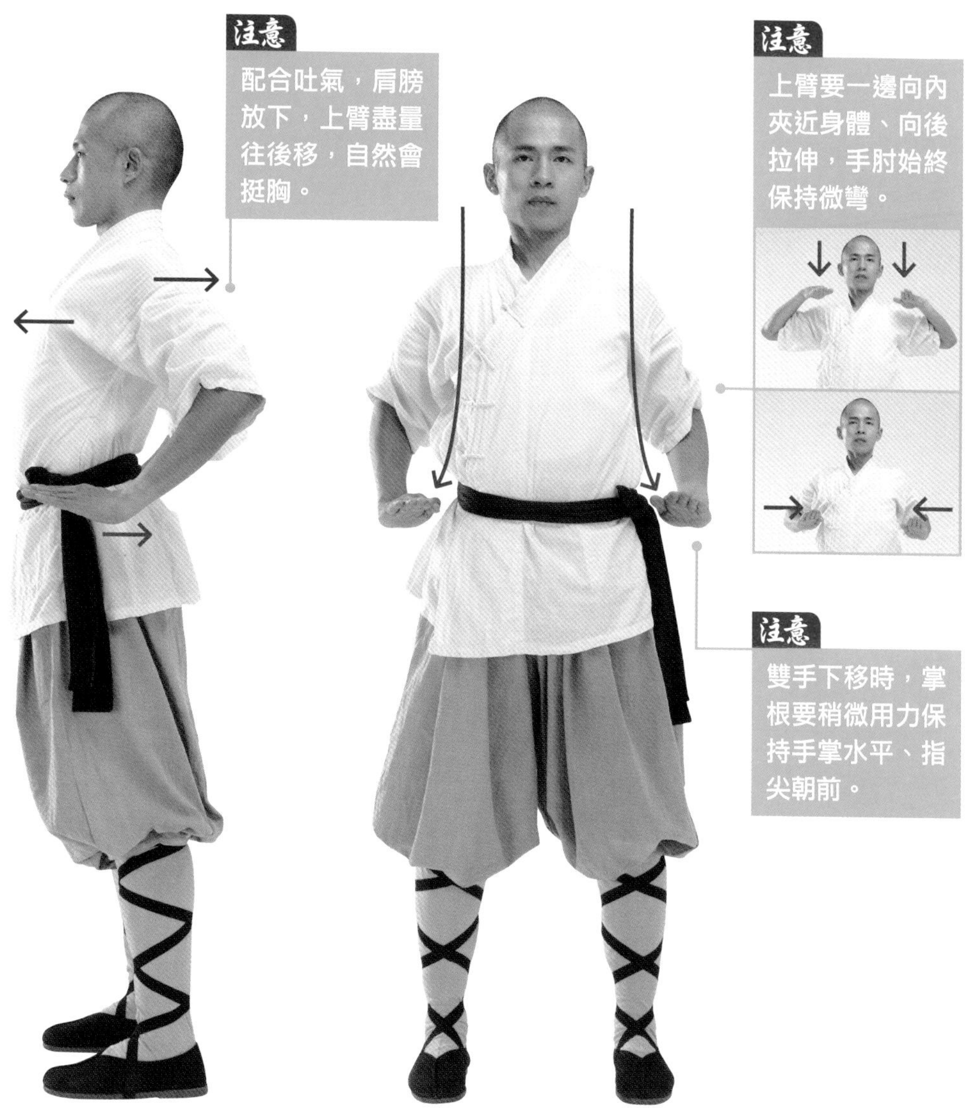

## ❷降手擴胸

雙掌沿上身前側下移，順勢吐氣、肩頸下放，頭眼也回到平視。手掌降到腰側，上臂盡量向後伸展，自然做出擴胸夾背，維持片刻，再做下一式【左式·拽九牛尾】。

# 左式 拽九牛尾

・強健胯腿膝，按摩左側內臟・

DVD示範

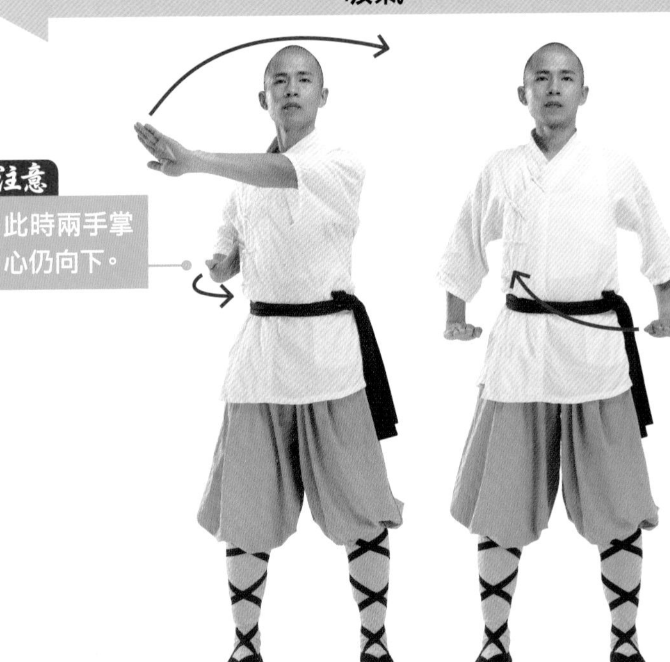


**活絡經脈** 胃脾肝膽腎膀胱 等6條足經

**強健系統** 腿膝筋骨 循環系統 內分泌系統

**防治病症** 腿膝無力 攝護腺炎 瘦身

## ❶ 承第7式【玉帶纏腰】，起左手

承上式掌心朝下，手在髖骨兩側，起左手，左手在身前逆時針畫大圓；同時右手在身後逆時針畫大圓。

（弓步要大，盡量開胯，左耳、左身要倒向左拳。）

前面7式主要是著重身體的伸展，配合呼吸，使筋肉軟Q、氣血暢行。第8、9式【左、右式拽九牛尾】如名可知著重強筋健骨，利用側身傾倒的拉力，想像要拉九條牛，那力氣可得不小，藉此練得一身好筋骨，改善下肢無力、腫胖問題。

此二式要協調手從懷抱太極，變成拉牛尾的拳形；腿部從抬單膝、側弓步到側身傾靠，會用到全身的筋肉關節，訓練協調性和平衡感；各對體內左側的心肺胃腸、右側的肝膽腸等，也起按摩作用。

吸氣八分・手臂鬆筋・伸展腿根
注意
手臂畫圓時，盡量伸直張開到最大，以肩膀為圓心。
注意
上下手掌像抱球，下手掌心會自然轉為朝上。
注意
抬高的腳腳尖要往下壓。

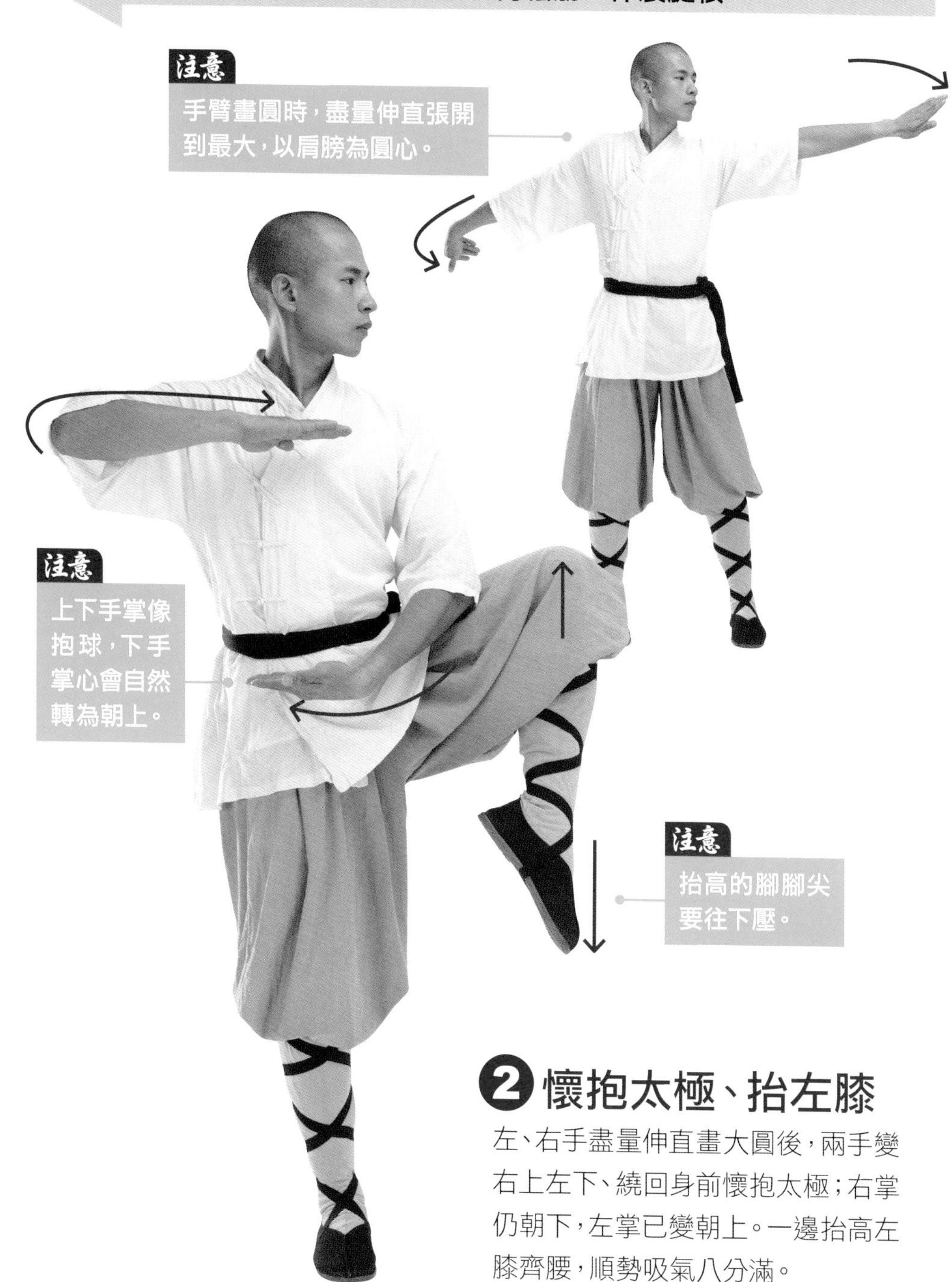

## ❷懷抱太極、抬左膝

左、右手盡量伸直畫大圓後，兩手變右上左下、繞回身前懷抱太極；右掌仍朝下，左掌已變朝上。一邊抬高左膝齊腰，順勢吸氣八分滿。

# ❸ 向左跨大步

抬腳的腳掌原本下壓，變成翹起，往身體左側推出，跨大步至少2倍肩寬。兩手順勢在胸前交會逐漸拉開、變握拳。

吐氣
注意
兩手變握拳，上手在外、下手在內在胸前交會。
注意
腳掌翹起，再向左側推出。
注意
身體重心順勢往左移。腳步不要跨太小，腿部會沒有伸展效果。

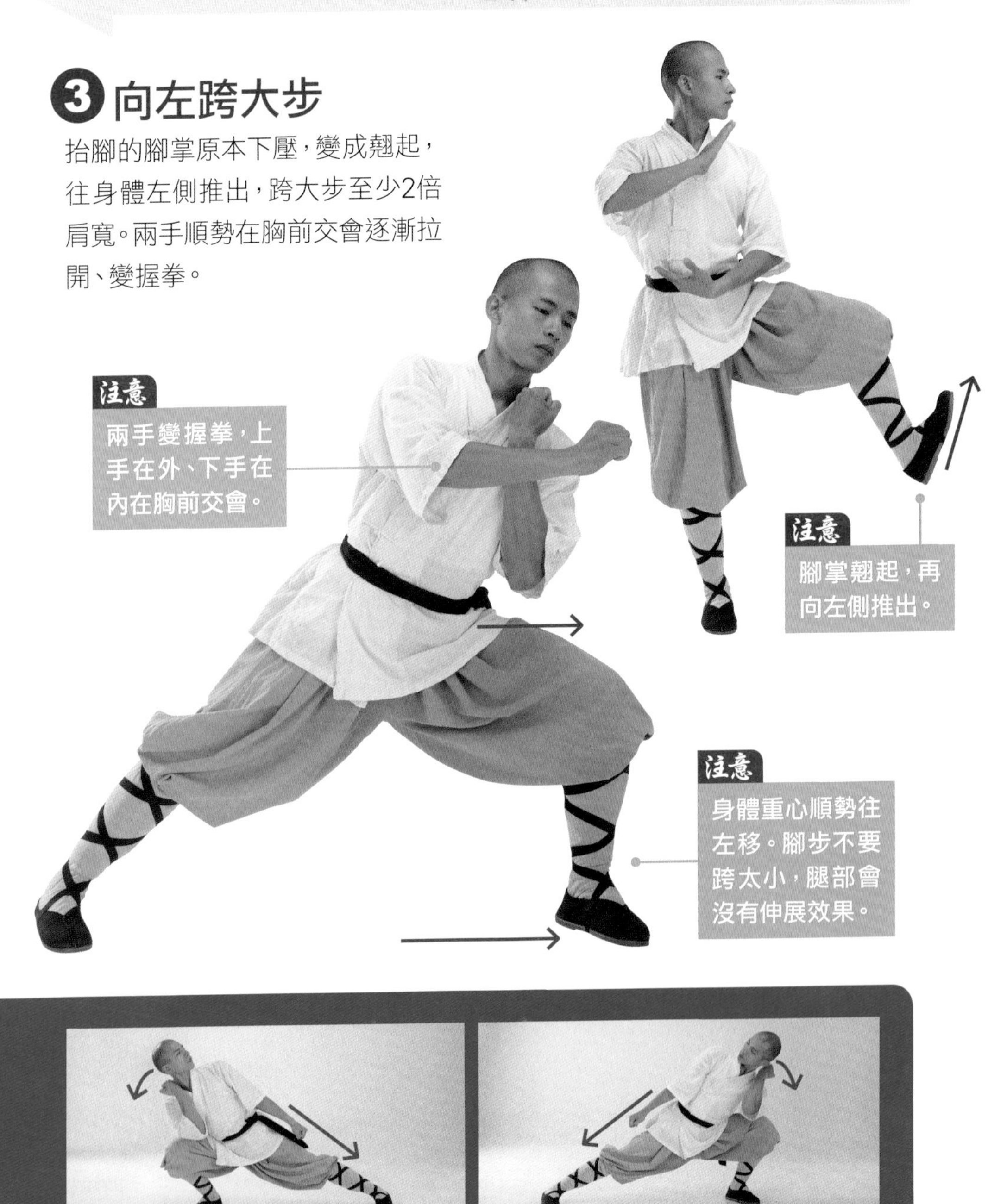

吐氣・伸展右腿右手

## ❹ 弓步左倒左拉

跨開的左腳曲膝、張大弓步，讓身體順勢向左側倒；左肘彎曲像枕立在左耳和左腿間；右手順著身體右側，和右腿都伸直。伸展片刻，準備起身接【右式·拽九牛尾】。

注意
拳頭盡量靠近耳後；眼睛看向右邊。
注意
盡量打開胯部，弓步張不夠開、身體傾倒角度不夠，或身體往前傾、手往後擺，都是錯誤的。

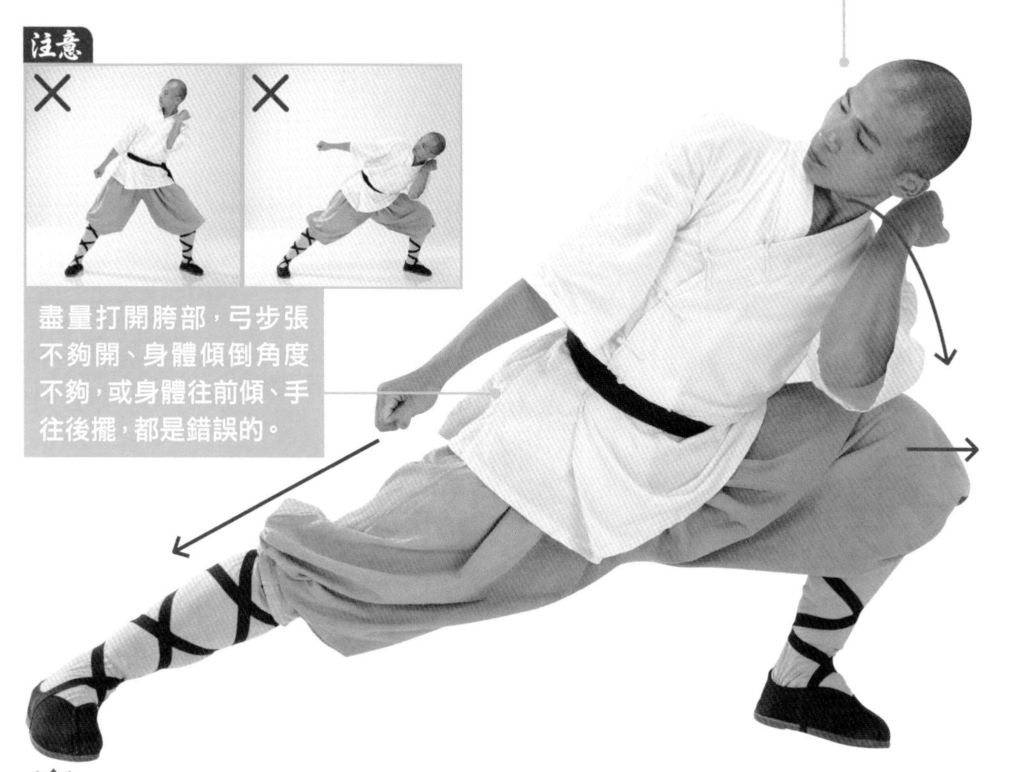

**提醒**

### 左、右式【拽九牛尾】應交替做3次

【左式·拽九牛尾】做到身體往左側傾倒、伸展右腿右手之後，接著應起身接做【右式·拽九牛尾】，請見下頁繼續練習。左、右式應該交替共做3次，最後從右式的結尾回到站立預備式，再接第10式【獨步蓮舟】。

# 右式 搜九牛尾

・強健胯腿膝，按摩右側內臟・

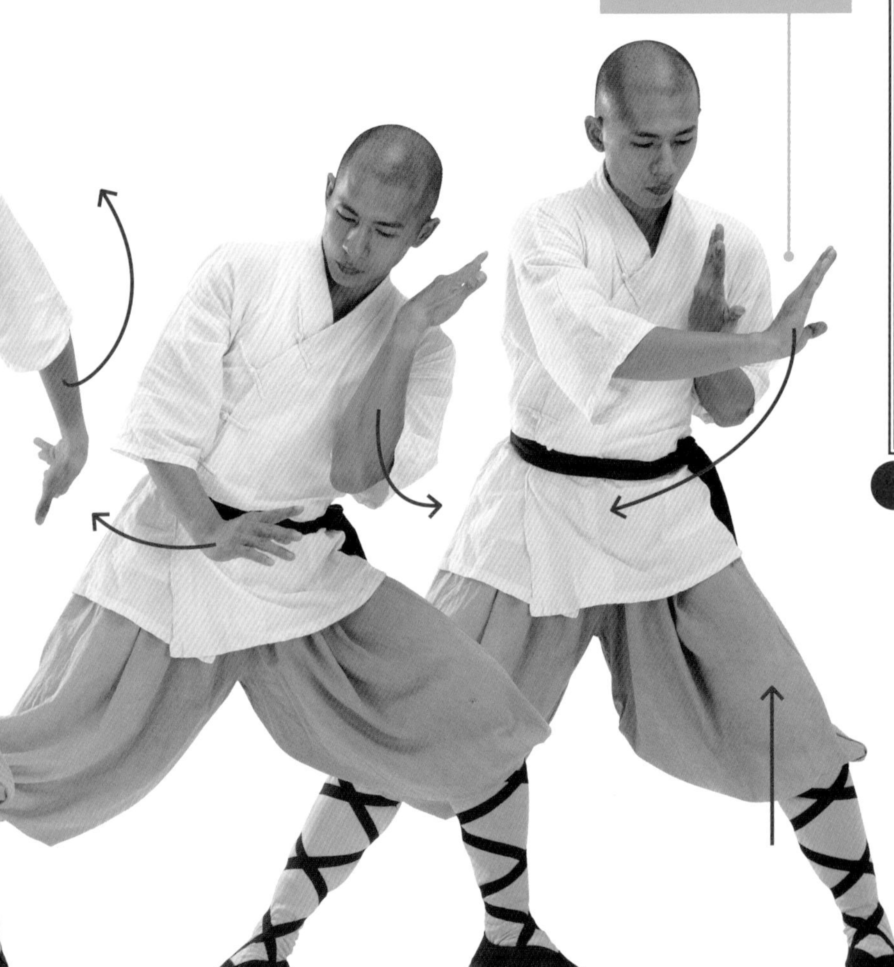


活絡經脈 胃脾肝膽腎膀胱 等6條足經

強健系統 腿膝筋骨 循環系統 內分泌系統

防治病症 腿膝無力 攝護腺炎 瘦身

## ❶ 承第8式【左式·搜九牛尾】起身起右手

承上式起身，換做【右式·搜九牛尾】，鬆拳變掌，起右手，右手準備在身前逆時針畫大圓；同時左手在身後逆時針畫大圓。

吸氣八分・手臂鬆筋・伸展腿根
注意
上下手掌
像抱球。
注意
手臂畫圓時，盡量
伸直張開到最大，
以肩膀為圓心。
注意
抬高的腳腳尖
要往下壓。

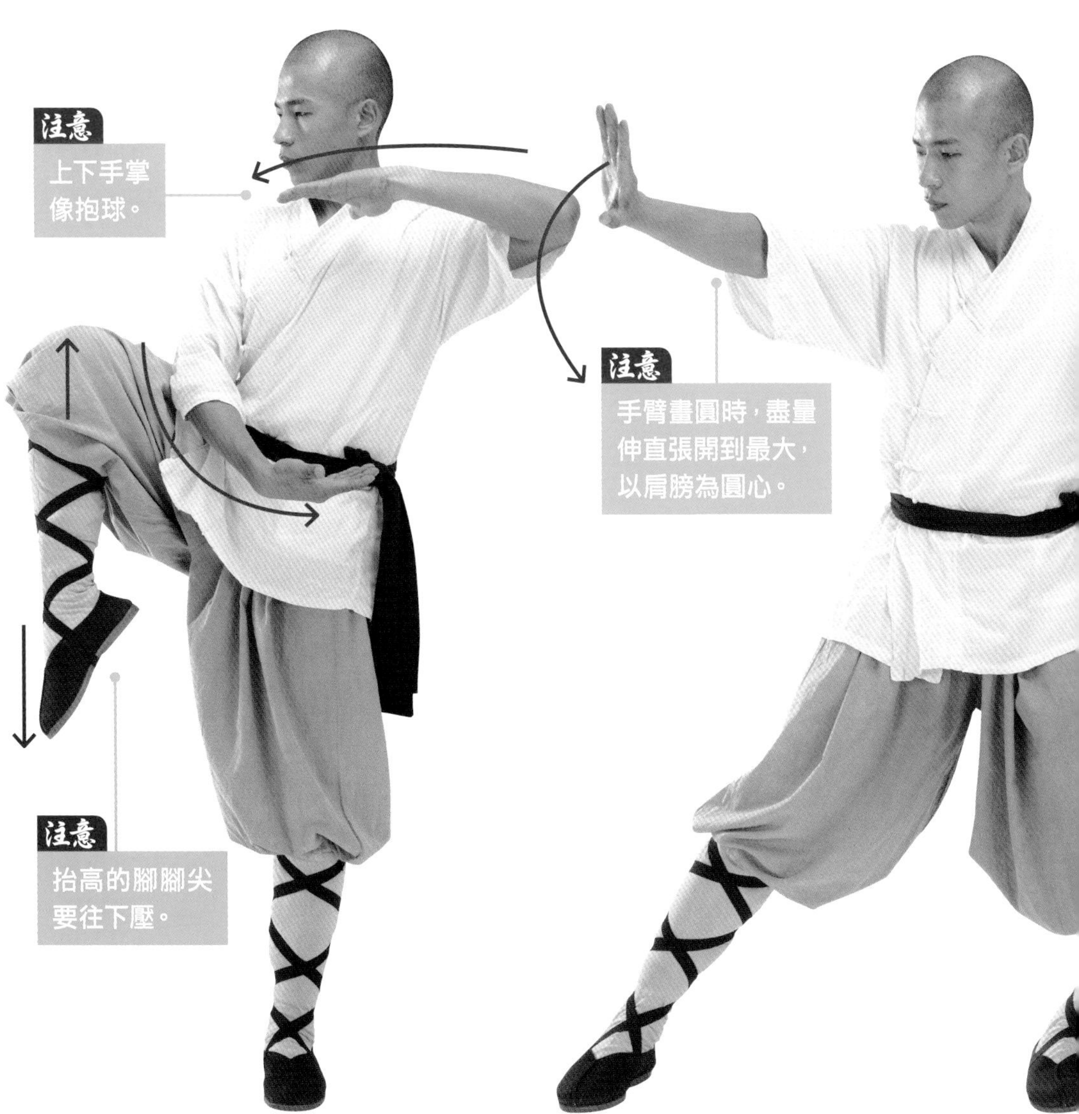

## ❷ 懷抱太極、抬右膝

左、右手盡量伸直畫大圓後，兩手變左上右下、繞回身前懷抱太極；左掌朝下，右掌朝上。一邊抬高右膝齊腰，順勢吸氣八分滿。

吐氣
注意
兩手變握拳，上手在外、下手在內在胸前交會。
注意
身體重心順勢往右移。腳步不要跨太小，腿部會沒有伸展效果。
注意
腳掌翹起，再向右側推出。

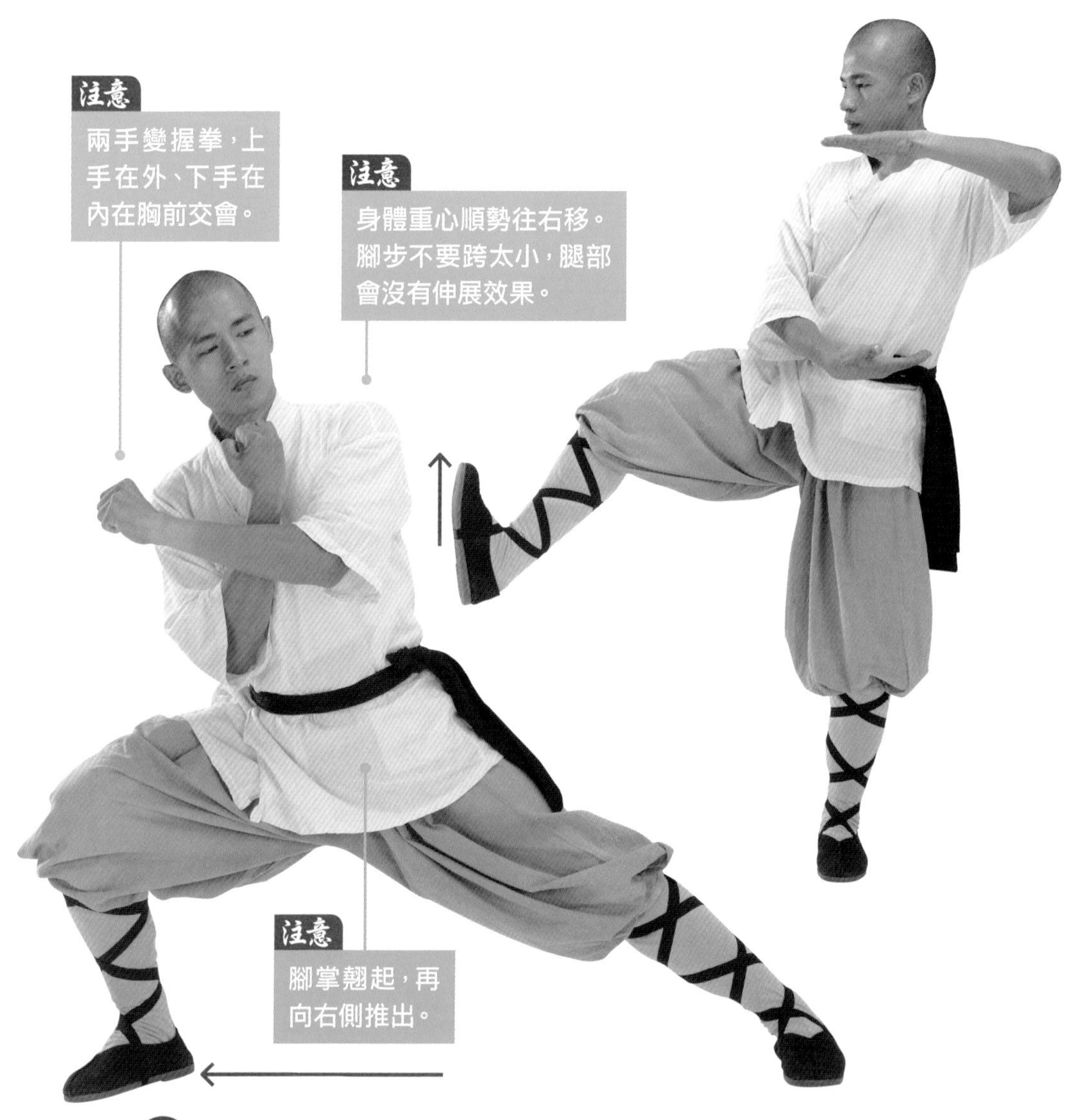

## ❸ 向右跨大步

抬腳的腳掌原本下壓，變成翹起，往身體右側推出，跨大步至少2倍肩寬。兩手順勢在胸前交會逐漸拉開、變握拳。

吐氣・伸展左腿左手

注意
拳頭盡量靠近耳後；
眼睛看向左邊。
注意
盡量打開胯部，弓步張不夠開、身體傾倒角度不夠，或身體往前傾、手往後擺，都是錯誤的。

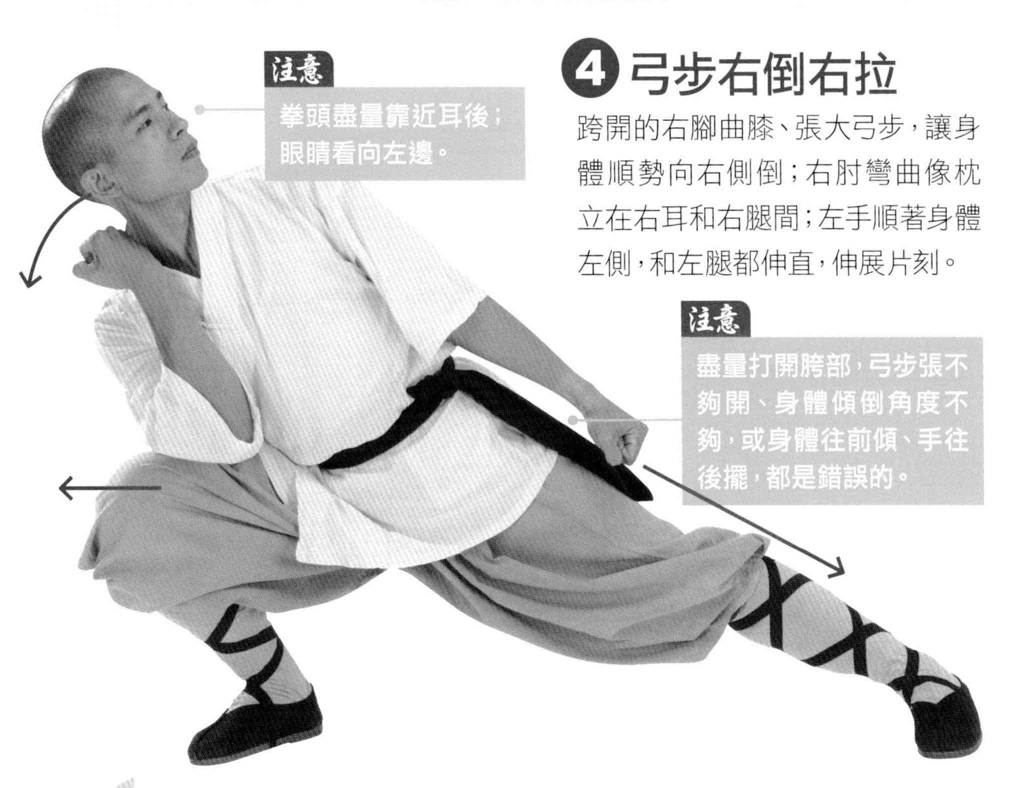

## ❹ 弓步右倒右拉

跨開的右腳曲膝、張大弓步，讓身體順勢向右側倒；右肘彎曲像枕立在右耳和右腿間；左手順著身體左側，和左腿都伸直，伸展片刻。

吸氣・吐氣・左右式交替3次

## ❺ 左、右式【拽九牛尾】交替做3次

起身，手畫圓、重覆懷抱太極、回P102做【左式·拽九牛尾】，左、右式交替共做3次。

調息

## ❻ 起身回預備式

做完最後一次【右式·拽九牛尾】，右腳起身做調息，雙掌向外畫大圓，到頭頂時掌心向下，沿身前下移到大腿兩側，把左腳收回。準備接第10式【獨步蓮舟】。

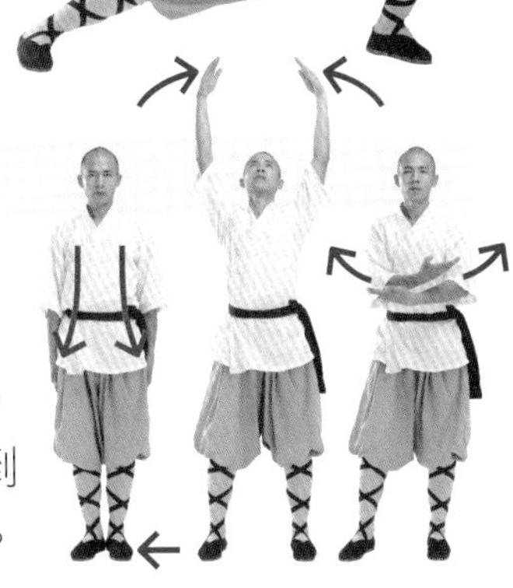

# 第10式

# 獨步蓮舟

・強健腿肌膝蓋，促進下身血循・

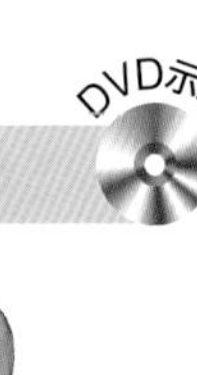


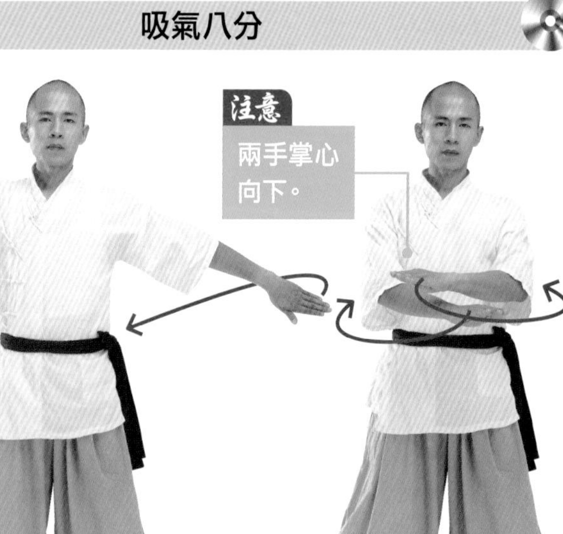


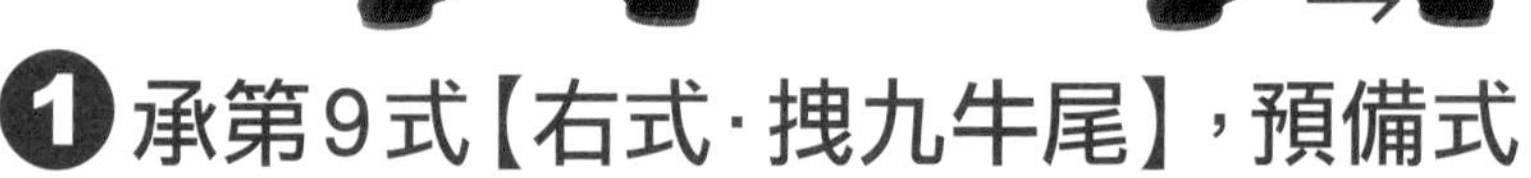

## 1 承第9式【右式・拽九牛尾】，預備式

承上式，左腳向左打開與肩同寬，兩手從腿側移到腹前交會，向外、向後畫大圓，順勢吸氣八分滿。

**活絡經脈**

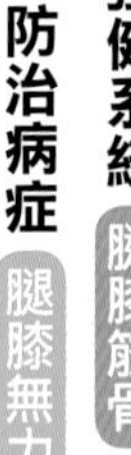

胃脾肝膽腎膀胱等6條足經

**強健系統**

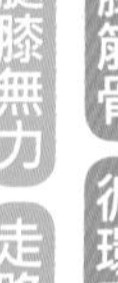

腿膝筋骨　循環系統

**防治病症**

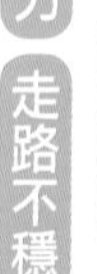

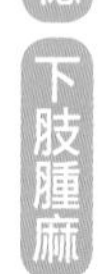

腿膝無力　走路不穩　下肢腫麻

「上身挺直，一腿下蹲，一腿要伸平、勾起腳板。」

少林易筋經後段的招式，以腿部運動為主。所謂「人老腿先知」，下肢因為老化、缺乏運動，不但肌肉會萎縮、關節漸漸「生鏽」，筋絡經脈也容易氣阻滯礙，使血液回流受阻，氣血到不了末梢，也回不去心臟，畢竟腳是離心臟最遠的部位，後果可會影響全身組織的早衰和病痛。

要運動腿部筋肉關節，不一定需要大空間，【獨步蓮舟】在原地做兩腿一蹲膝一抬平，左右腿交替做3次，就有助增強腿肌、強膝健踝，以及預防骨質疏鬆、水腫、冰冷。

吐氣

**注意**

兩手於後腰四指互疊，拇指相碰，手背貼著腰際。

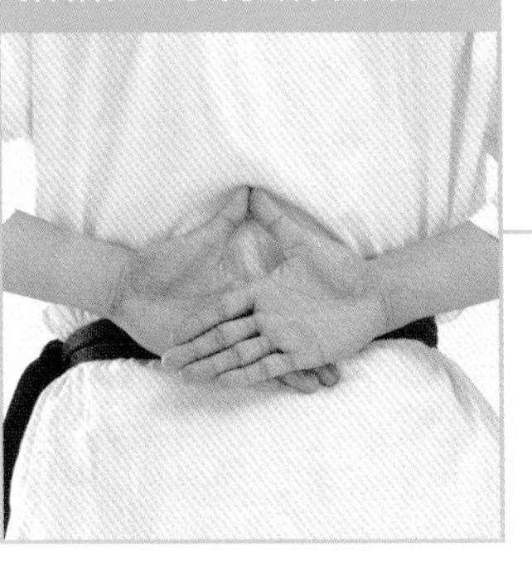

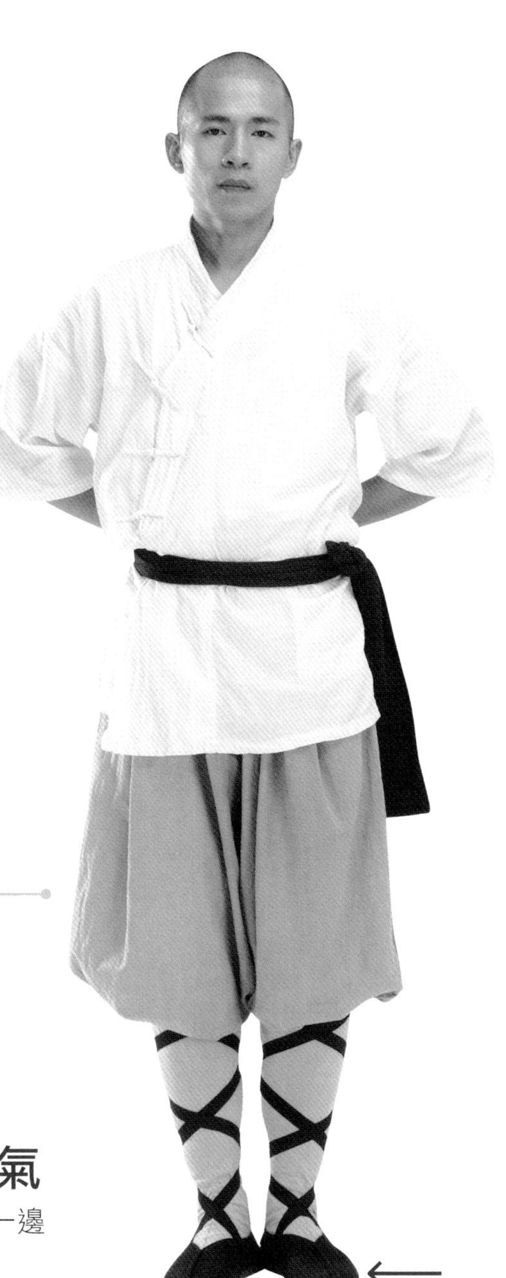

**注意**

左腳才打開，怎麼一吐氣就又要併攏？這除了是搭配身體調息作準備之外，開腳、併攏的動作也有助於感受身體重心的轉換，有助平衡接下來兩腿更大的動作。

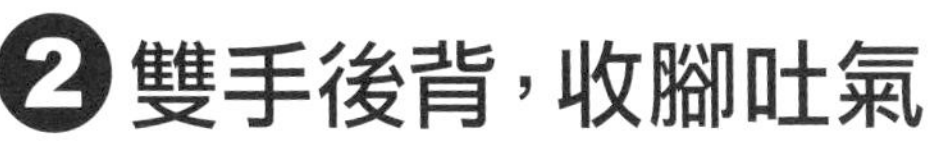

## ❷ 雙手後背，收腳吐氣

雙手移到後腰交疊，一邊吐氣，一邊收回左腳併攏。

吸氣八分・伸展腿根
注意
上身保持挺直，站立的腿也打直。
注意
抬起的腳腳尖要下壓。

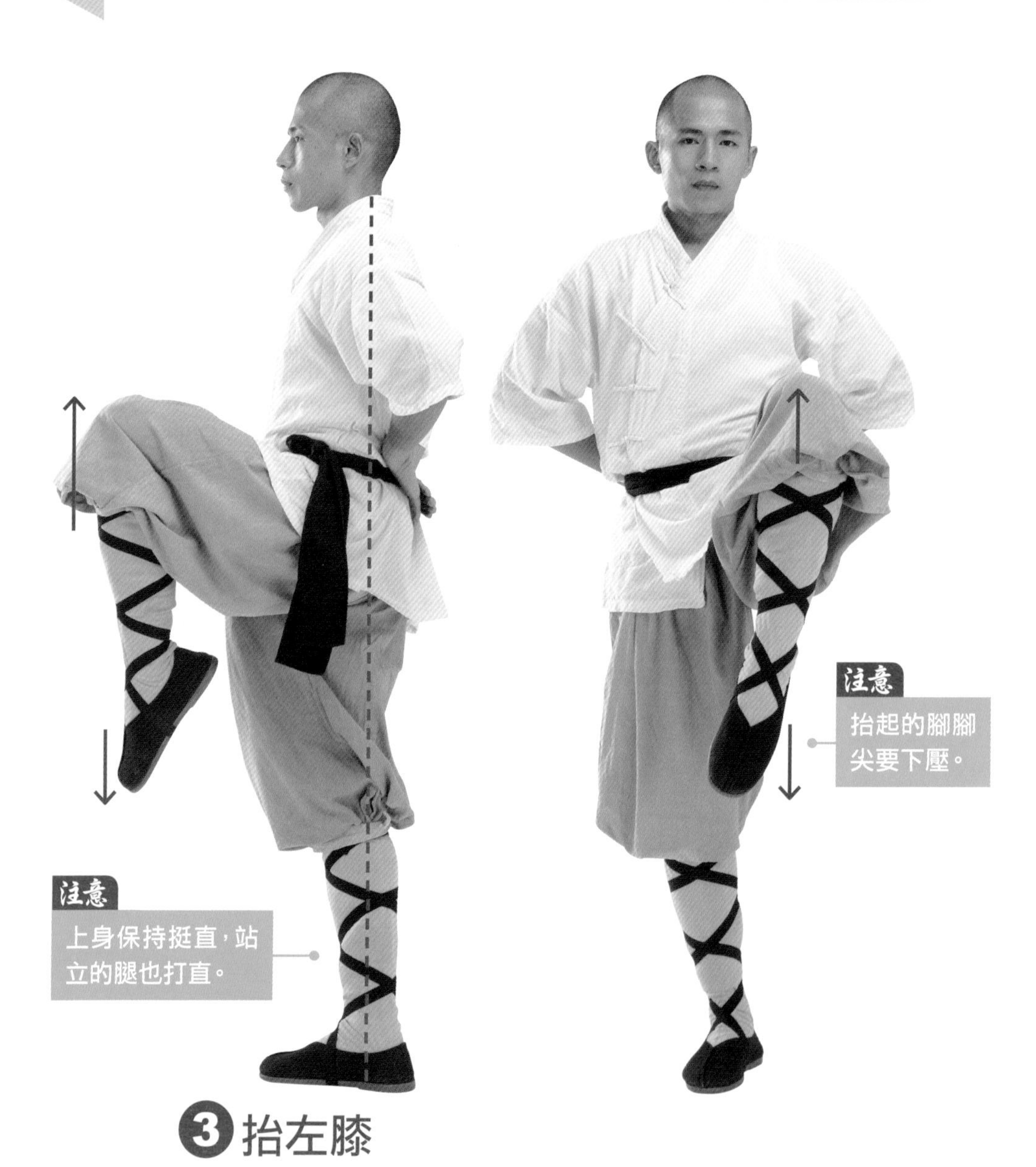

## ❸ 抬左膝

左膝抬高齊腰，腳尖要下壓，順勢吸氣八分滿。

吐氣・伸展左腿
注意
蹲下時，上身像垂直往下坐穩，不可前傾、後仰或歪斜，那反而動作無法平衡。
注意
腳掌勾起，再往前推直，拉伸腿後部筋絡。

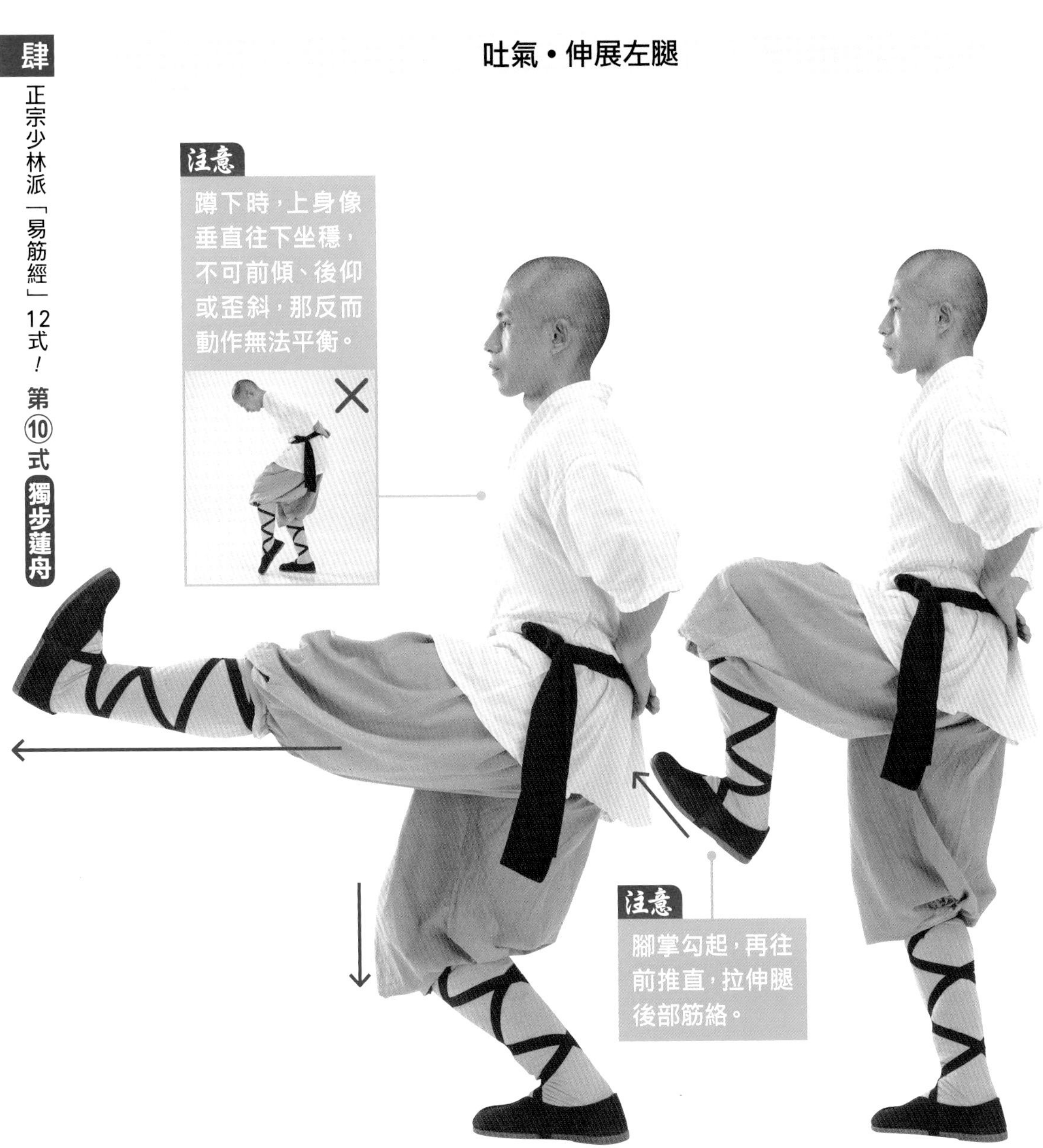

## ❹ 左伸右蹲

左腳掌勾起，腿往前推直抬平，右膝蹲下，順勢吐氣，保持頭正視平。

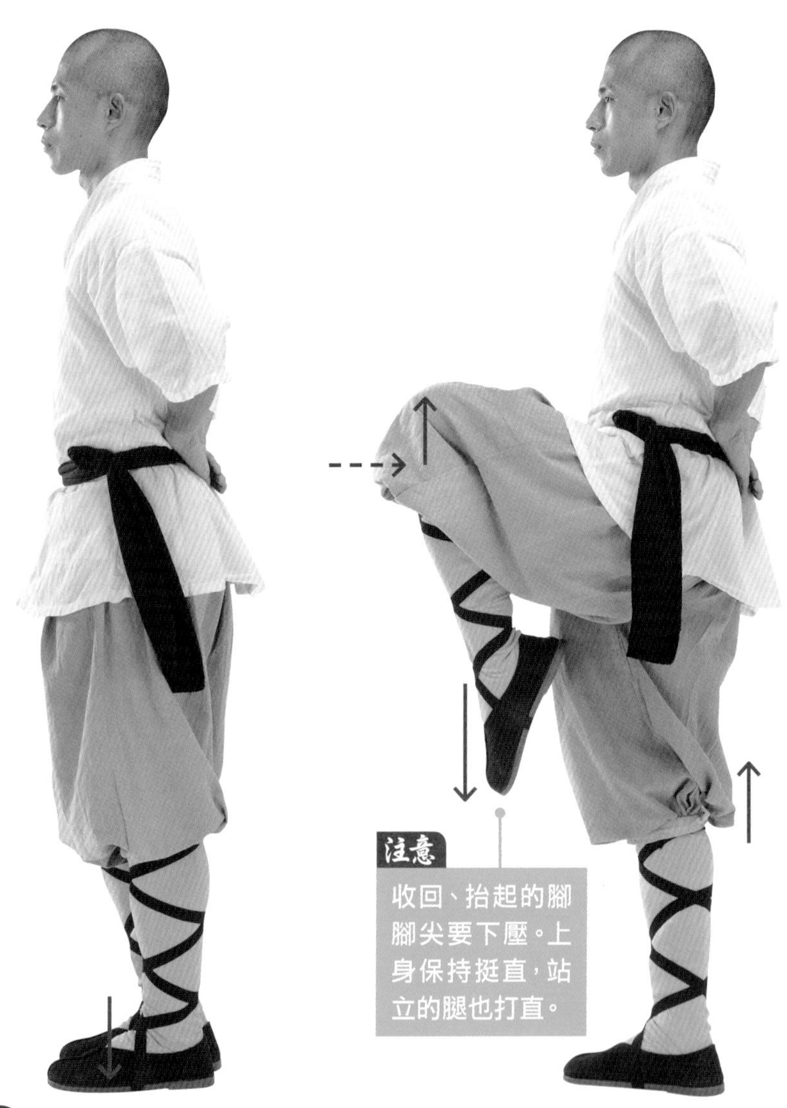


## ❺ 收抬放下

蹲著的腳慢慢站起來挺直，同時前伸的腳膝蓋收曲回來，抬到原來腰部高度，順勢吸氣；然後吐氣，把腳放下。

吸氣八分・伸展腿根
注意
腳掌勾起，準備往前推直。
注意
抬起的腳腳尖要下壓。上身保持挺直，站立的腿也打直。

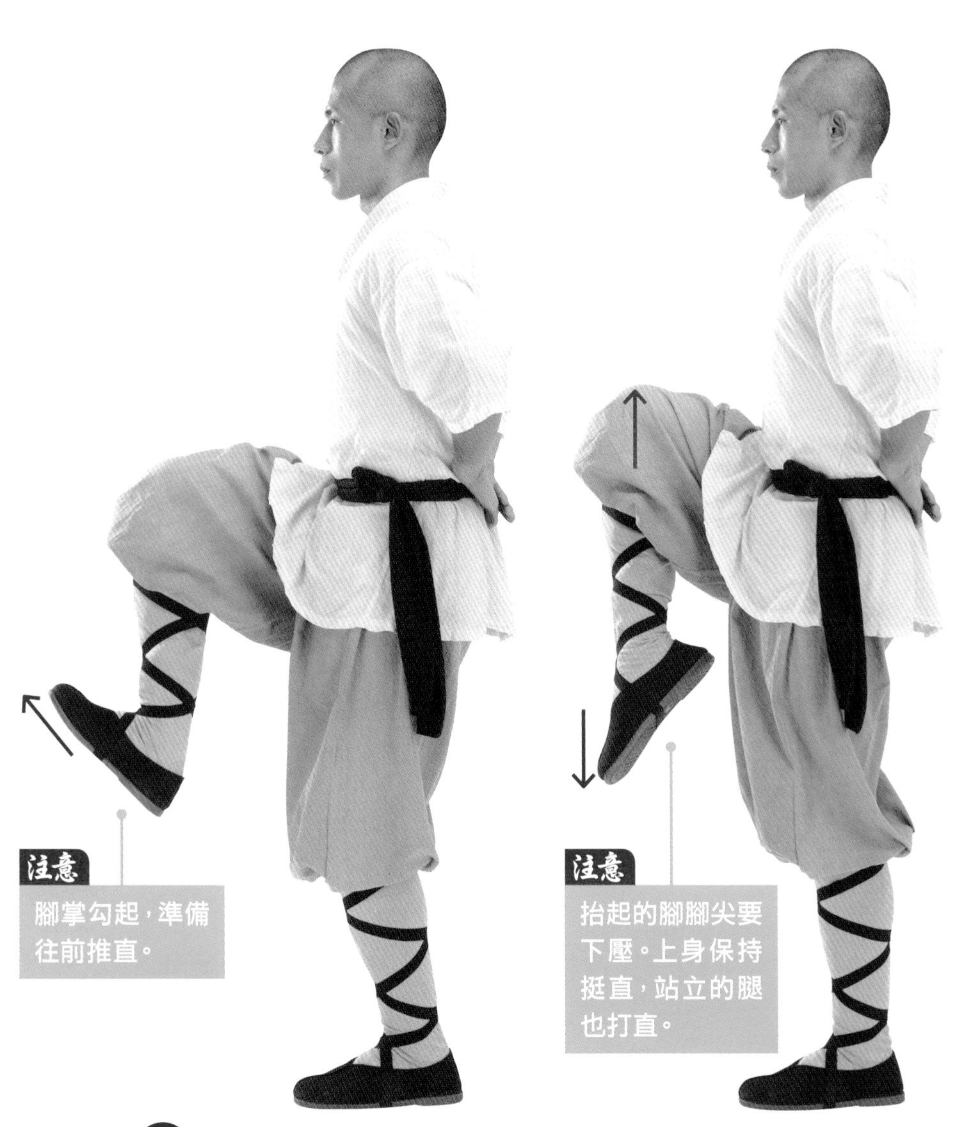

## 6 換抬右膝

右膝抬高齊腰，腳尖要下壓，順勢吸氣八分滿。右腿準備往前推，腳掌勾起。

吐氣・伸展右腿

吸氣八分・伸展腿根

注意
蹲下時，上身像垂直往下坐穩，不可前傾、後仰或歪斜。
注意
腳掌勾起，再往前推直，拉伸腿後部筋絡。

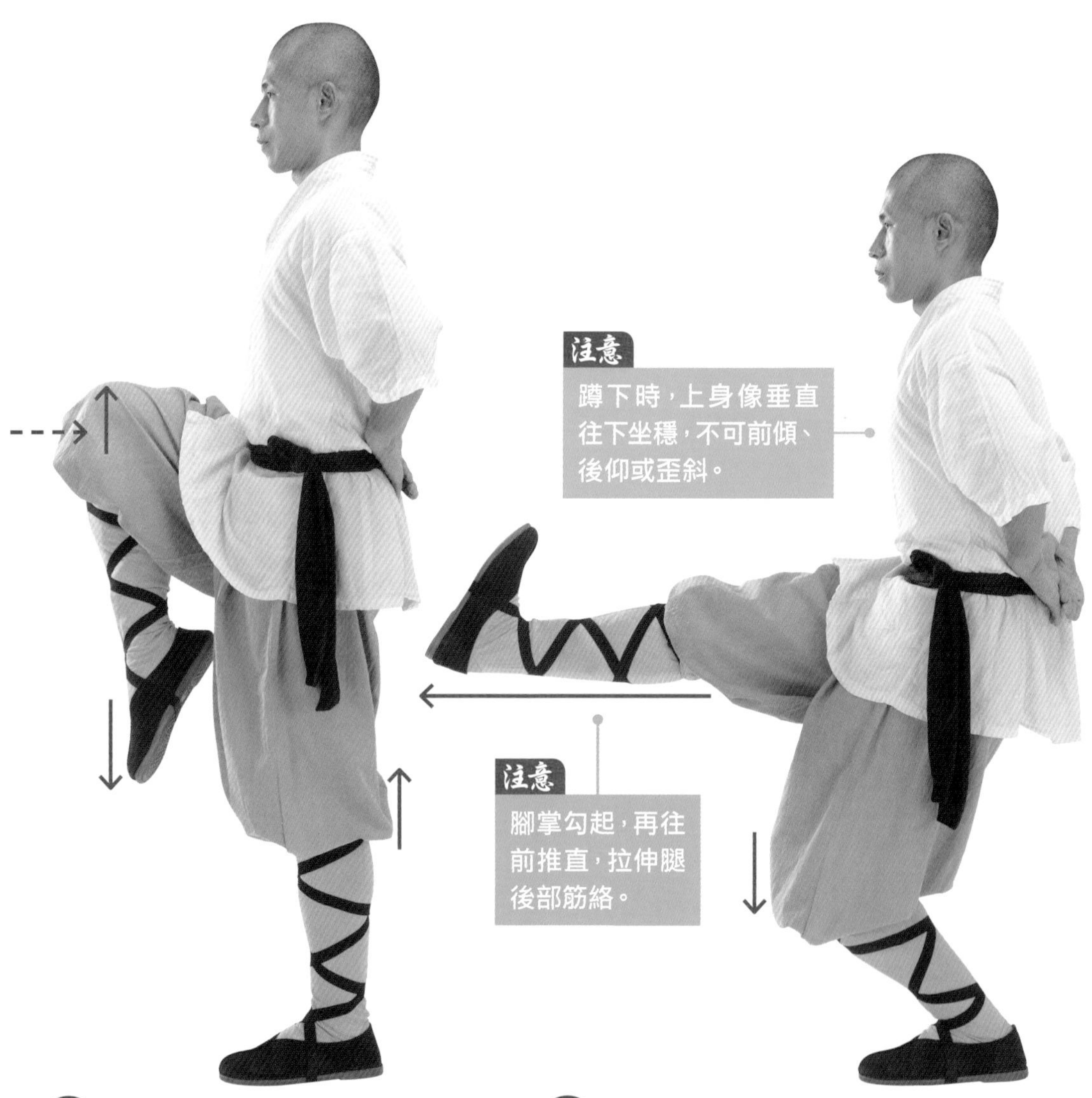

## ❼ 右伸左蹲

右腿往前推直抬平，左膝蹲下，順勢吐氣，保持頭正視平。

## ❽ 右腿收抬

蹲著的腳慢慢站起來挺直，同時前伸的腳膝蓋收曲回來，抬到原來腰部高度，順勢吸氣。

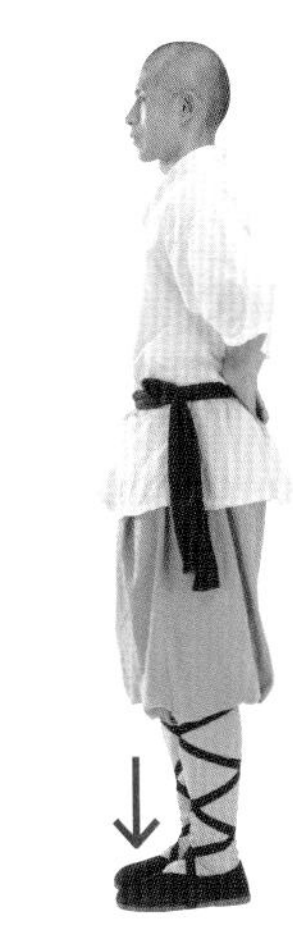


## ⑨ 右腿放下

隨著吐氣，右腳慢慢放下。

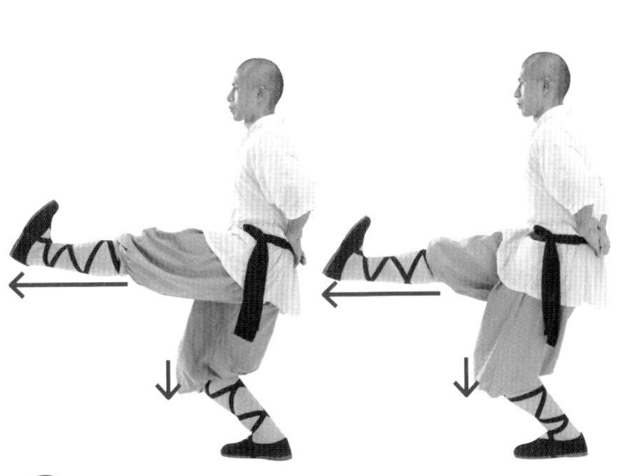


## ⑩ 左右腿交替3次

左腿、右腿輪流做一次，左右交替共做3次。

吸氣八分・手臂鬆筋

吐氣・肩膀鬆筋

## ⑪ 起身畫圓調息

最後起身，掌心向上，兩手向外側畫大圓，順勢吸氣，手來到頭頂，兩手指尖相對、掌心向下；吐氣，兩手沿身前下移到丹田兩側，準備接第11式【御風著步】。

## 第11式 御風著步

・強化腿肌臀肌，消水腫曲張・

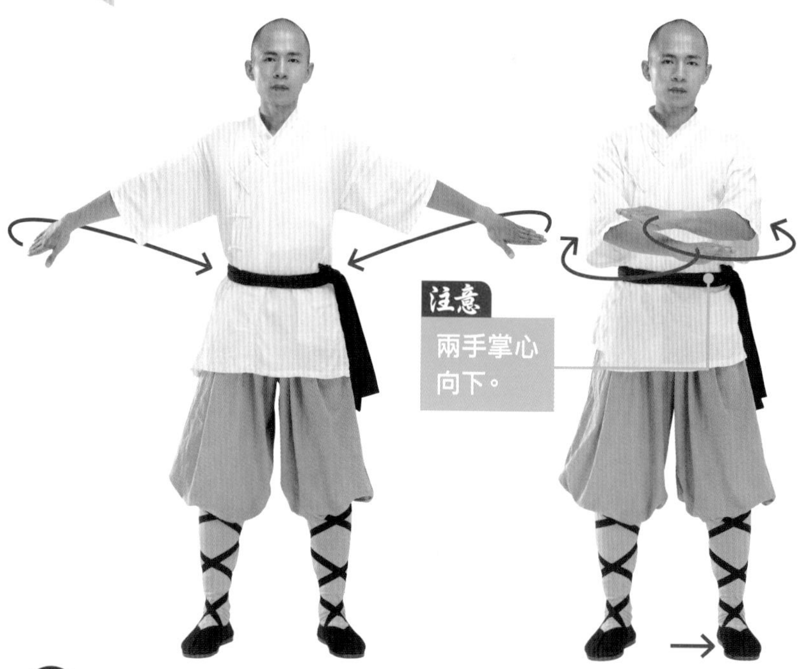


**活絡經脈** 胃脾肝膽腎膀胱 等6條足經

**強健系統** 腿膝筋骨 循環系統 坐骨神經

**防治病症** 腿肌萎縮 坐骨神經痛 靜脈曲張

### ❶ 承第10式【獨步蓮舟】，預備式

承上式，左腳向左打開與肩同寬，兩手從腿側移到腹前交會，向外、向後畫大圓，順勢吸氣八分滿。

**（上身挺直，一腿下蹲，一腳掌內勾，腿向內推直。）**

上一式和這一式都是上身挺直、單腿下蹲，不過另一腿的動作不一樣。【獨步蓮舟】是腳掌往上勾、腿直直往前抬平90度，所以針對腿的前面和後面筋肉做伸展運動，特別能活絡腿後的「膀胱經」、腿前的「胃經」、內側後緣的「腎經」。

此式【御風著步】則是腳掌往上勾之外，還要稍微往內翻，好像踢毽子，再往斜內側、前方沿45度伸直，是針對腿的外側和內側筋肉做伸展運動，特別能活絡腿外側的「膽經」、腿內側的「肝經」、內側前緣的「脾經」。

吸氣八分・伸展腿內側
吐氣
注意
上身保持挺直，站立的腿也打直。
注意
兩手於後腰四指互疊，拇指相碰，手背貼著腰際。
注意
抬起的腳腳掌用力往內勾。
注意
收回左腳併攏，感受身體的重心回到中軸。

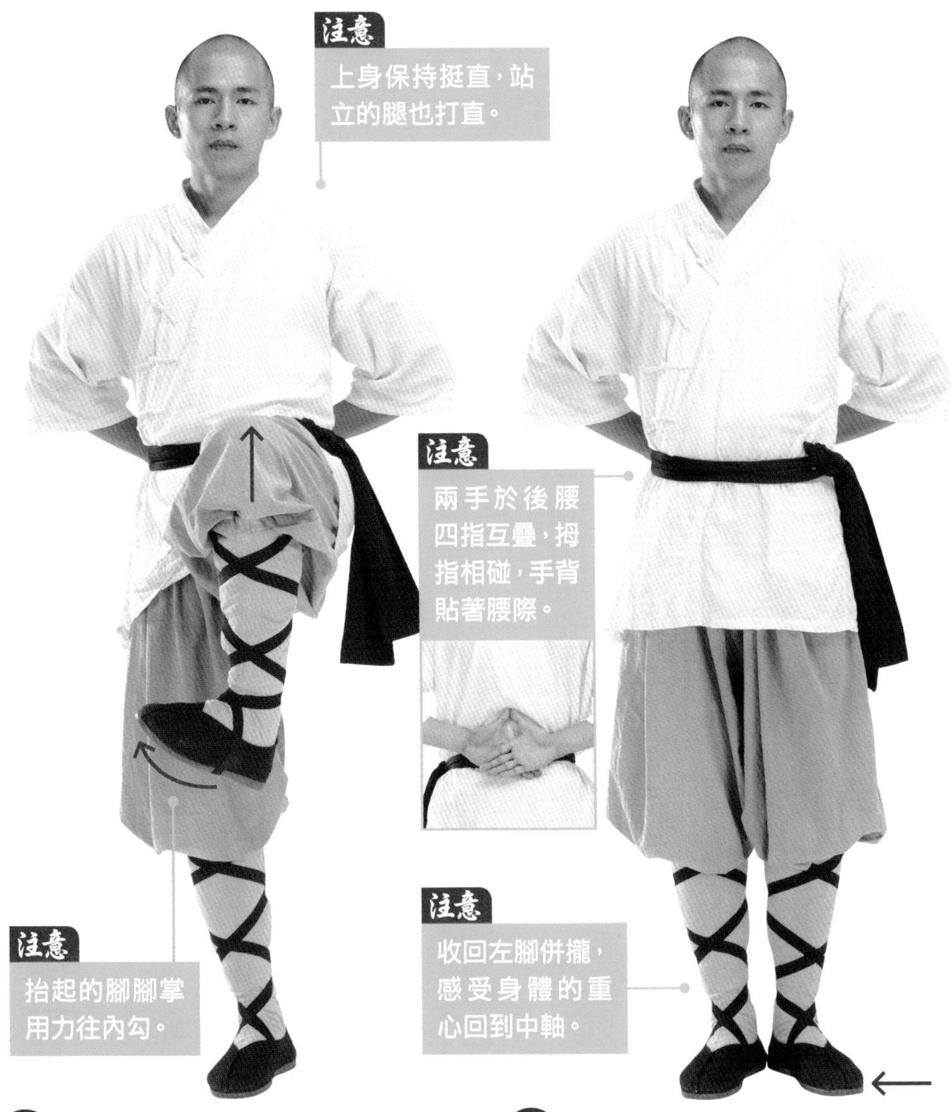

## ❸ 左腳內勾抬膝

左腳掌翹起，左膝抬高齊腰，腿和腳掌往內勾，順勢吸氣八分滿。

## ❷ 雙手後背收腳

雙手移到後腰交疊，一邊吐氣，一邊收回左腳併攏。

## 吐氣・伸展腿外側

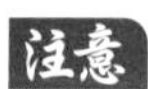


下蹲時，上身挺直，保持面向前方。如果上身隨著伸腿而側轉，就沒有拉伸腿側的作用。

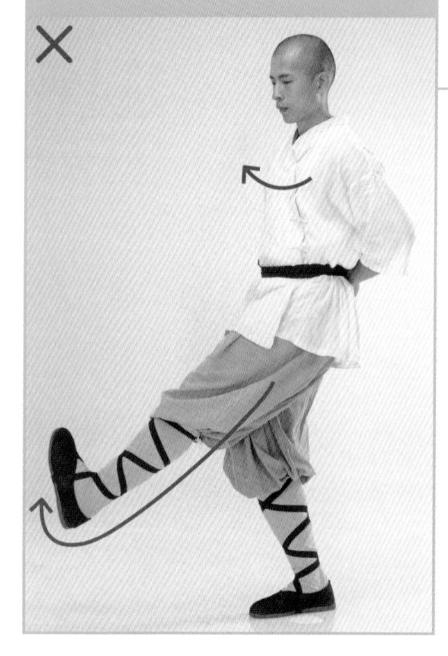


### 4 左伸右蹲

左腿往內側、往前伸直，右腿慢慢下蹲，順勢吐氣。

吐氣・左腿鬆筋

吸氣八分・伸展腿根

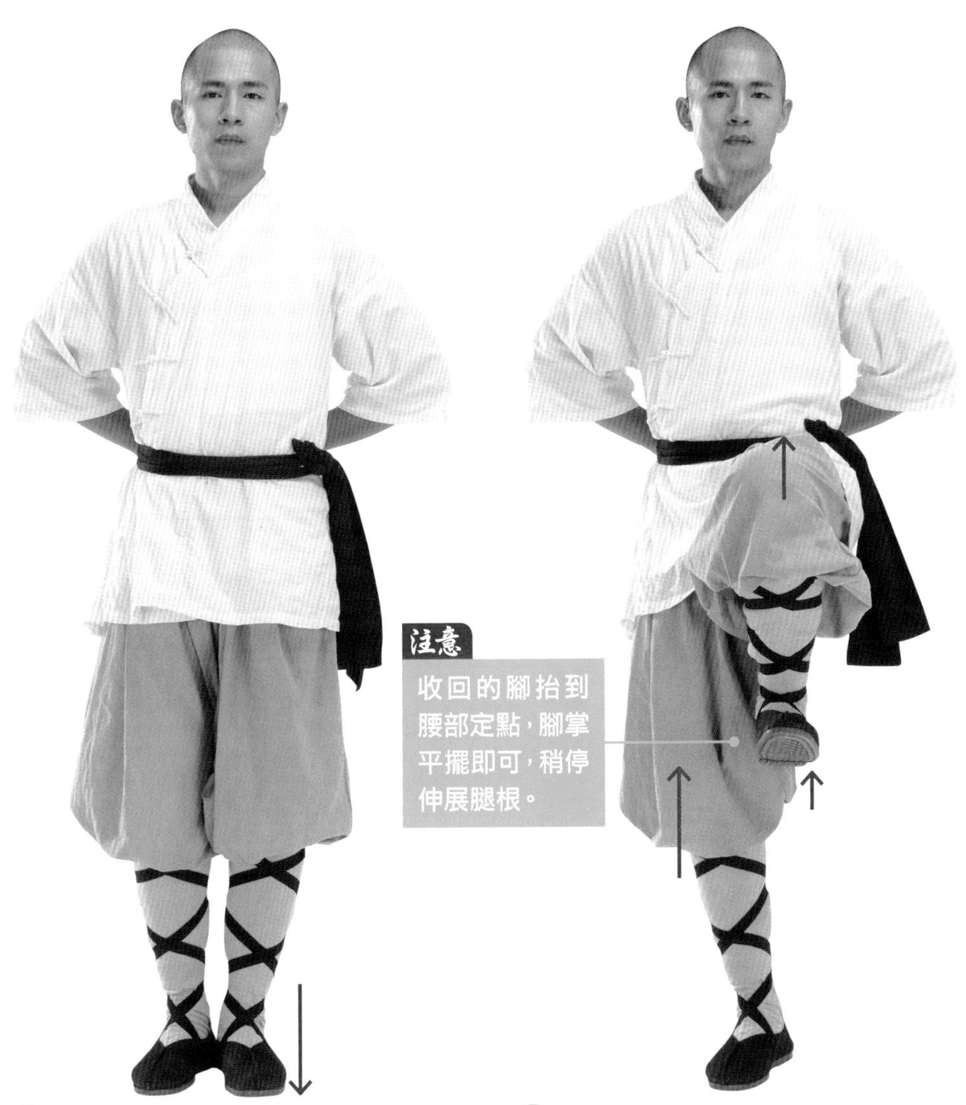

注意

收回的腳抬到腰部定點，腳掌平擺即可，稍停伸展腿根。

## 5 收腿抬膝

蹲著的腳慢慢站起來挺直，同時前伸的腳膝蓋收曲回來，抬到原來腰部高度，順勢吸氣。

## 6 放下併攏

隨著吐氣，左腳慢慢放下併攏。

吐氣・伸展腿外側

吸氣八分・伸展腿內側

注意
下蹲時，上身挺直，保持面向前方，上身不要隨著伸腿而側轉。
注意
上身保持挺直，站立的腿也打直。
注意
抬起的腳腳掌用力往內勾。

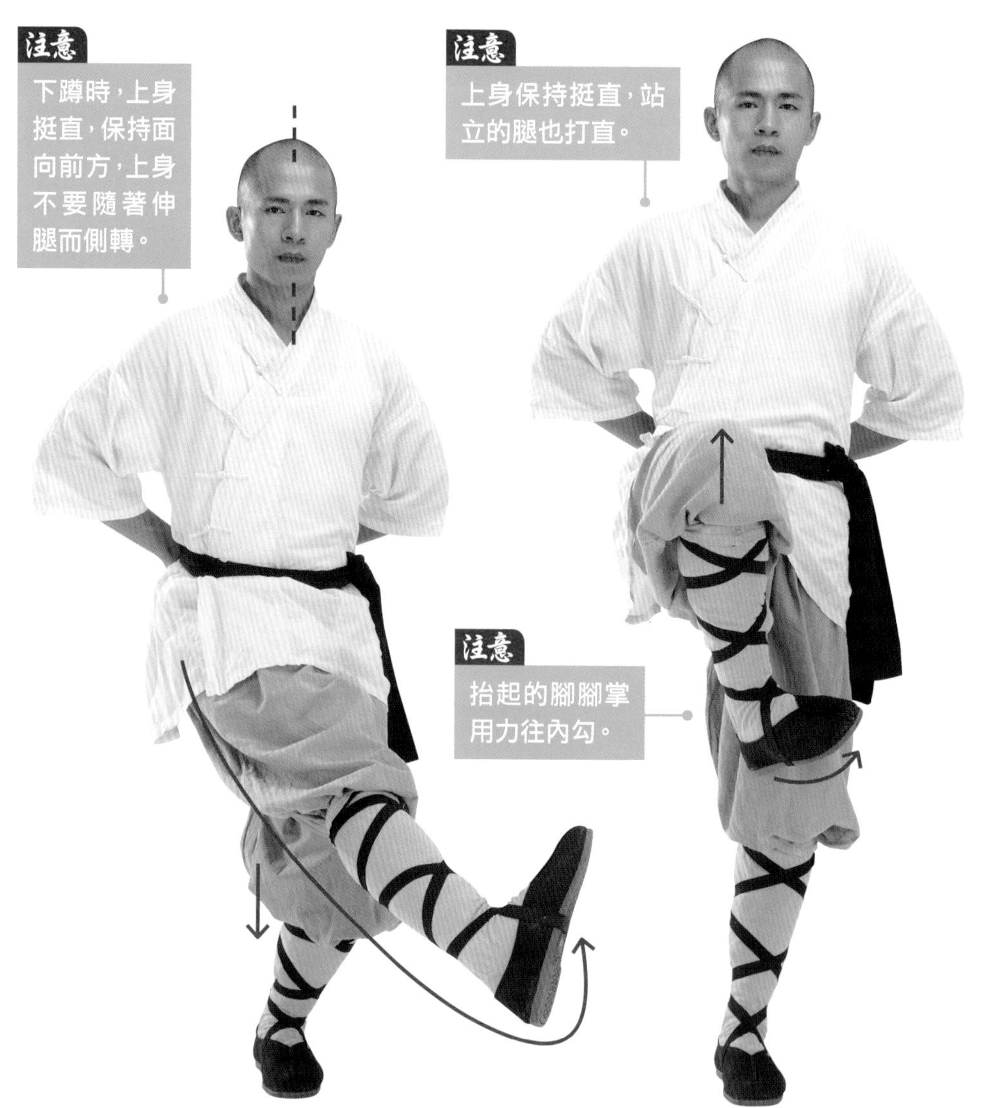

## 8 右伸左蹲

右腿往內側、往前伸直，左腿慢慢下蹲，順勢吐氣。

## 7 換腳內勾抬膝

換右腳掌翹起，右膝抬高齊腰，腿和腳掌往內勾，順勢吸氣八分滿。

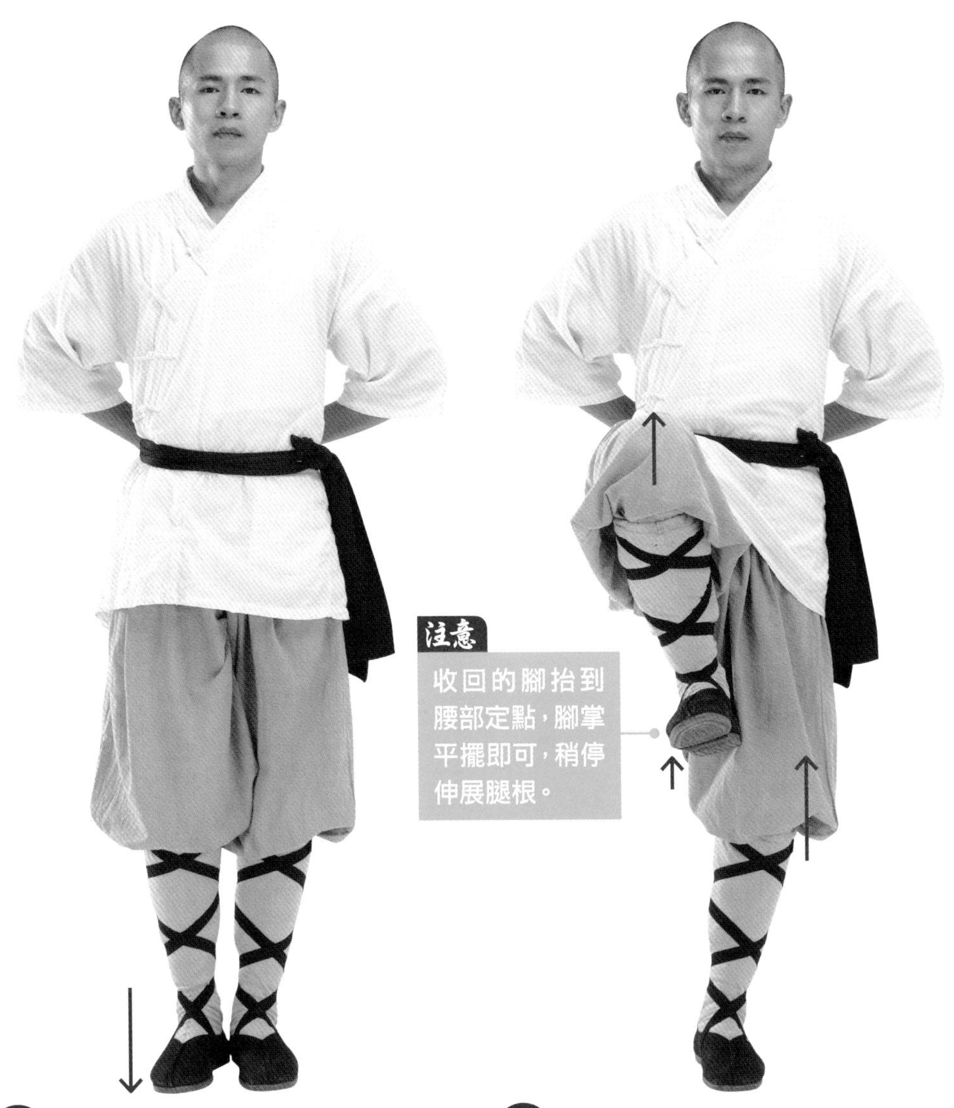


## ⑩ 放下併攏

隨著吐氣，右腳慢慢放下併攏。

## ⑨ 收腿抬膝

蹲著的腳慢慢站起來挺直，同時前伸的腳膝蓋收曲回來，抬到原來腰部高度，順勢吸氣。

左右腿共做3次

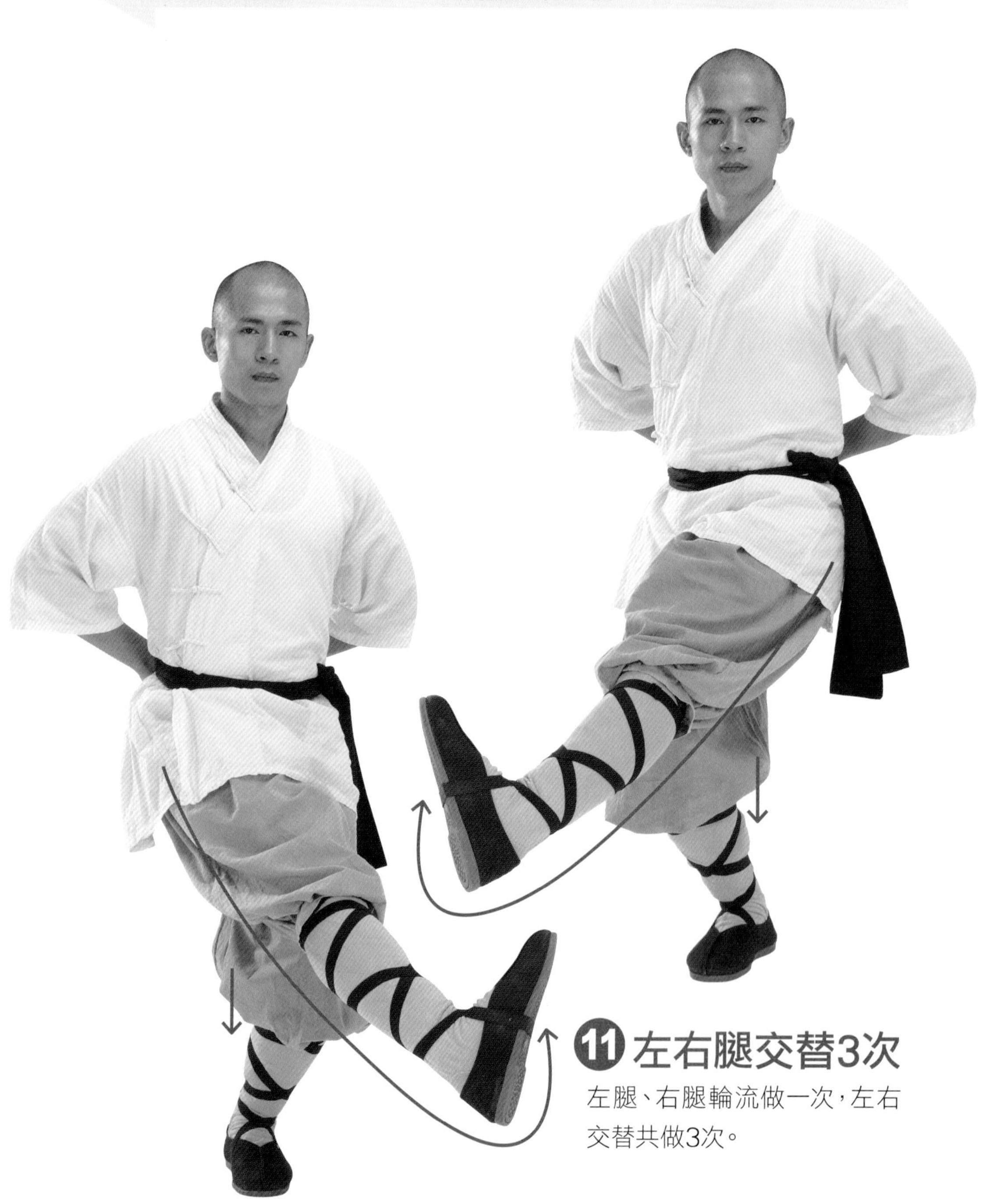

## ⓫ 左右腿交替3次

左腿、右腿輪流做一次，左右交替共做3次。

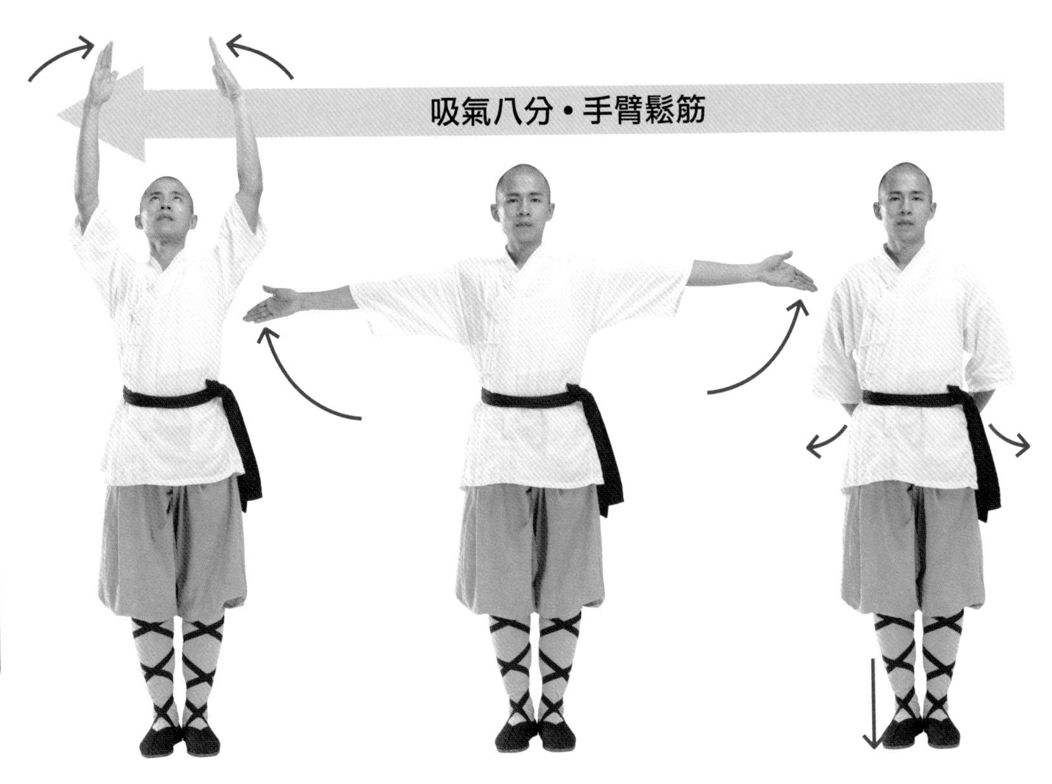


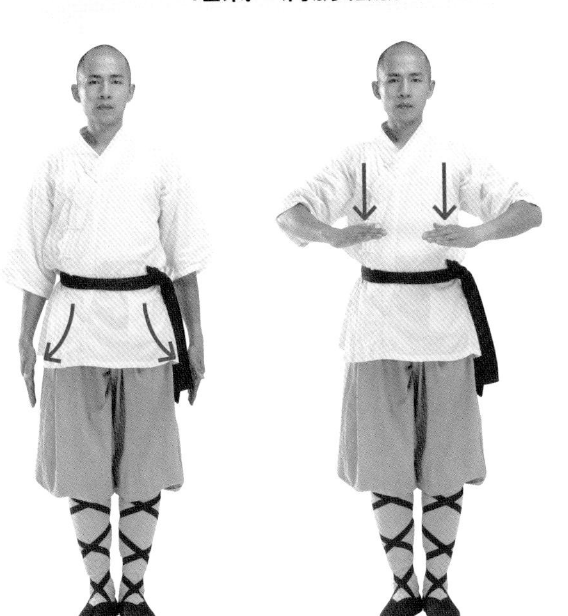


## ⑫起身畫圓調息

最後起身，掌心向上，兩手向外側畫大圓，順勢吸氣，手來到頭頂，兩手指尖相對、掌心向下；吐氣，兩手沿身前下移靠近大腿外側，準備接第12式【腳踏蓮花】。

# 第12式 腳踏蓮花

·踮腳震動全身放鬆，拉動腋下淋巴·

DVD示範
吸氣八分・伸展手臂
注意
兩手移到頭頂時合掌，指尖朝天。
注意
兩手掌心向上。

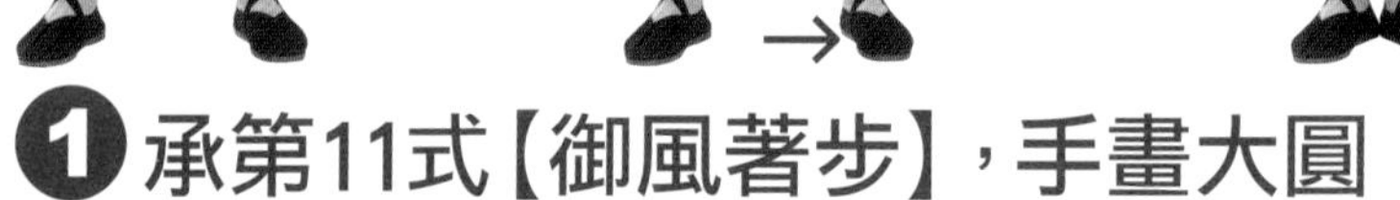

## ❶ 承第11式【御風著步】，手畫大圓

承上式，左腳向左打開與肩同寬，兩手從腿側向外、向上畫大圓，順勢吸氣八分滿；雙手到頭頂時合掌。

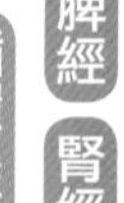

**活絡經脈**：脾經、腎經、肝經 3條足陰經

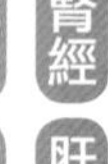

**強健系統**：循環系統、免疫系統

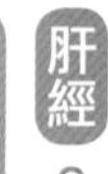

**防治病症**：手腳冷麻、足底筋膜炎、腋下淋巴腫

**（合掌往前推，拉開腋窩；踮震腳跟足筋，調息鬆靜。）**

當你做完少林易筋經前11式，全身上下、左右、前後都運動到了，能感覺到肌肉拉長、關節鬆開了，皮膚也因為氣血暢行而溫度略升。第12式則藉由「調息」和「踮動」，讓身體以自然的律動，回歸到放鬆靜適的狀態。

上肢要合掌、雙肘往前推，在胸前形成圓形氣場，吸涵飽滿的能量，同時拉開腋窩淋巴腺，活絡上身免疫功能；配合下身腳跟踮落8次，反覆震動「脾、腎、肝」3條足陰經，和拉動腿筋，能加強血液回流，有助做操後的舒緩，和強化循環系統。

吸氣八分・伸展手腳

吐氣

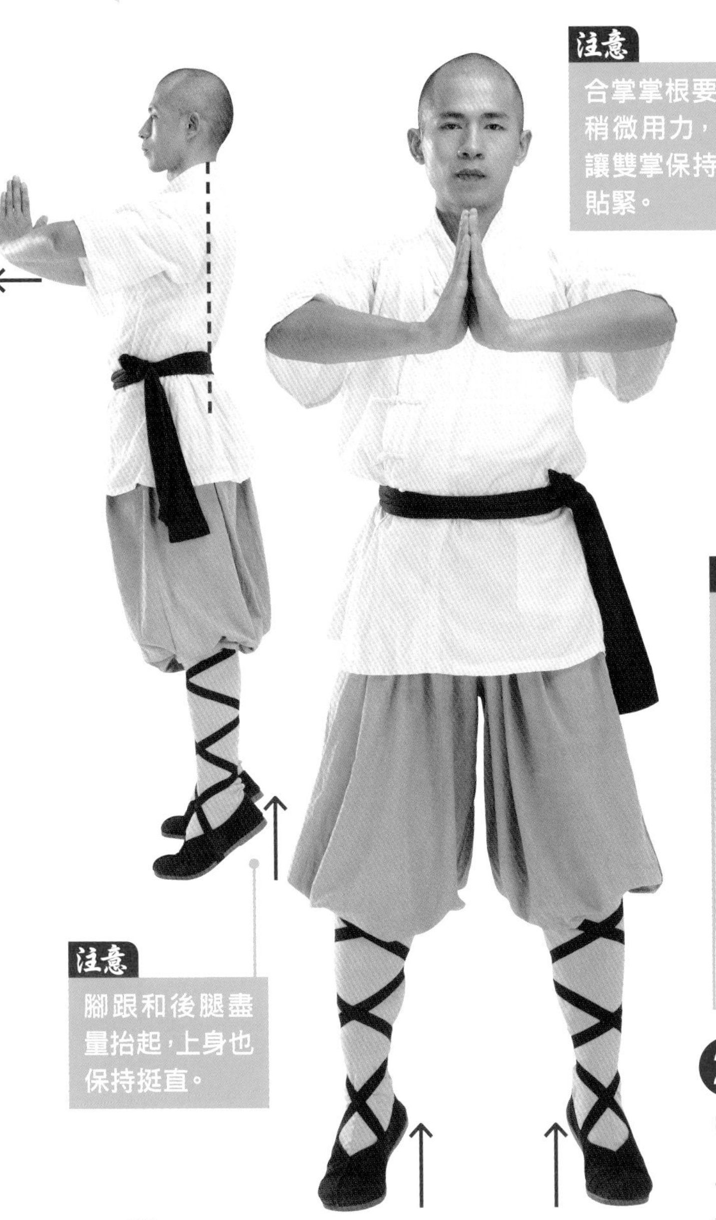

注意

合掌掌根要稍微用力，讓雙掌保持貼緊。

注意

合掌在胸前往前推呈圓形空間，拉開腋窩；指尖要保持與下巴齊高。

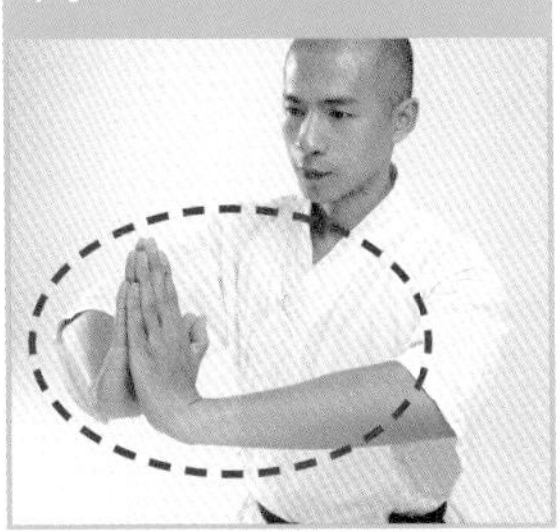

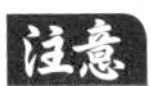

注意

腳跟和後腿盡量抬起，上身也保持挺直。

## ❷ 降掌推圓

吐氣，合掌垂直下移到胸前，雙肘與肩膀呈水平，合掌盡量往前推，讓手與胸之間呈圓形空間。

## ❸ 持圓踮腳

保持合掌，雙腳腳尖踮起，順勢吸氣。

吐氣・腿腳鬆筋・跕落8次

注意
雙腳重覆跕落時，合掌保持貼緊，只見掌緣小縫隙，指尖要保持與下巴齊高。

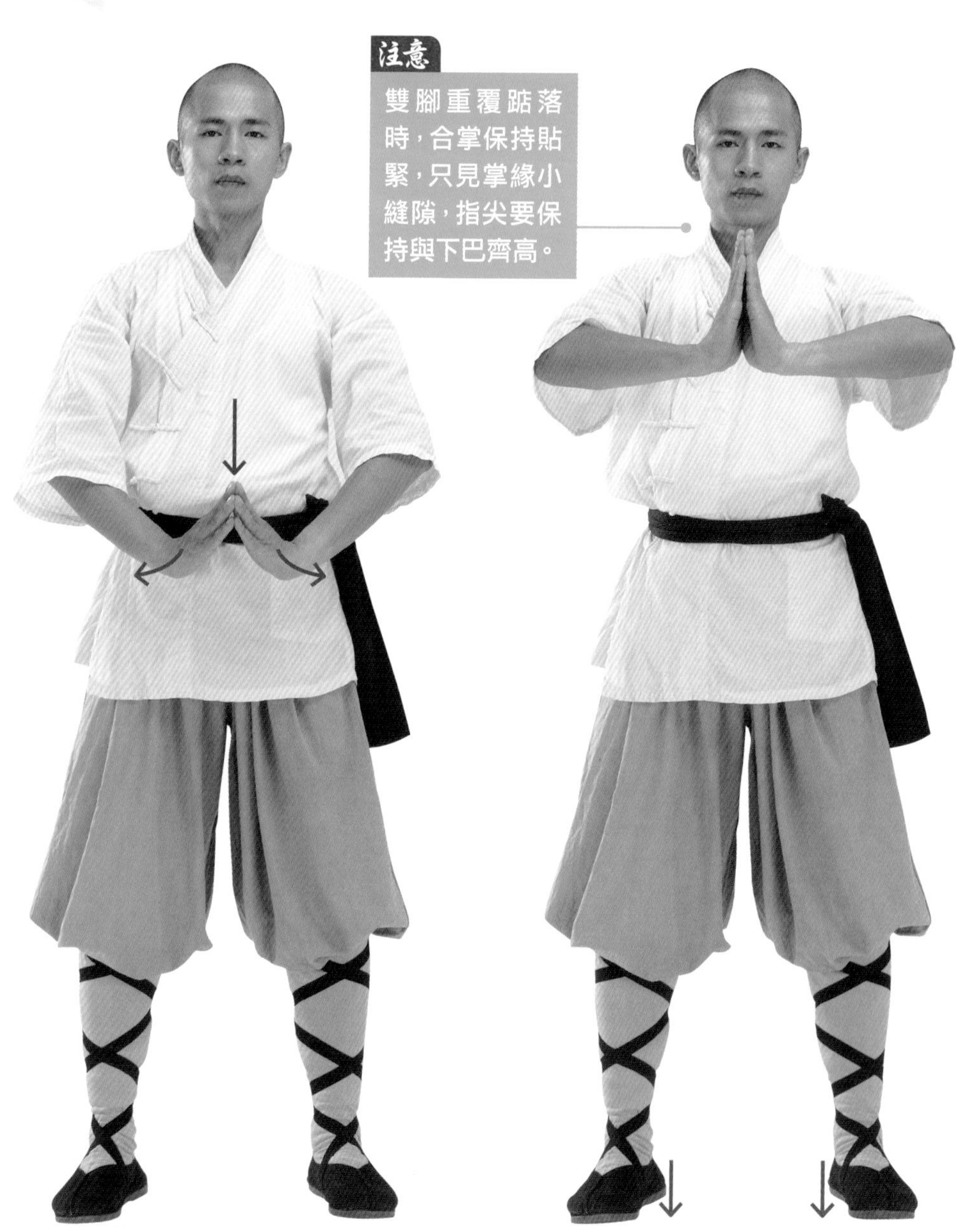

## ❹ 腳跟放下，重覆跕落8次

腳跟放下，順勢吐氣。重覆跕腳、落下共8次，雙掌再慢慢放下。

吸氣八分・手肩鬆筋
注意
兩手掌心向上。
注意
掌心準備轉向下，指尖向內相對。

吐氣・收功
注意
左腳收回併攏。

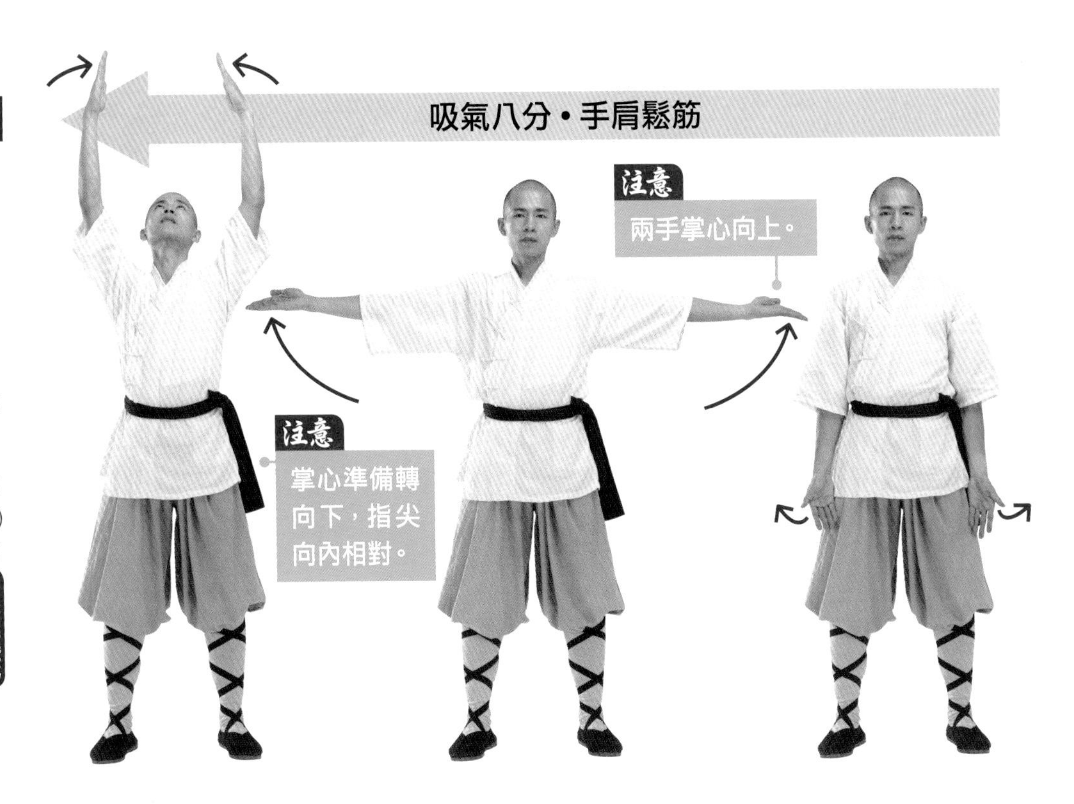

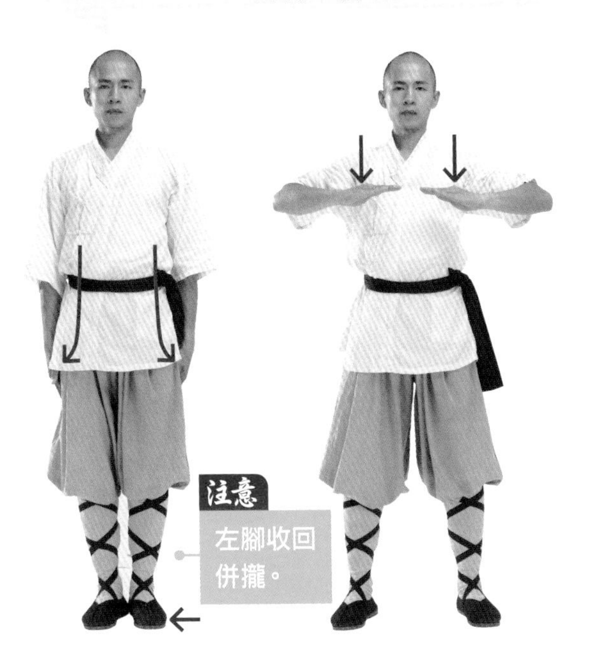

## ❺ 畫圓調息收功

雙手下移到身前兩側，掌心向前，雙手向外、向上畫大圓調息。手到頭頂時，掌心向下，兩手指尖相對，雙手沿胸前下移到大腿兩側，順勢吐氣，收回左腳併攏，收功。

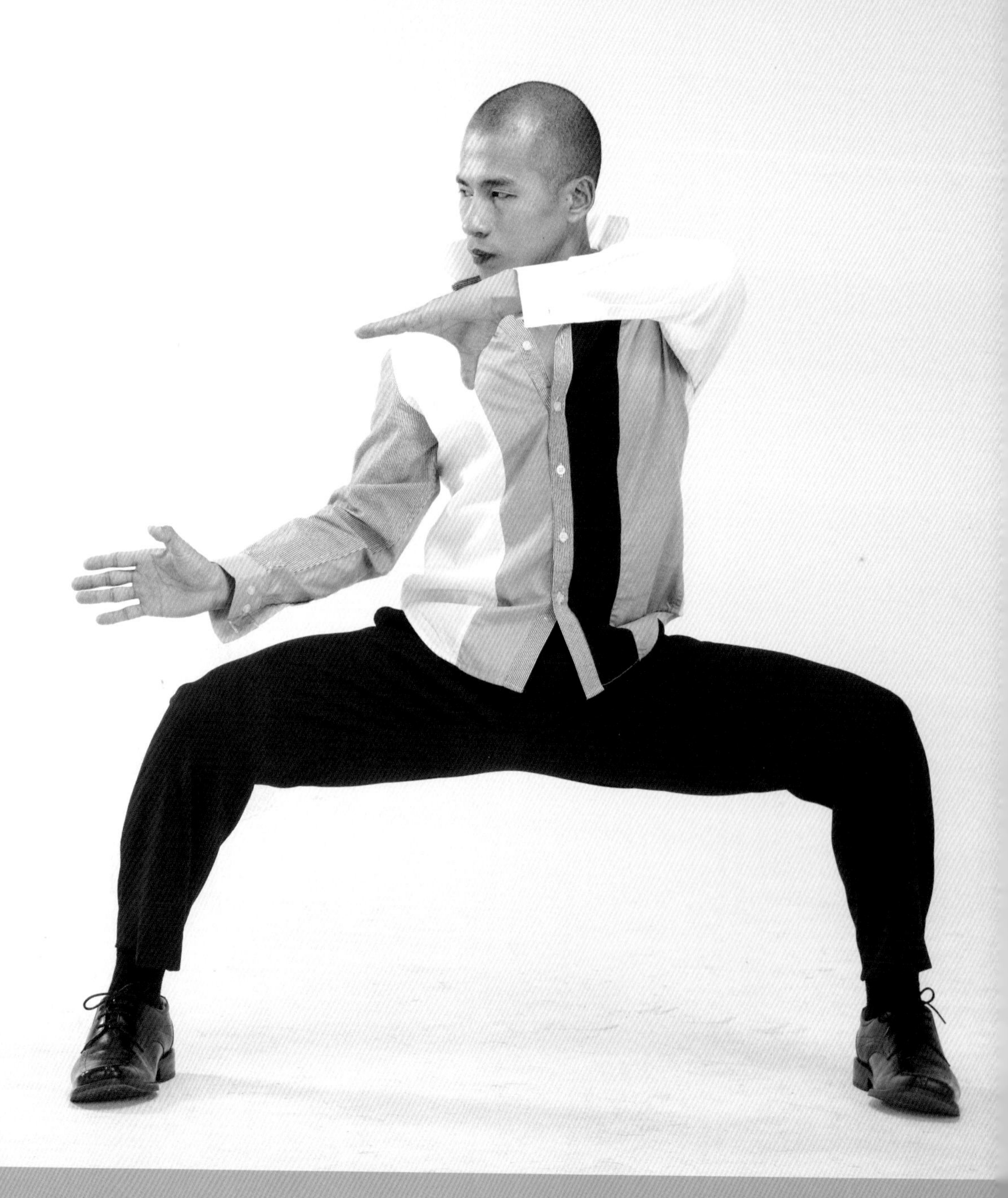

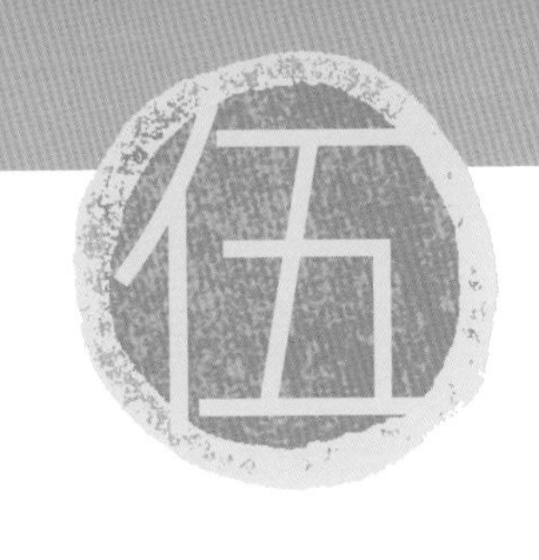


# 要怎麼擺脫身上常見疾病？

## ——鬆筋！做對「易筋經」消除健康困擾！

筋骨神經
痠痛

肥胖代謝
病症

心肺呼吸
病症

消化排泄
病症

衰老常見
病症

# 頭痛・頸肩痠痛・三叉神經痛

DVD示範

改善重點
（深長呼吸，頭肩頸一起紓壓。）

疲勞缺氧、壓力是頭痛硬頸的主因。頭痛有時也來自臉部最大條的神經「三叉神經」，它從腦橋向眼、鼻、口分叉為三支，管控五官的運動和感覺功能，當血循障礙、血管受壓、炎症就會產生疼痛感，類似頭痛、牙痛。而解痠痛最立即的方法，可藉由深長的呼吸，讓大量氧氣進入心腦，交換廢氣排除體外；並配合手臂和脊椎伸展，帶動放鬆頸肩；或按摩後腦「風池穴」，刺激中樞經脈氣血流通。

## 第1式 一字通關 P80

### 吸大量氧氣，促細胞有氧化

好記口訣

❶ **鑽石上移**：吸氣，兩手虎口呈倒三角「鑽石型」，從丹田上移到胸前。

❷ **降手翻掌**：吐氣，兩手下移，到身側掌心翻向前。

❸ **畫圓貼腦**：兩手向外畫大圓，有助活絡肩臂，來到頭後四指交叉貼後腦。

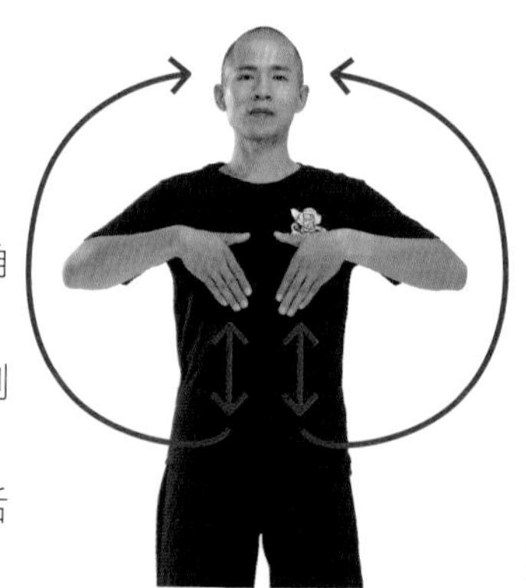

## 第2式 伏耳抱柱 P84

### 後腦頸椎、腋窩淋巴運動

好記口訣

❶ **抱頭**：雙手抱頭，頭頸盡量往內彎，雙肘盡量相碰。

❷ **仰天**：雙肘張開，頭肩仰天。抱頭吐氣、仰天吸氣，重覆3次。拉伸頸椎、胸椎、腋窩，有助提升腦內內分泌，和上身免疫腺。

## 第3式 三鳴擊鼓 P88

### 按摩「風池穴」，調節中樞神經

好記口訣

*按摩1·2·3*：**無名指→中指→食指**：依序由輕漸重用各指力按摩後腦「風池穴」，能舒緩頭痛、眼壓、鼻炎，預防感冒。★**「風池穴」位後腦髮際線往上1吋、中軸左右各一點。**

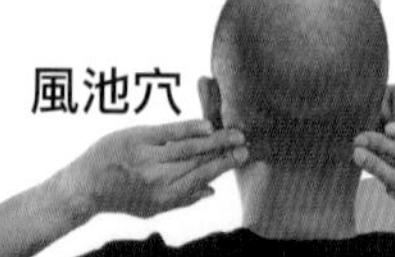

風池穴

2
筋骨神經痠痛

# 手痠・肘腕關節炎・五十肩

改善重點
救手三要動：
肩膀、手肘、手腕。

我受邀上電視保健節目時，常和復健科專家聊到，以前手的痠痛炎症，像電腦手（腕隧道症候群）、媽媽手（手腕腱鞘炎）、網球肘、五十肩，現在已經變成「手指炎」、「手機肘」、「三十肩」、「低頭族」啦！這都要拜隨身3C產品的風行，但卻苦了我們的肩臂手痛，患者往往需要長期復健。建議大家要多從肩、肘、腕三處關節轉動放鬆，並多伸展強化肩臂肌群，避免復發。

## 第6式 佛光沐浴 P96

### 手肩鬆筋、敷臉運動

好記口訣

❶ 張手畫圓：吸氣，兩手向外畫大圓，到頭頂伸直，頭眼上仰。

❷ 掌氣敷臉：吐氣，掌心朝自己，沿身前下移到面前時，感受手掌釋出的氣息讓皮膚溫暖，有鬆肩、提神、明目作用。

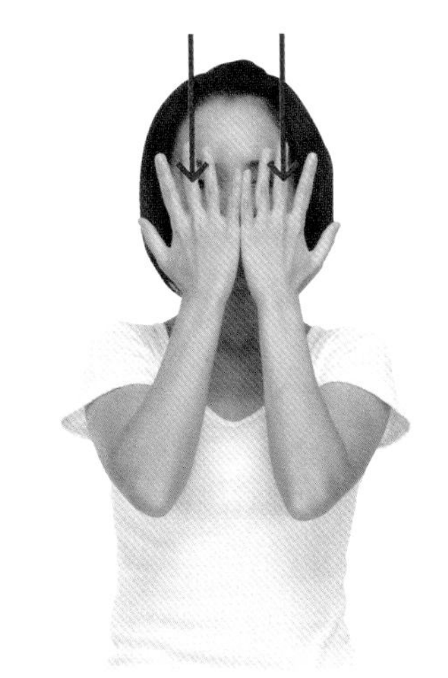

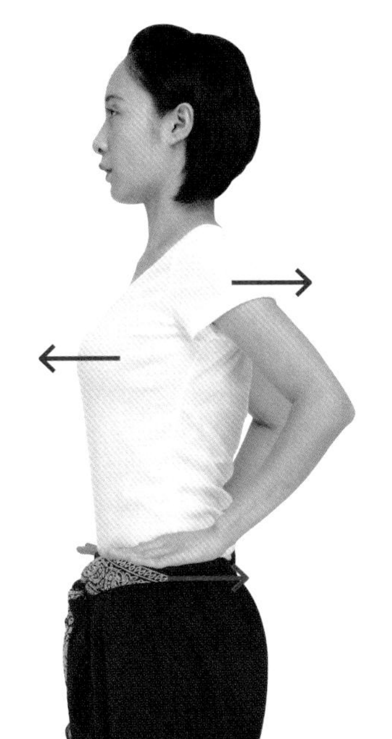

## 第7式 玉帶纏腰 P100

### 拉肩擴胸、掌根運動

好記口訣

❶ 併指畫圓：吸氣，五指併攏，兩手向外畫大圓，到頭頂伸直，指尖朝前。

❷ 壓掌擴胸：吐氣，雙手沿身體前側下移到腰際，上臂、手肘盡量向後伸展，呈擴胸夾背，掌根要適度用力壓平。

# 腰痠難彎．背痛．脊椎炎

DVD示範

改善重點（防椎間盤突出、骨刺、僵直性脊椎炎。）

經常腰痠背痛，小心是椎間盤突出、骨刺、僵直性脊椎炎的症兆，若壓迫到神經，甚至會行走不便。椎間盤是脊椎椎體間的纖維軟骨盤，能保護脊柱、大腦、神經，但老化、摩擦會擠裂外突。骨刺是關節軟骨受磨損，骨頭自我修補增生成尖尾。僵直性脊椎炎下背會「僵、痛、不動」，伴隨胸悶。建議多針對脊椎做伸展，伸展角度要循序漸進，勿躁進，平常避免久坐久站、運動傷害。

## 第4式 犀牛望月 P90

### 全脊椎反向運動

好記口訣

1. **前彎摸地**：雙手沿胸前帶動身體前彎，到手掌貼地。
2. **踮腳抬頭**：吸氣，踮手指、腳尖，頭抬起來，讓脊椎盡量往下凹。
3. **重覆3次**：配合吸氣、吐氣，踮腳起落共3次，讓整個脊椎、中樞系統得到伸展按摩。

**★腰傷、易頭暈或手無法摸到地者，可放板凳在手下練習。**

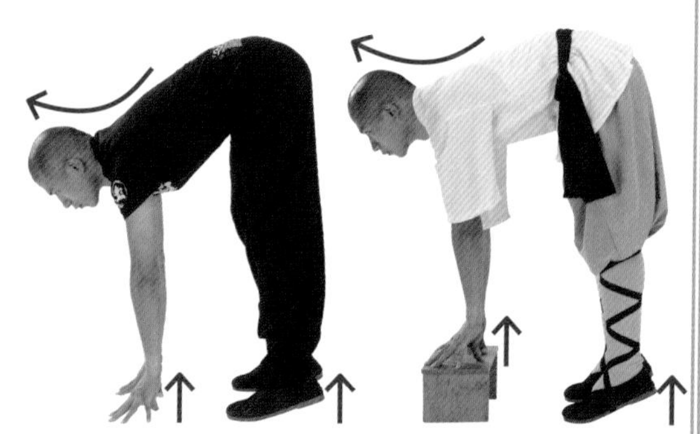

## 第5式 靈貓拱背 P94

### 全脊椎正向運動

好記口訣

1. **前彎握腿**：身體前彎，雙手從地面移到小腿前側握住。
2. **收頭拱背**：頭略往內收，背部拱起到最彎弧度，稍作停留伸展。
3. **重覆3次**：配合呼吸拱吸鬆吐重覆做3次，可以舒緩肩背腰、脊椎不適，並拉開脊椎關節，腿部肌肉經脈也得到伸展。

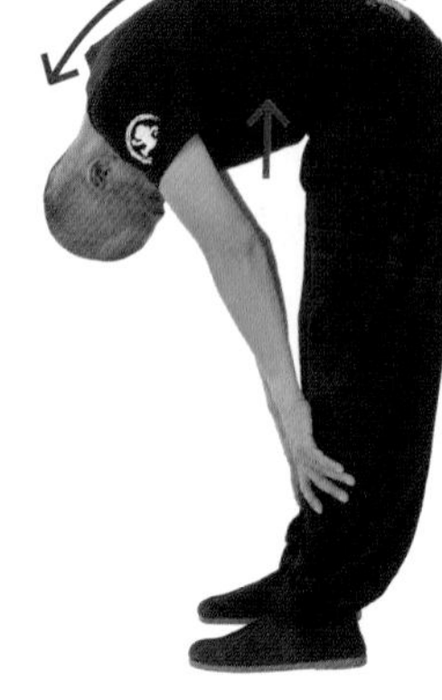

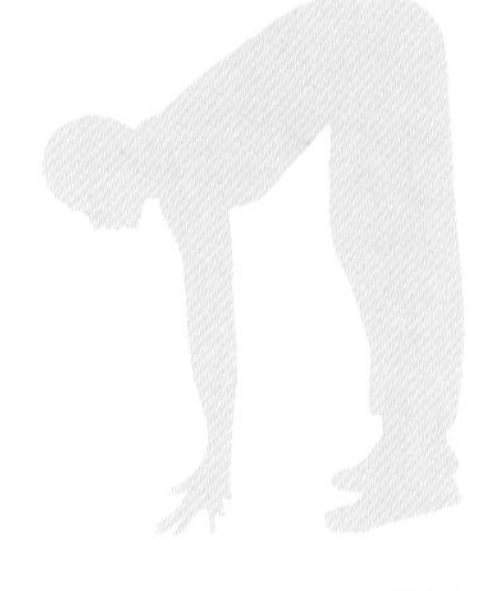

# 腰胯無力・體能退步

改善重點（運動上下盤的核心腰腎胯，延緩老化。）

所謂「人老3先知」：腿無力、腰鬆垮、氣喘吁，它們是老化、體能退步的現象，也可能是體內核心部位——腎臟、骨盆、生殖系統提早弱化，腿根胯部也有氣血滯礙的問題。一般的運動或健康操，大多以手和腳的活動為主，而少林易筋經能針對身軀上下、前後、左右部位做選擇演練；核心區動作能一起鍛鍊內臟腎和肺，和腰部到胯部筋骨，大大提升自癒力，延緩老化現象。

## 第7式 玉帶纏腰 P100

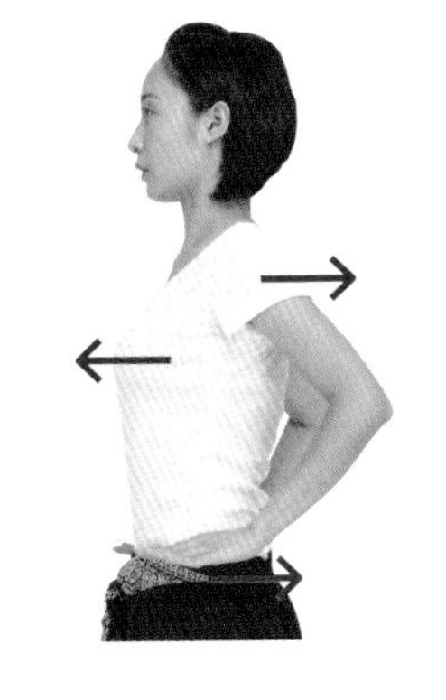

### 上盤：提振心肺、腋窩淋巴

好記口訣

1. 併指畫圓：吸氣，五指併攏，兩手向外畫大圓，到頭頂伸直，指尖朝前。
2. 壓掌擴胸：吐氣，雙手沿身體前側下移到腰際，上臂、手肘向後伸展，呈擴胸夾背，掌根要適度用力壓平。

## 第8 9式 左・右式 拽九牛尾 P102

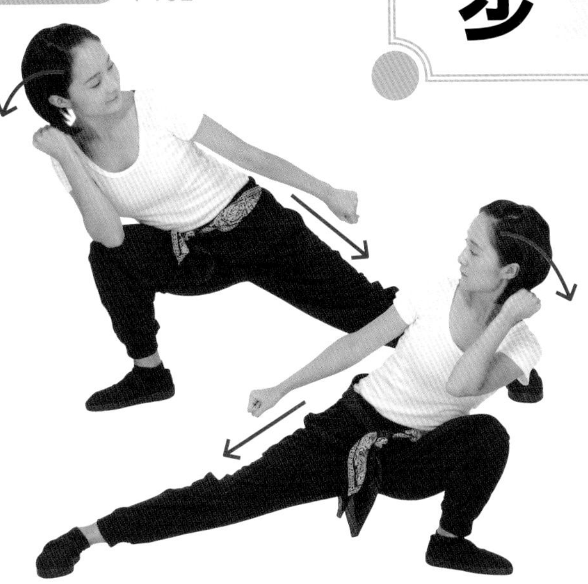

### 下盤：健腰、開胯、強腿

好記口訣

1. 抱太極抬膝：左、右式開頭都先以雙手懷抱太極，一腿抬膝，順勢吸氣八分。
2. 弓步拽牛尾：吐氣，向左或右跨大弓步，身體順勢側倒；一肘彎曲枕在耳膝間；一手順側身側腿都伸直。
3. 左右輪3次：左、右式交替3次，最後起身調息回預備站姿。對全身左右側、胯部的筋肉淋巴有疏展作用，腿肌膝蓋也會強健。

# 5

筋骨神經痠痛

# 坐骨神經痛

DVD示範

改善重點

（伸展下背和腿筋，避免久坐久站。）

坐骨神經是人體內最粗最長的神經，從下背、臀部、大腿後側，延伸到小腿到腳底。當其中任一點筋肉緊繃、血液循環差，或椎間盤突出，引起組織腫脹，壓迫到坐骨神經，就可能引起「肌筋膜疼痛症」。平日應避免彎腰駝背、久坐久站、血栓、糖尿病併發症；運動以放鬆下背骨盆、伸展脊椎和腿筋為主。當有腳麻、兩腿不協調、腳痛惡化，甚至影響睡眠、排尿或消化功能，要盡快就診。

## 第10式 獨步蓮舟 P110

### 骨盆、臀部上下運動

好記口訣

❶ **背手抬膝**：吸氣，雙手背在後腰交疊，左膝抬高到腰。

❷ **一抬一蹲**：吐氣，上腿腳掌勾起，腿往前推直抬平；下腿蹲膝。

❸ **換腳3次**：起身併腳，換腿練習，共交替3次。抬腿讓骨盆和臀肌上下運動，拉開受壓迫的神經。

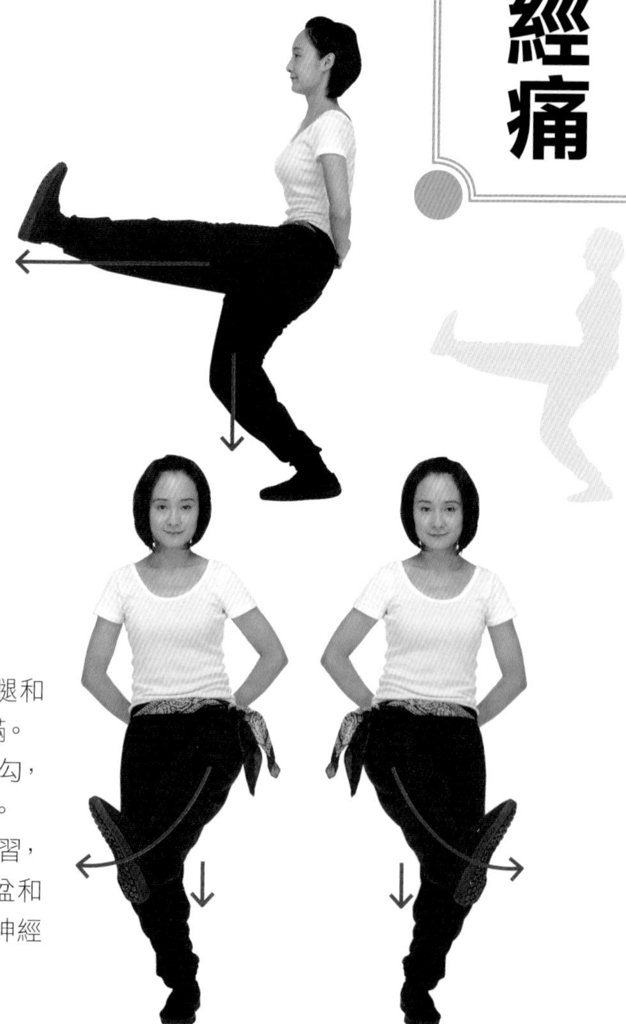

## 第11式 御風著步 P118

### 骨盆、臀部左右運動

好記口訣

❶ **抬膝內勾**：左膝抬高齊腰，腿和腳掌往內勾，順勢吸氣八分滿。

❷ **一伸一蹲**：吐氣，上腿腳掌內勾，往內側、往下伸直；下腿蹲膝。

❸ **換腳3次**：起身併腳，換腿練習，共交替3次。腿部側伸讓骨盆和臀肌左右校正，疏通氣血和神經的脈絡。

6 筋骨神經痠痛

# 腿膝無力・膝關節炎

DVD示範

改善重點（強化腿肌，導正大腿骨角度。）

腿無力多因為腿肌少動萎縮、或膝關節磨損退化而造成。常見的「髕骨股骨痛症候群」是膝蓋骨（髕骨）和大腿骨（股骨）的軟骨受壓而痛；若髕骨軟骨已纖維化，則是「髕骨軟骨軟化症」，拖久了會變「退化性關節炎」，這並不是老人的專利，凡下肢過勞、姿勢錯誤、運動過猛、骨質不足就要小心。建議做操加強腿肌、導正股骨角度，讓膝蓋骨受力均衡，延緩磨損退化。

## 第8 9式 左・右式 拽九牛尾 P102

### 弓步幅度視症狀微調

好記口訣

1. 抱太極抬膝：左、右式開頭都先以雙手懷抱太極，一腿抬膝，順勢吸氣八分。
2. 弓步拽牛尾：吐氣，向左或右跨大弓步，身體順勢側倒；一肘彎曲枕立在耳膝間；一手順側身側腿都伸直。
3. 左右輪3次：左、右式交替3次，最後起身調息回站姿。對全身左右側、胯部的筋肉淋巴有疏展作用，腿肌膝蓋也會強健。

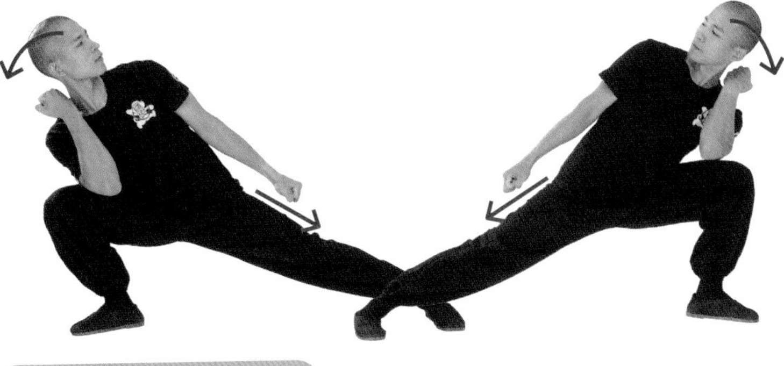

## 第10式 獨步蓮舟 P110

### 抬、伸、蹲 = 強效的下肢運動

好記口訣

1. 背手抬膝：吸氣，雙手背在後腰，左膝抬高到腰。
2. 一抬一蹲：吐氣，上腿腳掌勾起，腿往前推直抬平；下腿蹲膝。
3. 換腳3次：起身併腳，換腿練習，共3次。綜合抬膝、伸腿又下蹲，屬於腿肌和膝踝關節的強效保健操。

# 踝關節炎・足底筋膜炎・骨質疏鬆

DVD示範

改善重點（鍛鍊腳踝耐重力，每日小幅多動。）

關節軟骨漸漸磨損、潤滑功能退化，就會紅腫、變形、疼痛，甚至僵硬、行動困難；支持全身重量的踝關節尤其要小心保養。近年常見的「足底筋膜炎」其實也不是發炎細胞引起，而是退化的現象。足底筋膜是位於腳跟延伸到前腳掌的帶狀結締纖維組織，幫我們穩定足弓、活動調節、提供扭力彈力，和吸收地表反作用力。而缺鈣骨質疏鬆，會使筋骨退化加劇，而且容易骨折，不可不慎！

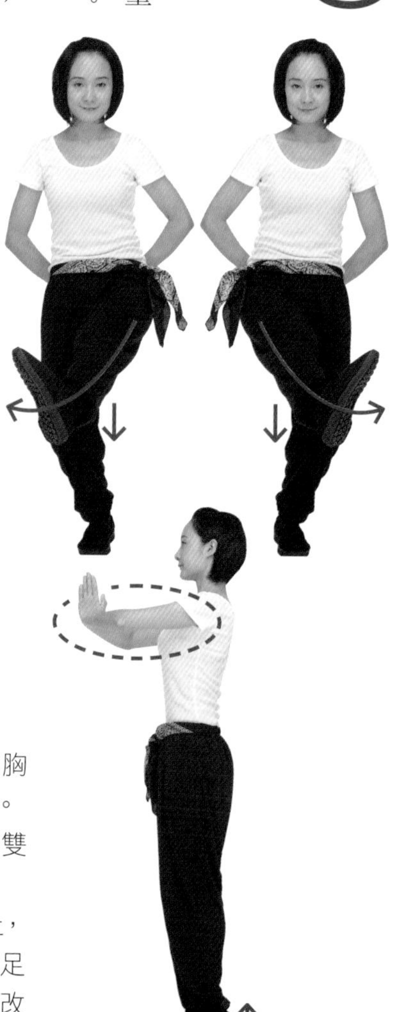

## 第11式 御風著步 P118

### 強化骨質和踝關節

好記口訣

1. **抬膝內勾**：左膝抬高齊腰，腿和腳掌往內勾，順勢吸氣八分滿。
2. **一伸一蹲**：吐氣，上腿腳掌內勾，往內側、往下伸直；下腿蹲膝。
3. **換腳3次**：起身併腳，換腿練習，共交替3次。腿部反覆蹲起，以身體重量和蹲力循序增強膝蓋、腳踝筋肉和耐受力。

## 第12式 腳踏蓮花 P126

### 腳踝運動，舒緩發炎不適

好記口訣

1. **合掌推圓**：吐氣，合掌平肘在胸前往前推，手胸間呈圓形空間。
2. **持圓踮腳**：吸氣，保持合掌，雙腳腳尖踮起。
3. **踮落8次**：配合呼吸踮吸落吐，重覆8次。抬動踝關節，拉動足底筋膜，踮動鬆通腿後筋，可改善下肢和末梢痠腫炎症。

8 筋骨神經痠痛

# 中樞神經失調・脊傷復健・不寧腿

改善重點
（伸展脊椎後腦，配合呼吸放鬆身心。）

想一想，車子若沒有引擎還算是車子嗎？好比人的神經細胞集中在中樞神經，包含腦和脊髓，若中樞神經失調，那人會健康嗎？恐怕會出現後腦麻痺、頭痛、心悸、抽蓄、呼吸困難，甚至內臟病變。最近醫界提醒「不寧腿症候群」，是晚上腦子想睡、腿不想睡的神經失聯現象，中樞神經連不到腿神經，腿便亂踢做回應。建議反覆伸展、放鬆脊椎和後腦，配合呼吸慢慢做操。

## 第2式 伏耳抱柱 P84

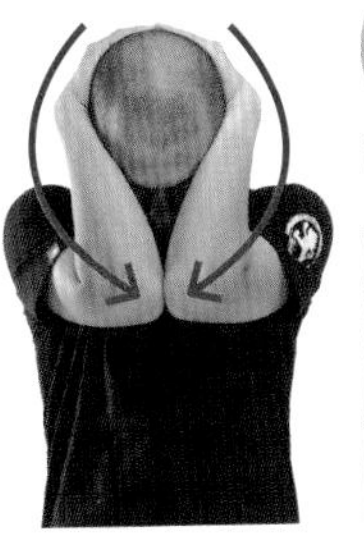

### 強效！後腦頸椎運動

好記口訣

❶ 抱頭：雙手抱頭，頭頸盡量往內彎，雙肘相碰。拉伸後腦頸椎，活化中樞神經和腦內內分泌。

❷ 仰天：雙肘張開，頭肩仰天。抱頭吐氣、仰天吸氣，重覆3次。拉開胸椎、腋窩，提振免疫腺。

## 第3式 三鳴擊鼓 P88

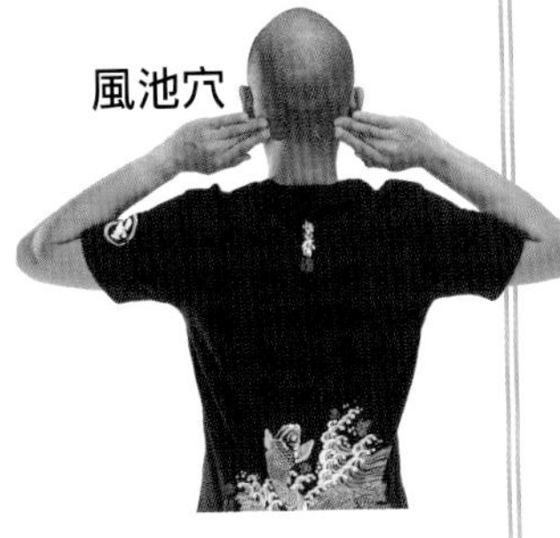
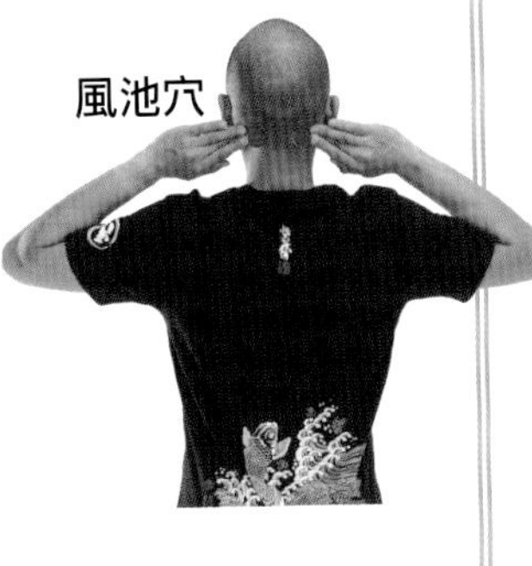


### 按摩「風池穴」，調節中樞神經

好記口訣

*按摩1・2・3*：無名指→中指→食指：依序用各指力按摩「風池穴」，能舒緩頭痛、眼壓、脊椎不適。★「風池穴」位後腦髮際線往上1吋、中軸左右各一點。

## 第4式 犀牛望月 P90

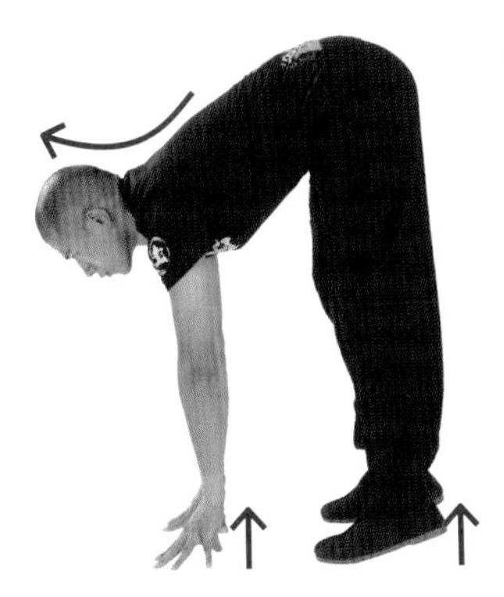

### 全脊椎反向運動

好記口訣

❶ 前彎摸地：吐氣，前彎手掌貼地。

❷ 踮腳抬頭：吸氣，踮手指、腳尖，把頭抬起來，讓脊椎盡量往下凹。

❸ 重覆3次：踮腳起落共3次，讓脊椎、中樞系統得到伸展。★手無法摸到地者，可放板凳在手下練習。

9

肥胖代謝病症

# 高血脂・肥胖・肌力不足

DVD示範

改善重點

**提振血液代謝，做操、飲食並行。**

中醫視高血脂、高膽固醇為「血濁」，「痰濁血瘀」反應出內臟虛損，身型往往也肥滿，肌力卻不足。健康的血脂為（單位：mg/dl）：血清總膽固醇200以下（低密度脂蛋白膽固醇130以下、高密度脂蛋白膽固醇40以上）、三酸甘油脂200以下。建議配合「體脂肪率」（成男25%、成女30%以下）和「體重」控制，多做操促進血液代謝，預防動脈硬化、動脈瘤、血栓、心肌梗塞，和相關心肝脾腎病變。

## 第7式 玉帶纏腰

P100

### 促進上身代謝、手肩腰燃脂

好記口訣

❶ 併指畫圓：吸氣，五指併攏，兩手向外畫大圓，到頭頂伸直，指尖朝前。

❷ 壓掌擴胸：吐氣，雙手沿身體前側下移到腰際，上臂、手肘向後伸展，呈擴胸夾背，掌根要適度用力壓平。

## 第8 9式 左・右式 拽九牛尾

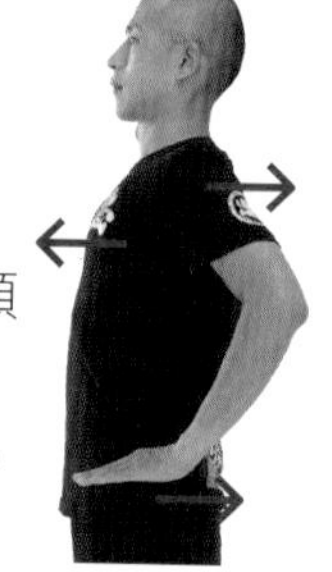

### 促進側身血循、緊實腿肌

P102

好記口訣

❶ 抱太極抬膝：左、右式開頭都先以雙手懷抱太極，一腿抬膝，順勢吸氣八分。

❷ 弓步拽牛尾：吐氣，向左或右跨大弓步，身體順勢側倒；一肘彎曲枕立在耳膝間；一手順側身側腿都伸直。

❸ 左右輪3次：左、右式交替3次，最後起身調息回預備站姿。對側身、馬鞍部、大小腿都有燃脂緊實作用，膝蓋也會強健。

## 第10式 獨步蓮舟

P110

### 促進下肢回流、健美全腿

好記口訣

❶ 背手抬膝：吸氣，雙手背在後腰交疊，左膝抬高到腰。

❷ 一抬一蹲：吐氣，上腿腳掌勾起，腿往前推平；下腿蹲膝。

❸ 換腳3次：起身併腳，換腿練習，共交替3次，一次運動到腰胯、臀肌、腿膝。

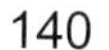

10
肥胖代謝病症

# 高血糖・糖尿病併發症

DVD示範

改善重點
（提振代謝、免疫力，讓氣血通達末梢。）

糖尿病是因胰島素分泌不夠或抗阻，無法代謝血中糖份，而跑到尿液裡。飯前血糖（單位：mg/dl）120、飯後血糖140、糖化血色素7%（HbA1C）以上者務必小心。高血糖會造成內臟負擔，恐怖的是會引起多種併發症：眼球和神經病變、心腦血管病、下肢末梢壞死等，嚴重會失明、昏迷、需截肢、急性酮症酸中毒。控制血糖的運動一要促進血液循環代謝，二要提高免疫力，防範併發症。

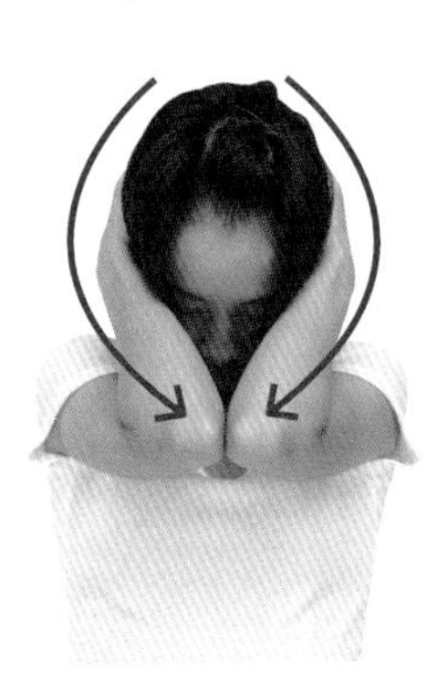

## 第2式 伏耳抱柱 P84

### 提振後腦內分泌、腋窩淋巴

好記口訣

❶ 抱頭：雙手抱頭，頭頸內彎，雙肘相碰。
❷ 仰天：雙肘張開，頭肩仰天。抱頭吐氣、仰天吸氣，重覆3次。拉伸後腦中樞和腋窩，有助提升腦內內分泌，和上身免疫腺，視神經也得到調節。

## 第3式 三鳴擊鼓 P88

風池穴

### 活絡視神經、手指末梢

好記口訣

*按摩1・2・3*：無名指→中指→食指：依序用各指力按摩「風池穴」，刺激中樞神經、舒緩眼壓、活絡手指末梢，避免糖尿病併發症。**★「風池穴」位後腦髮際線往上1吋、中軸左右各一點。**

## 第4式 犀牛望月 P90

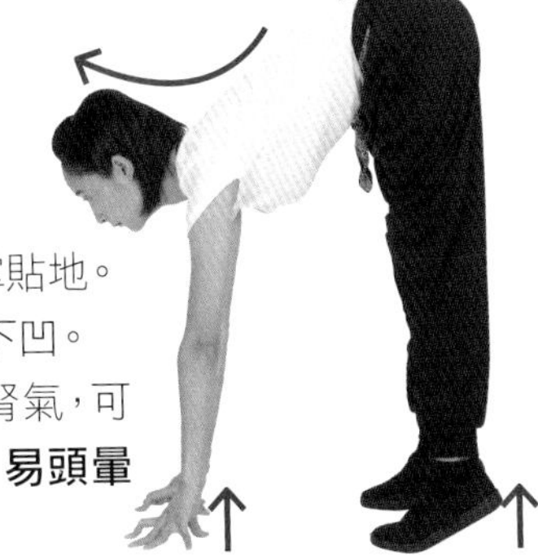

### 增強上下身血循、腎氣

好記口訣

❶ 前彎摸地：吐氣，雙手沿胸前帶動身體前彎，到手掌貼地。
❷ 踮腳抬頭：吸氣，踮手指、腳尖，頭抬起來，脊椎往下凹。
❸ 重覆3次：踮腳起落共3次。強化脊椎中樞和後腰腎氣，可促進血糖代謝，避免腎病和下肢併發症。**★腰傷、易頭暈或手無法摸到地者，可放板凳在手下練習。**

# 高血壓・妊娠高血壓

DVD示範

改善重點
規律和緩的有氧操，強化心肌，放寬心。

心血管的血壓要正常，收縮壓90～130、舒張壓60～80（單位：mmHg），血液才能通達器官和肌肉。高血壓會造成血管壁受損，碎屑塞住血管；或血管破裂，導致溢血效應，對心臟、大動脈、腦部、眼睛、腎臟、下肢，會導致衰竭和一生的傷害。建議選擇有氧伸展、強化心臟的操式，天天但小幅度的運動，保持中樞和血液循環通順，減緩心血管壓力。患者和孕婦做操時要和緩，頭不要低過心臟。

## 第2式 伏耳抱柱 P84

### 調節中樞神經和內分泌

好記口訣

❶ 抱頭：雙手抱頭，頭頸盡量往內彎，雙肘盡量往內夾相碰。

❷ 仰天：雙肘張開，頭肩仰天。抱頭吐氣、仰天吸氣，重覆3次。拉伸後腦頸椎中樞神經，調節血流血壓和腦內內分泌，舒緩頭痛心悸等症狀。

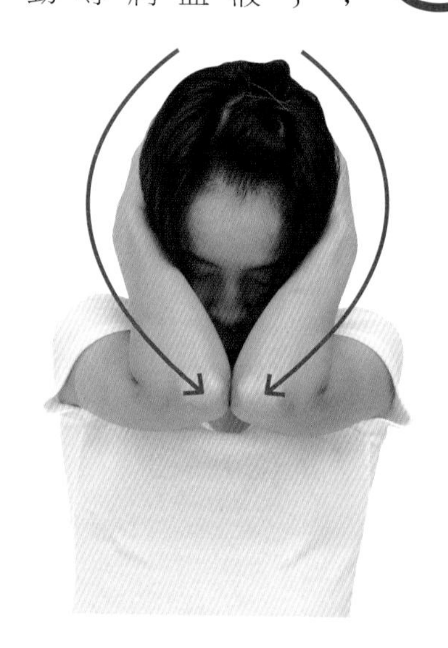

## 第3式 三鳴擊鼓 P88

### 孕婦、忌低頭者可按「風池穴」

好記口訣

*按摩1·2·3*：無名指→中指→食指：依序用各指力按摩「風池穴」，刺激中樞神經，能調節血壓、顱壓、眼壓，又防感冒。★**「風池穴」位後腦髮際線往上1吋、中軸左右各一點。**

風池穴

12
肥胖代謝病症

# 下肢水腫・靜脈曲張

DVD示範

改善重點
（著重下肢伸展運動，減壓並提振循環。）

水腫即體內水份排不掉，滯留而腫脹，通常腿腳水腫會較明顯，顯然是血液回流和代謝出問題。但根本原因可能是體質、心臟衰竭、肝硬化、或腎臟病引起；基礎代謝差、肥胖、愛吃重鹹、依賴藥物者要特別小心。靜脈曲張（浮腳筋、靜脈瘤）則是靜脈壓力過大（血液回流不夠力），造成靜脈青筋、腿痠麻腫，嚴重會癢爛。提振下肢血循回流，才能改善這些腿腳的高壓症狀。

## 第10式 獨步蓮舟 P110

### 促進血液回流、消水腫

好記口訣

1. 背手抬膝：吸氣，雙手背在後腰交疊，左膝抬高到腰。
2. 一抬一蹲：吐氣，上腿腳掌勾起，腿往前推直抬平；下腿蹲膝。
3. 換腳3次：起身併腳，換腿練習，共交替3次。強效提振腿部血液回流和肌力，防治水腫。

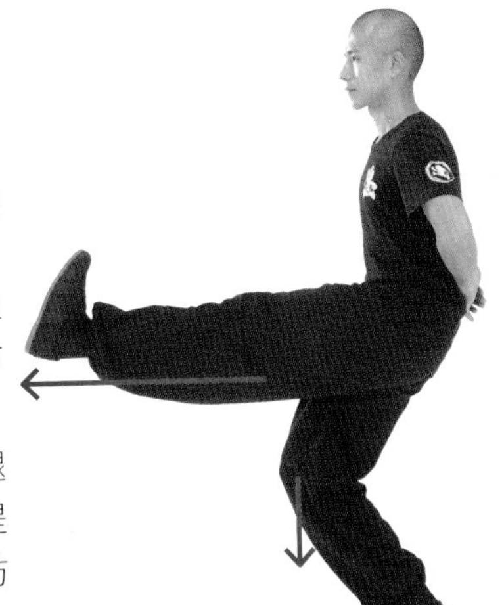

## 第11式 御風著步 P118

### 改善靜脈曲張、浮腫

好記口訣

1. 抬膝內勾：左膝抬高齊腰，腿和腳掌往內勾，順勢吸氣八分滿。
2. 一伸一蹲：吐氣，上腿腳掌往內勾，往內側、往下伸直；下腿蹲膝。
3. 換腳3次：起身併腳，換腿練習，共交替3次。和緩又有效的抬動伸展全腿，能改善長期的靜脈曲張和水腫問題。

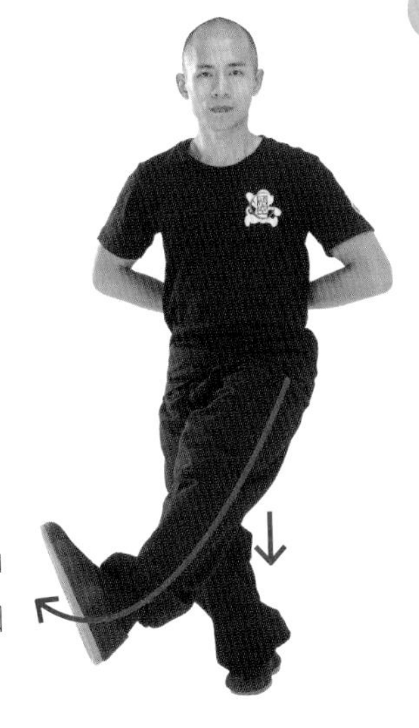

13

心肺呼吸病症

# 防血栓・中風復健

DVD示範

改善重點

（配合深長呼吸，伸展運動中樞脊髓。）

有學員跟我說，曾經突然眼花手麻、走路歪斜、說話口吃、脾氣爆裂，擔心是中風前兆，才警覺到健康的重要，趕緊報名做操練功。腦中風不管是出血型、梗塞型，致命性我都不需多說；即使撿回一命，俗話說「會活也不會完全」，還有失智症的高風險。建議針對中樞和脊髓多伸展運動，配合呼吸，促進血脈暢通，預防血栓。以下介紹的兩式，復健、傷病、孕婦也都能做得來，有練就有功。

## 第2式 伏耳抱柱

P84

### 活化後腦頸椎、中樞神經

好記口訣

❶ 抱頭：雙手抱頭，頭頸盡量往內彎，雙肘盡量往內夾相碰。

❷ 仰天：雙肘張開，頭肩仰天。抱頭吐氣、仰天吸氣，重覆3次。拉伸後腦頸椎，提振中樞神經自癒力，和腋下淋巴等上身免疫與血循系統。

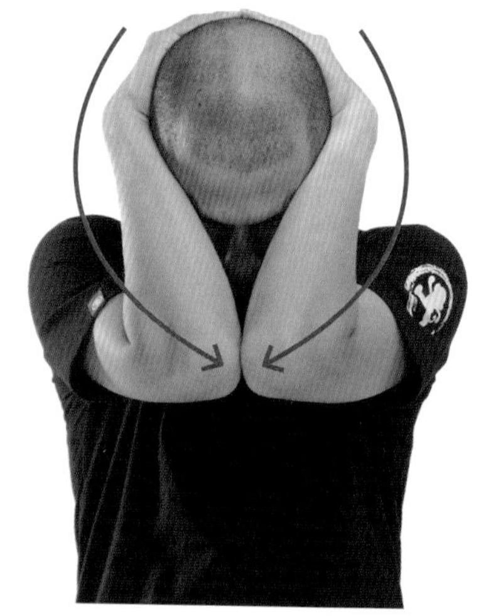

## 第3式 三鳴擊鼓

P88

### 刺激中樞要穴「風池穴」

好記口訣

*按摩1·2·3*：無名指→中指→食指：依序用各指力按摩「風池穴」，活化血流要穴，能改善氣虛頭痛、眼鼻不適，預防感冒，是復健者提升免疫力的好運動。★**「風池穴」位後腦髮際線往上1吋、中軸左右各一點。**

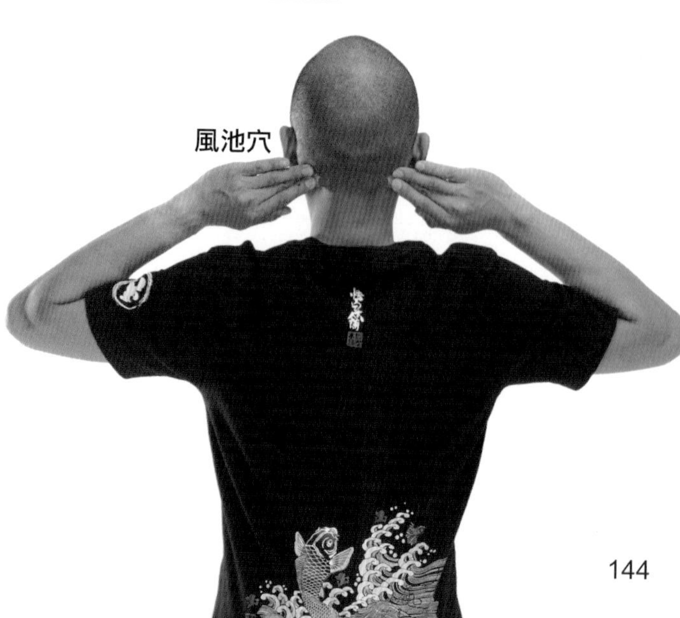

14 心肺呼吸病症

# 心血管病・胸悶

DVD示範

**改善重點**

（前彎宜適度調高，動作呼吸要和緩。）

少林易筋經屬於氣功、內功，對心肺呼吸、氣血循環的功效最直接，【犀牛望月】、【靈貓拱背】又特別能鍛鍊心肌，提供大量氧氣，疏解冠狀動脈壓力和胸悶，能預防動脈硬化、心臟瓣膜鬆脫、心肌肥厚、心室擴大等連鎖重症。做操時前彎的角度可視情況調高，重點是腿要打直，脊背盡量凹拱伸展。高血壓、貧血或嚴重心血管病患者，建議改做立式招式如【佛光沐浴】。

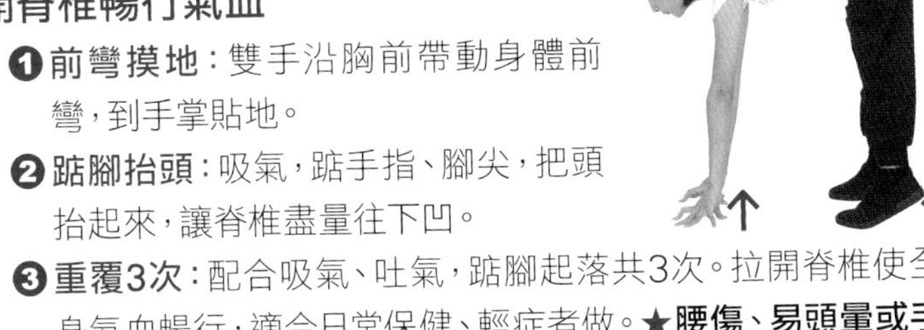

## 第4式 犀牛望月 P90

### 拉開脊椎暢行氣血

好記口訣

1. **前彎摸地**：雙手沿胸前帶動身體前彎，到手掌貼地。
2. **踮腳抬頭**：吸氣，踮手指、腳尖，把頭抬起來，讓脊椎盡量往下凹。
3. **重覆3次**：配合吸氣、吐氣，踮腳起落共3次。拉開脊椎使全身氣血暢行，適合日常保健、輕症者做。★**腰傷、易頭暈或手無法摸到地者，可放板凳在手下練習。**

## 第5式 靈貓拱背 P94

### 改善胸悶、增強心肺

好記口訣

1. **前彎握腿**：身體前彎，雙手握小腿前側。
2. **收頭拱背**：頭略往內收，背部拱起到最彎弧度。
3. **重覆3次**：配合呼吸拱吸鬆吐重覆做3次，改善胸悶肺虛。適合日常保健、輕症者做。

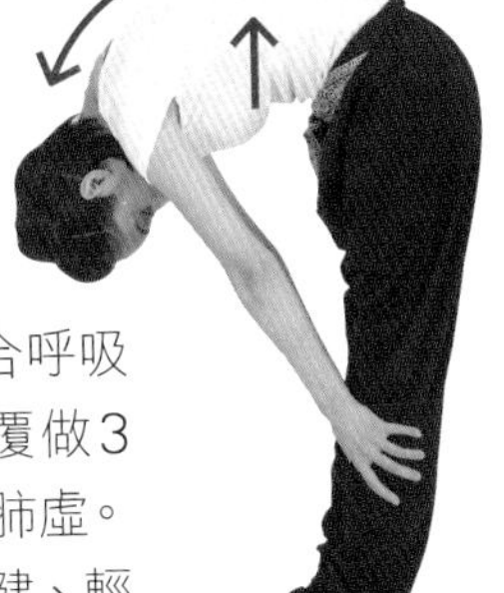

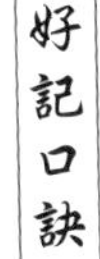

## 第6式 佛光沐浴 P96

### 忌低頭者可做的心肺操

好記口訣

1. **張手畫圓**：吸氣，兩手向外畫大圓，到頭頂伸直，頭眼上仰。
2. **掌氣敷臉**：吐氣，掌心朝自己，沿身前下移到面前時集氣敷臉。將心肺深長呼吸聚集的能量導引到手掌，感活五官，消除顱腔、肩手、體腔的壓力。

15

心肺呼吸病症

# 壓力心悸・自律神經失調・手腳冰冷

DVD示範

**改善重點**

**排除身心的壓力源，鬆通平衡全身氣血。**

心悸、心律不整常因心臟病、內分泌失調、自律神經失調，或用藥問題。「自律神經失調」在高壓的上班族很常見，其中若「交感神經」太緊張，會高血壓、血糖升高、心臟病；若「副交感神經」太亢奮，容易胃潰瘍、氣喘。因為自律神經不受大腦控制，所以當你能感覺到它時，往往是已經有異狀、生病了。建議要從身心的壓力源一起調節，疏通氣阻血滯，提振自癒力，別讓外邪有機可乘。

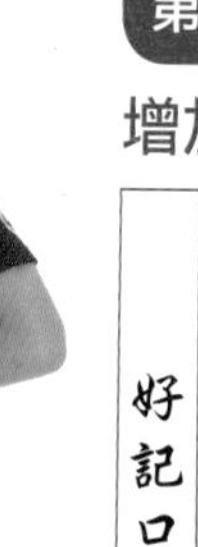

## 第11式 御風著步

P118

### 增加血氧，牽動末梢神經

好記口訣

1. **抬膝內勾**：左膝抬高齊腰，腿和腳掌往內勾，順勢吸氣八分滿。
2. **一伸一蹲**：吐氣，上腿腳掌往內勾，往內側、往下伸直；下腿蹲膝。
3. **換腳3次**：起身併腳，換腿練習，共交替3次。以下肢伸展帶動心肺循環、活絡末梢神經，有紓壓、鎮定、暖身作用。

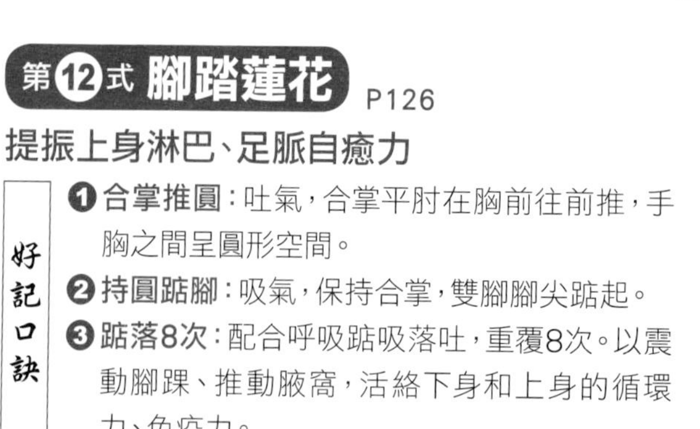

## 第12式 腳踏蓮花

P126

### 提振上身淋巴、足脈自癒力

好記口訣

1. **合掌推圓**：吐氣，合掌平肘在胸前往前推，手胸之間呈圓形空間。
2. **持圓踮腳**：吸氣，保持合掌，雙腳腳尖踮起。
3. **踮落8次**：配合呼吸踮吸落吐，重覆8次。以震動腳踝、推動腋窩，活絡下身和上身的循環力、免疫力。

16
心肺呼吸病症

# 鼻塞過敏・氣喘・肺活量差

改善重點

（調息立即紓緩不適，調節上身免疫腺。）

鼻子過敏、皮膚過敏的人越來越多，過著忍耐的生活，真的很辛苦。過敏體質雖然部份原因來自遺傳，但過敏原、過敏症狀卻會因為後天環境、調養方法不同而持續演變。做操運動是改善過敏體質的好方法，主要是針對免疫系統、自癒調節能力來鍛鍊，活絡淋巴腺、甲狀腺、胸腺等，建議多做擴胸、按摩心肺的操式，能紓緩過敏時的不適，並提振上身的氣血力和免疫力。

## 第5式 靈貓拱背 P94

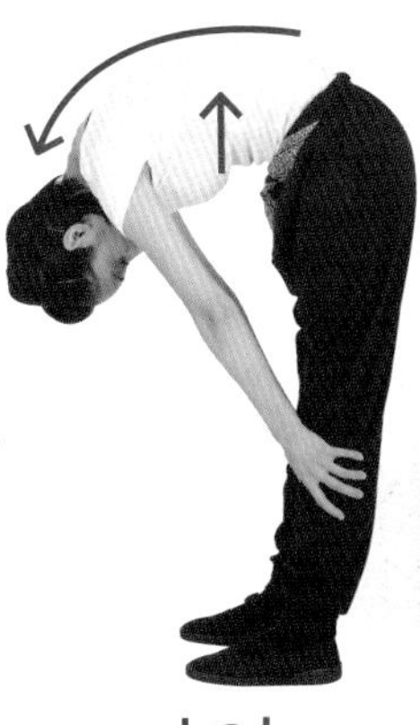

### 按摩強化心肺，改善過敏

好記口訣

❶ **前彎握腿**：身體前彎，雙手從地面移到小腿前側握住。

❷ **收頭拱背**：頭略往內收，背部拱起到最彎弧度，稍作停留伸展。

❸ **重覆3次**：配合呼吸拱吸鬆吐重覆做3次，改善胸悶肺虛，和氣喘等呼吸道過敏。

## 第6式 佛光沐浴 P96

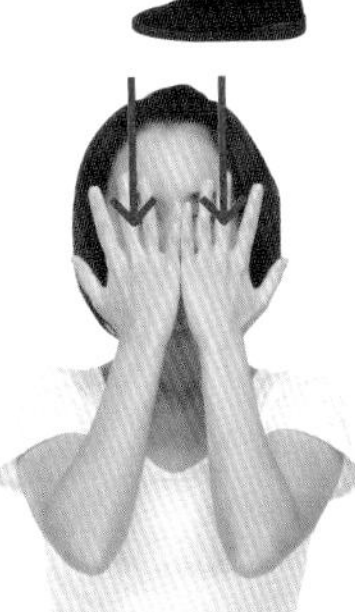

### 氣通鼻道、緩解鼻敏

好記口訣

❶ **張手畫圓**：吸氣，兩手向外畫大圓，到頭頂伸直，頭眼上仰。

❷ **掌氣敷臉**：吐氣，掌心下移到面前時集氣敷臉，能舒活顏面神經、通鼻、明目。

## 第7式 玉帶纏腰 P100

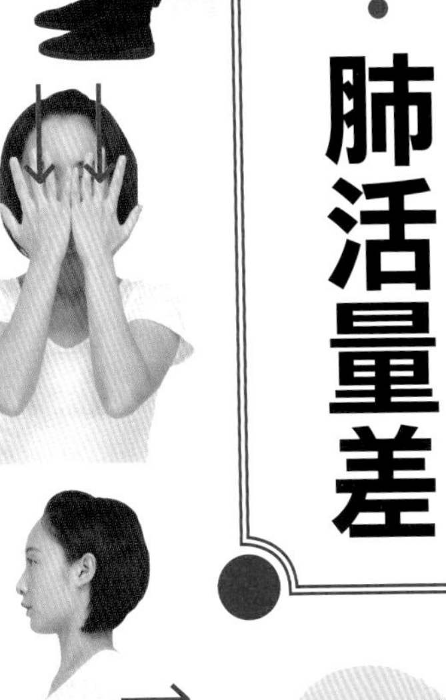

### 按摩肺部、擴胸運動

好記口訣

❶ **併指畫圓**：吸氣，五指併攏，兩手向外畫大圓，到頭頂伸直，指尖朝前。

❷ **壓掌擴胸**：吐氣，雙手沿身前下移到腰際，上臂、手肘向後伸展，呈擴胸夾背，掌根適度用力壓平。能按摩心肺、促進氣血循環。

17

消化排泄病症

# 火氣大・肝炎・脂肪肝

DVD示範

改善重點（按摩肝臟減壓，促代謝排油、排毒。）

肝火旺、肝包油（脂肪肝）的滯積廢物，會讓肝臟本身缺氧受損，並形成毒素隨血液循環全身，出現像爛瘡、肝斑、淋巴腫、淋巴瘤等問題。「肝炎↓肝硬化↓肝癌」則被視為「國病」，不但是身體的排毒中心全組壞了了，人生也變成黑白的。建議以提振氣血經脈和淋巴排毒機能來做操，就是減輕肝臟的負擔。另外，A和E型肝炎來自飲食和飲水傳染，外食族要特別當心餐飲衛生。

## 第5式 靈貓拱背 P94

### 按摩肝肺，促排火氣

好記口訣

1. 前彎握腿：身體往前彎，雙手從地面移到小腿前側輕輕握住。
2. 收頭拱背：頭略往內收，背部拱起到最彎弧度，稍作停留伸展。
3. 重覆3次：配合呼吸拱吸鬆吐重覆做3次，按摩體腔器官，調氣活絡心肝肺。

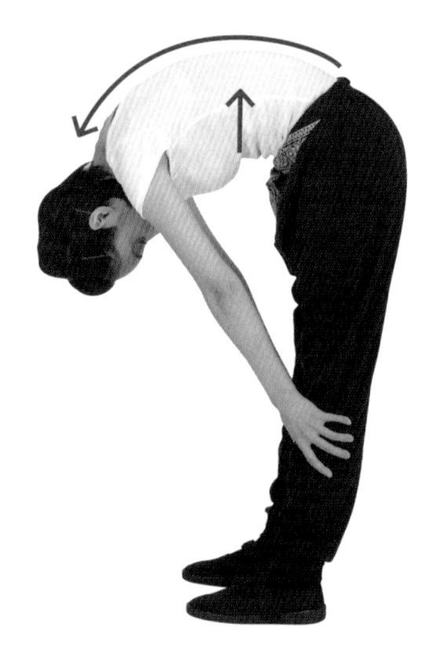

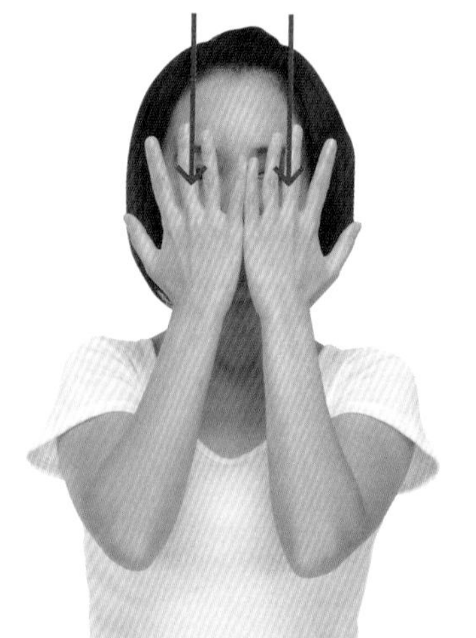

## 第6式 佛光沐浴 P96

### 紓緩肝痛、噁心、疲倦

好記口訣

1. 張手畫圓：吸氣，兩手向外畫大圓，到頭頂伸直，頭眼上仰。
2. 掌氣敷臉：吐氣，掌心朝自己，沿身前下移到面前時集氣敷臉。將心肺深長呼吸聚集的能量導引到手掌，感活五官，消除五臟壓力和不適感。

18 消化排泄病症

# 胃痛胃脹‧消化差‧便秘

改善重點（按摩刺激消化道，紓緩不適，排宿便。）

相信大家都有過胃痛脹氣，運動少、吃菜少、睡眠少時（常熬夜），更容易引起胃酸過多而胃痛，或腸道蠕動不佳而便秘。宿便、毒素卡腸，造成大腸出血或瘜肉，是國人大腸癌患者年年高升的潛因。

建議多做按摩伸展腹腔的操式，適度刺激消化道蠕動、大腸神經自我調節，把脹氣、腸道壞菌和宿便盡快排出體外。當然，配合飲食「多蔬少肉、細嚼慢嚥」，防治效果更棒！

## 第4式 犀牛望月 P90

### 舒展腸胃、促進消化

好記口訣

❶ **前彎摸地**：雙手沿胸前帶動身體前彎，到手掌貼地。

❷ **踮腳抬頭**：吸氣，踮手指、腳尖，把頭抬起來，讓脊椎盡量往下凹。

❸ **重覆3次**：配合吸氣、吐氣，踮腳起落共3次，伸展脊椎、促進消化道機能。**★腰傷、易頭暈或手無法摸到地者，可放板凳在手下練習。**

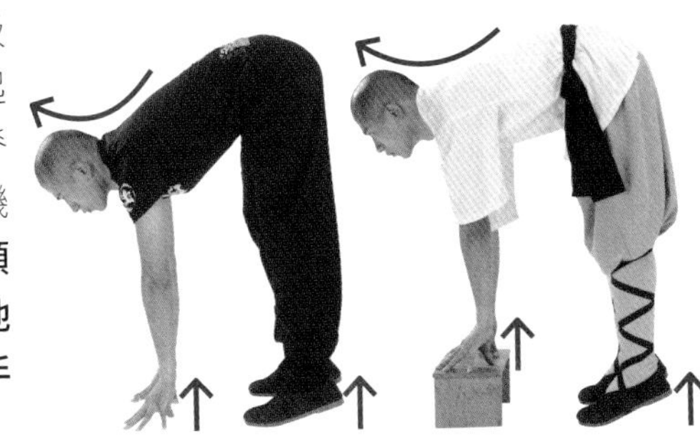

## 第5式 靈貓拱背 P94

### 按摩腸胃、消除脹氣

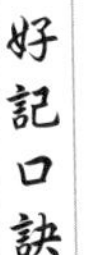


❶ **前彎握腿**：身體前彎，雙手從地面移到小腿前側握住。

❷ **收頭拱背**：頭略往內收，背部拱起到最彎弧度，稍作停留伸展。

❸ **重覆3次**：配合呼吸拱吸鬆吐重覆做3次，可以按摩胸腔、腹腔臟器，改善脹氣和消化不良。

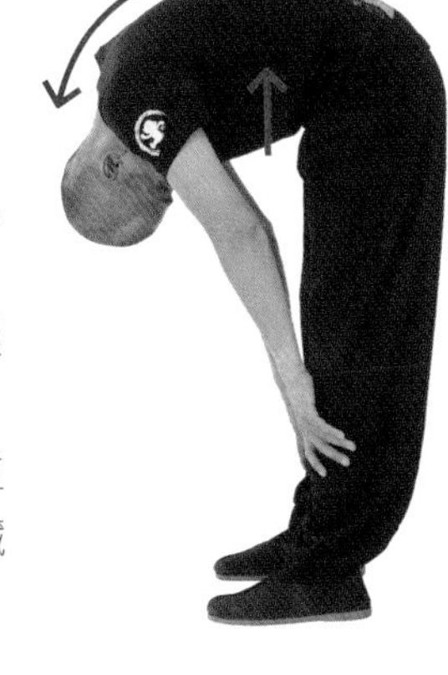

# 19

消化排泄病症

# 腸躁症（腹瀉或便秘）

改善重點（按摩腸道和臀肌，促進自律神經調節。）

「腸躁症」有三種類型症狀：便秘、腹瀉、兩者混合；常伴隨腹痛、打嗝、放屁、肚子叫、胸悶、沒食慾等。因為大腸內有自律神經負責自行調節，人稱「第二個大腦」，所以有時大腸的不舒服來得「莫名其妙」，不是吃壞肚子或病毒感染，比較屬於心理壓力所造成。建議各位平常多做操伸展腸胃、幫大腸紓減壓力之外，也要配合呼吸，排除心因性的壓力，調節自律神經，不要再刺激腸子了。

## 第4式 犀牛望月 P90

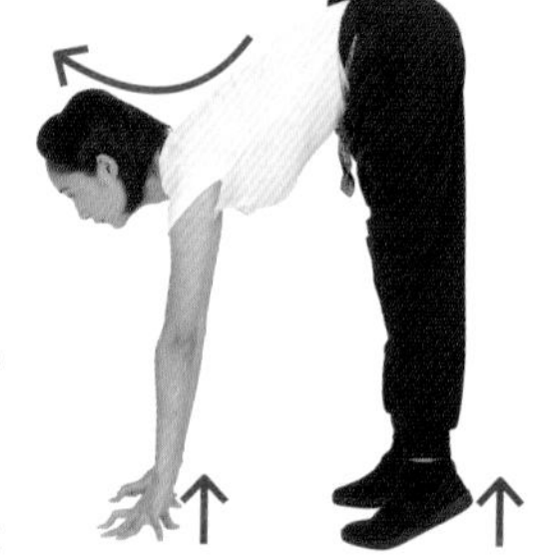

### 調節腸道神經

好記口訣

1. **前彎摸地**：吐氣，前彎，手掌貼地。
2. **踮腳抬頭**：吸氣，踮手指、腳尖，把頭抬起來，讓脊椎盡量往下凹。
3. **重覆3次**：配合吸氣、吐氣，踮腳起落共3次，伸展脊椎、促進消化道機能，適度舒緩腸道。**★腰傷、易頭暈或手無法摸到地者，可放板凳在手下練習。**

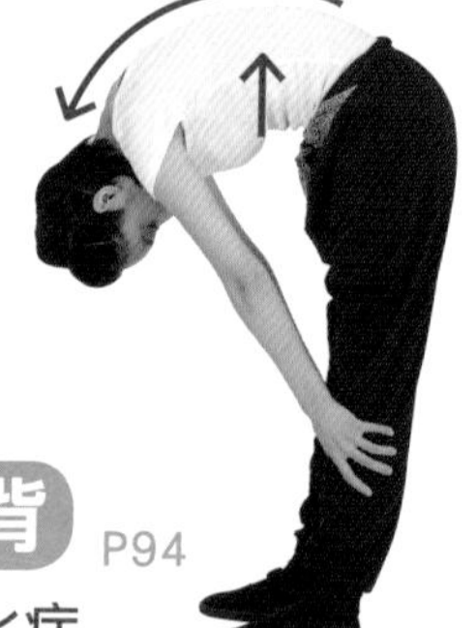

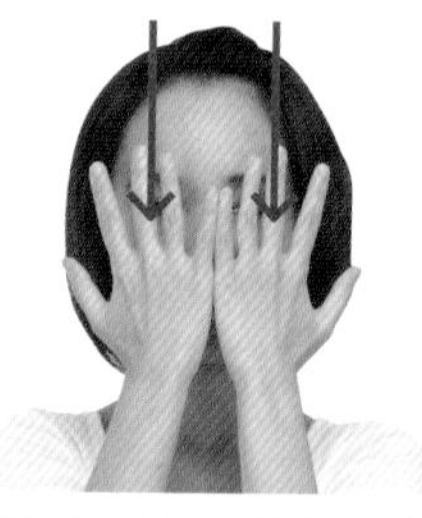

## 第5式 靈貓拱背 P94

### 緩解壓力引起的消化症

好記口訣

1. **前彎握腿**：身體前彎，雙手從地面移到小腿前側握住。
2. **收頭拱背**：頭略往內收，背部拱起到最彎弧度，稍作停留伸展。
3. **重覆3次**：配合呼吸拱吸鬆吐重覆做3次，可以按摩胸腔、腹腔臟器，舒緩身心壓力，改善消化不適。

## 第6式 佛光沐浴 P96

### 促進上身血循、消除壓力

好記口訣

1. **張手畫圓**：吸氣，兩手向外畫大圓，到頭頂伸直，頭眼上仰。
2. **掌氣敷臉**：吐氣，掌心朝自己，沿身前下移到面前時集氣敷臉。將心肺深長呼吸聚集的能量導引到手掌，感活五官，消除五臟壓力和不適感。

20
消化排泄病症

# 腎炎腎虛・尿濁・痛風

改善重點
（提振代謝尿毒，促流汗幫腎臟減壓。）

尿濁、尿蛋白、血尿、腎炎，都在警告我們腎、脾、膀胱已經衰退生病。國人洗腎人數居高不下，也處於腎衰竭的恐懼中，其實腎病多是生活習慣造成，越早有提升排毒力的觀念，就越能遠離洗腎威脅。痛風是體內無法排除普林（嘌呤）這種物質，其代謝產物尿酸最後積在關節，造成發熱腫痛。這些問題建議從促進循環和泌尿系統的運動雙管齊下，加速排尿毒、減腎壓。

## 第2式 伏耳抱柱 P84

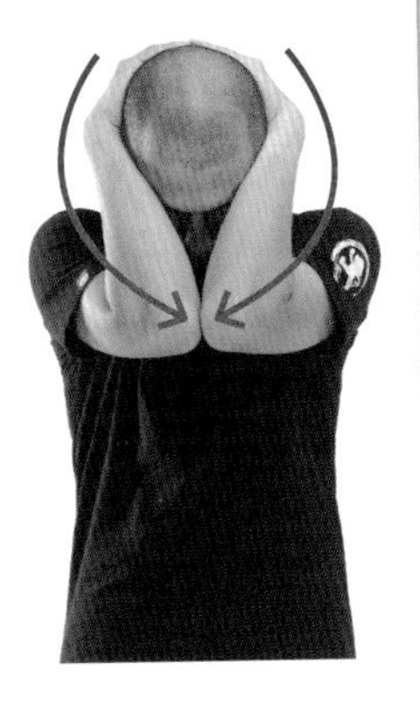

### 伏耳紓解腎臟功能

好記口訣

❶ 抱頭：雙手抱頭，頭頸盡量往內彎，雙肘盡量相碰。手掌遮住耳朵，即減輕腎臟負擔，使皮膚更幫忙排除水份和毒素。

❷ 仰天：雙肘張開，頭肩仰天。抱頭吐氣、仰天吸氣，重覆3次，活絡上身免疫腺和循環功能。

## 第3式 三鳴擊鼓 P88

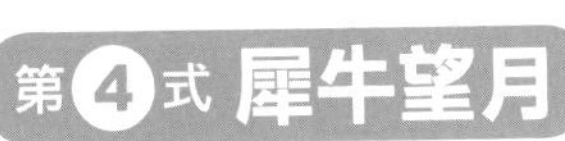
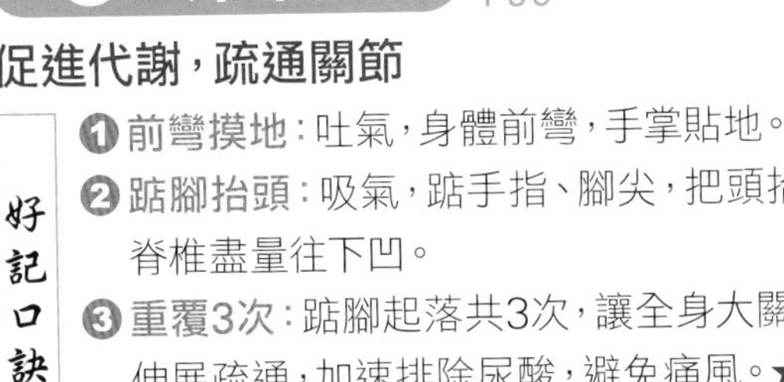


### 按「風池穴」促血流代謝

好記口訣

*按摩1·2·3*：無名指→中指→食指：依序按摩「風池穴」，刺激中樞和血液循環，改善免疫力低下、疲倦、頭痛感冒。**★「風池穴」位後腦髮際線往上1吋、中軸左右各一點。**

## 第4式 犀牛望月 P90

### 促進代謝，疏通關節

好記口訣

❶ 前彎摸地：吐氣，身體前彎，手掌貼地。

❷ 踮腳抬頭：吸氣，踮手指、腳尖，把頭抬起來，讓脊椎盡量往下凹。

❸ 重覆3次：踮腳起落共3次，讓全身大關節到末梢伸展疏通，加速排除尿酸，避免痛風。**★腰傷、易頭暈或手無法摸到地者，可放板凳在手下練習。**

# 21

衰老常見病症

# 記憶力衰退・視力衰退

DVD示範

改善重點
提供中樞和腦氣血，活絡顏面五官神經。

人老了不一定就健忘，記憶力衰退也不是老人的專利。腦細胞和中樞神經的氣血不足，是腦力衰退的主因；認知退化的「健忘」嚴重很多，也常是腦中風、帕金森氏症、阿茲海默症等腦病變的後果。據調查，國人得失智症的速度是全球第一快，保健腦力建議多活絡中樞和脊椎的氣血循環，對五官也有提振作用，從腦細胞、視神經、三叉神經等同步活血提神、預防病變。

「失智症」又比一時的「健忘」嚴重很多

## 第2式 伏耳抱柱

P84

**鬆通頸椎，提神醒腦**

好記口訣

❶ **抱頭**：雙手抱頭，頭頸盡量往內彎，雙肘盡量往內夾相碰。

❷ **仰天**：雙肘張開，頭肩仰天。抱頭吐氣、仰天吸氣，重覆3次。拉伸後腦中樞和腋窩，有助提升腦內內分泌，和上身免疫腺，視神經也得到調節。

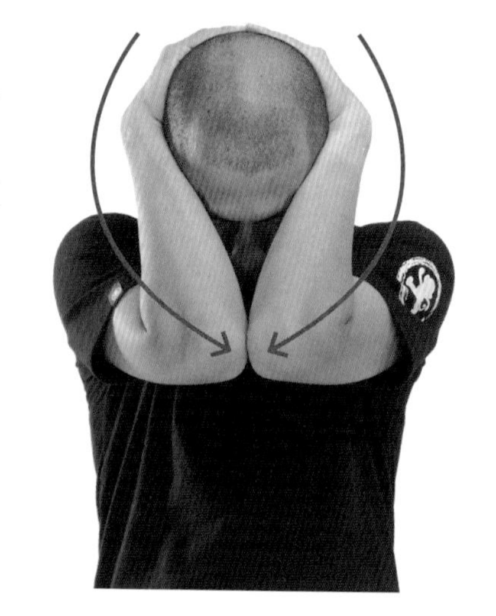

## 第3式 三鳴擊鼓

P88

**活化腦細胞、視神經**

好記口訣

***按摩1・2・3*：無名指→中指→食指**：依序按摩「風池穴」，刺激中樞神經、活化腦細胞、舒緩眼壓。**★「風池穴」位後腦髮際線往上1吋、中軸左右各一點。**

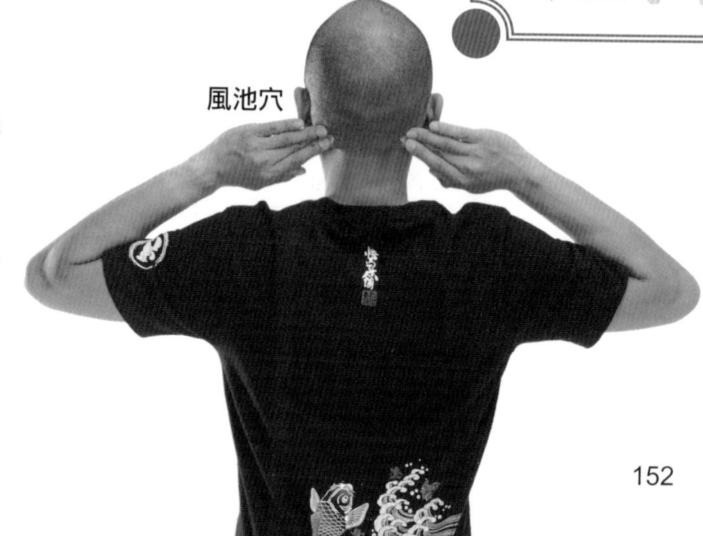

# 22 衰老常見病症

# 更年期症候群・失眠

改善重點

**調節內分泌，疏通不適病氣出口。**

男女都會經歷更年期的轉變，只是女性的症狀比較明顯，例如情緒波動、失眠、經期間隔長、熱潮紅、陰道乾燥、漏尿、骨質流失。我建議藉由做操來紓緩不適，而且針對內分泌好好調養，紓解身心壓力，也能預防老年時慢性病纏身。失眠的人睡覺前可以多抬落腳踝，拉動腳底後段中心的「失眠穴」，和前段中心的「湧泉穴」，疏通氣血經脈要穴，讓病氣從這裡排除。

湧泉穴 失眠穴

## 第11式 御風著步 P118

### 運動骨盆，調節內分泌

好記口訣

❶ **抬膝內勾**：左膝抬高齊腰，腿和腳掌往內勾，順勢吸氣八分滿。

❷ **一伸一蹲**：吐氣，上腿腳掌內勾，往內側、往下伸直；下腿蹲膝。

❸ **換腳3次**：起身併腳，換腿練習，共交替3次。臀腿左右側伸、骨盆上下蹲坐，促進生殖系統調節自癒。

## 第12式 腳踏蓮花 P126

### 踮動刺激腳底失眠穴

好記口訣

❶ **合掌推圓**：吐氣，合掌平肘在胸前往前推，手胸之間呈圓形空間。

❶ **持圓踮腳**：吸氣，保持合掌，雙腳腳尖踮起。

❸ **踮落8次**：配合呼吸踮吸落吐，重覆8次。刺激腳底「失眠穴」，和「湧泉穴」排除病氣，並鬆通足底筋膜和腿後筋，改善冰冷水腫，預防抽筋。

# 23 衰老常見病症

# 攝護腺炎．頻尿

**改善重點**（運動胯部筋肉淋巴，練膀胱肌肉彈性。）

男性特有的攝護腺（前列腺），中醫稱為「精門」，能製造部份精液、射精後分泌腺液讓精子保持活化。可是歲月不饒人，男人老來攝護腺可能會增生肥大，好像在鼠蹊部裝了一個大炸彈，會造成頻尿、夜尿、排尿困難，甚至發炎或形成攝護腺癌。平常多運動伸展骨盆和胯部筋肉，可以拉動到鼠蹊部的淋巴腺，能預防攝護腺發炎和癌症；也鍛鍊到膀胱的肌肉保持彈性，改善泌尿問題。

## 第8 9式 左・右式 拽九牛尾

強健胯部肌肉、鼠蹊淋巴 P102

**好記口訣**

1. **抱太極抬膝**：左、右式開頭都先以雙手懷抱太極，一腿抬膝，順勢吸氣八分。
2. **弓步拽牛尾**：吐氣，向左或右跨大弓步，身體順勢側倒；一肘彎曲枕立在耳膝間；一手順側身側腿都伸直。
3. **左右輪3次**：左、右式交替3次，最後起身調息回預備站姿。運動到全身左右側、胯部肌肉、鼠蹊部淋巴。

## 第10式 獨步蓮舟

P110

上下運動骨盆

**好記口訣**

1. **背手抬膝**：吸氣，雙手背在後腰交疊，左膝抬高到腰。
2. **一抬一蹲**：吐氣，上腿腳掌勾起，腿往前推直抬平；下腿蹲膝。
3. **換腳3次**：起身併腳，換腿練習，共交替3次。抬腿讓骨盆和臀肌上下運動，暢通氣血和攝護腺，緊實下部肌肉。

## 第11式 御風著步

P118

左右運動骨盆

**好記口訣**

1. **抬膝內勾**：左膝抬高齊腰，腿和腳掌往內勾，順勢吸氣八分滿。
2. **一伸一蹲**：吐氣，上腿腳掌往內勾，往內側、往下伸直；下腿蹲膝。
3. **換腳3次**：起身併腳，換腿練習，共交替3次。腿部側伸讓骨盆和臀肌左右校正，器官組織歸位，筋肉有彈性。

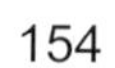

# 24 衰老常見病症

# 免疫力差・常感冒

DVD示範

改善重點

（每日暢通全身經脈，給免疫力發功環境。）

免疫力好不好，是氣血運行的整體表現。如果你感覺最近身體虛、睡不飽、常感冒、吃什麼都拉肚子等等，要小心免疫系統已經在衰退。遇到流感警報更要小心被傳染，就怕下呼吸道、肺部被侵襲，嚴重程度非一般風寒感冒能相提並論。免疫力要常保威力，一要暢通氣血循行的經脈，二要適度刺激淋巴等免疫腺發揮防禦機制；平日多做操演練，若臨時抱佛腳畢竟成效有限。

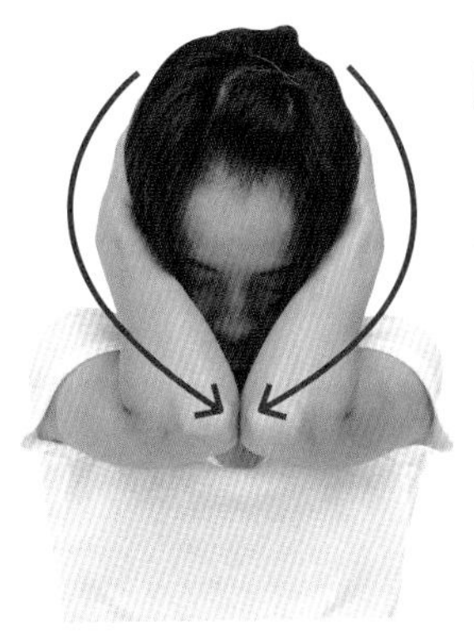

## 第2式 伏耳抱柱 P84

提振上半身免疫力

好記口訣

❶抱頭：雙手抱頭，頭頸盡量往內彎，雙肘盡量相碰。

❷仰天：雙肘張開，頭肩仰天。抱頭吐氣、仰天吸氣，重覆3次。拉伸後腦中樞，提升腦內內分泌；拉開腋窩和胸腔淋巴腺，改善免疫力。

## 第3式 三鳴擊鼓 P88

按動中樞系統、抗流感

好記口訣

*按摩1・2・3*：無名指→中指→食指：依序按摩「風池穴」，刺激中樞神經，防治感冒、頭痛。★「風池穴」位後腦髮際線往上1吋、中軸左右各一點。

風池穴

## 第4式 犀牛望月 P90

提振上下身免疫力

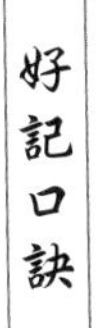

❶前彎摸地：雙手沿胸前帶動身體前彎，到手掌貼地。

❷踮腳抬頭：吸氣，踮手指、腳尖，頭抬起來，脊椎往下凹。

❸重覆3次：配合吸氣、吐氣，踮腳起落共3次。強化脊椎中樞和後腰腎氣，可促進全身氣血和淋巴循環。★腰傷、易頭暈或手無法摸到地者，可放板凳在手下練習。

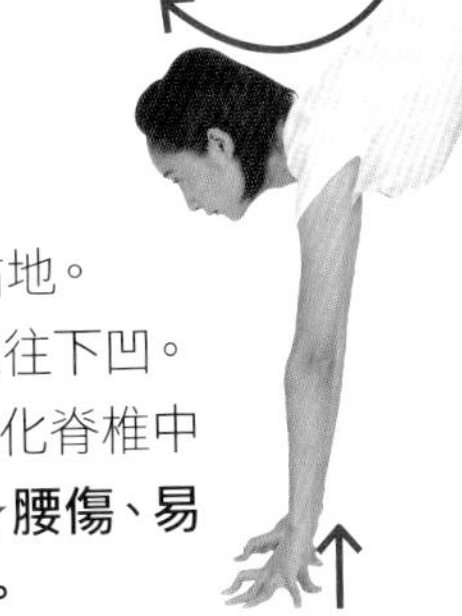

## 爸爸媽媽最常問我：

# 孩子能練少林易筋經嗎？改善體能·過敏·不專心……

## 與其由我解釋，不如讓練功的孩子們自己回答！

01

### 蔡勝宇 • 16歲，高二，練操3年

### 「讓我蟬聯桌球、長跑冠軍。」

3年前我開始跟林勝傑教練學武。少林養生功訓練我們肢體動作和呼吸調整兩者的配合，其中，「少林易筋經」幫助我身體循環、協調度、靈活度都變得更好，國小時我是學校桌球隊的一員，現在我的腳步更輕盈，體育課的長跑也常是班上第一名，跑完後還不覺得累。練功也幫助我改善過敏性鼻炎，提升了睡眠品質。

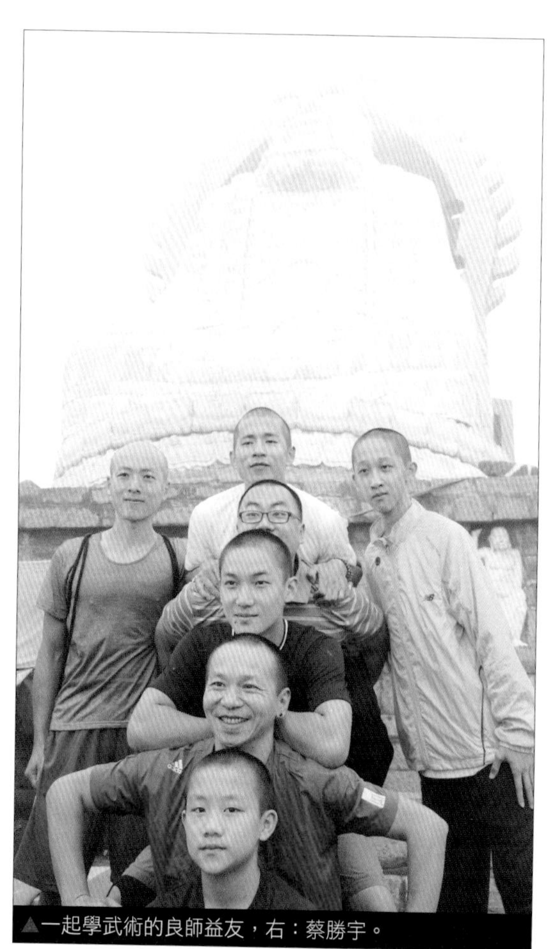

▲一起學武術的良師益友，右：蔡勝宇。

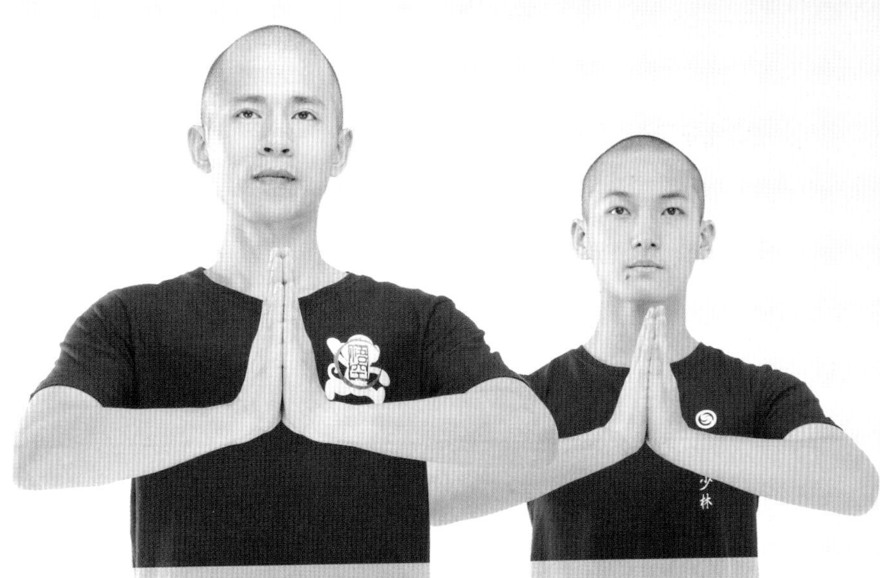

• 16歲，高二，練操3年

# 寇乃元

## 「改變鼻敏、感冒體質。」

我從小就喜歡功夫電影，父親也接受我的武術興趣，而且告訴我：要學武術就要學正宗的門派，因此「少林」就是我心中的指標。3年前有一天，我在電視上看到「少林傳人」林勝傑教練，很巧幾天後就在一個餐廳遇到他，於是我走進去請教他問題，也從此開始跟他學習武術。

我從基本功學起，而後練拳、調整呼吸，到「八段錦」和近來的「少林易筋經」，它們讓我的肌耐力、柔軟度變得更好，學校1600公尺的長跑，我都是全班第一名。其實，我從小經常感冒，一個月可以感冒5次，加上又挑食，抵抗力一直很差。我還有過敏性鼻炎，一直都以吃藥控制。幸好練功以來，免疫力變好，這些困擾都減輕了，也不用再吃藥。

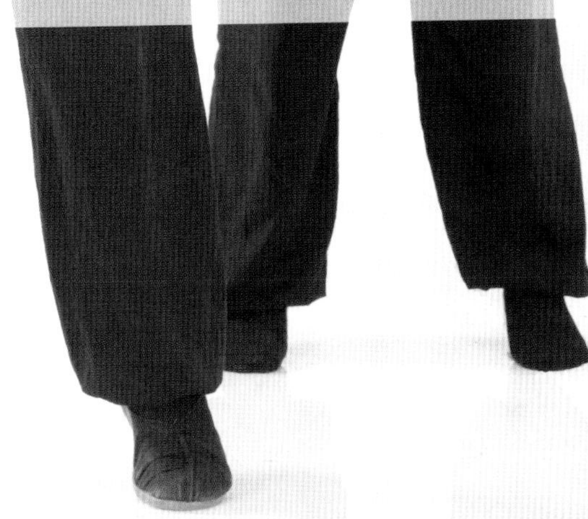

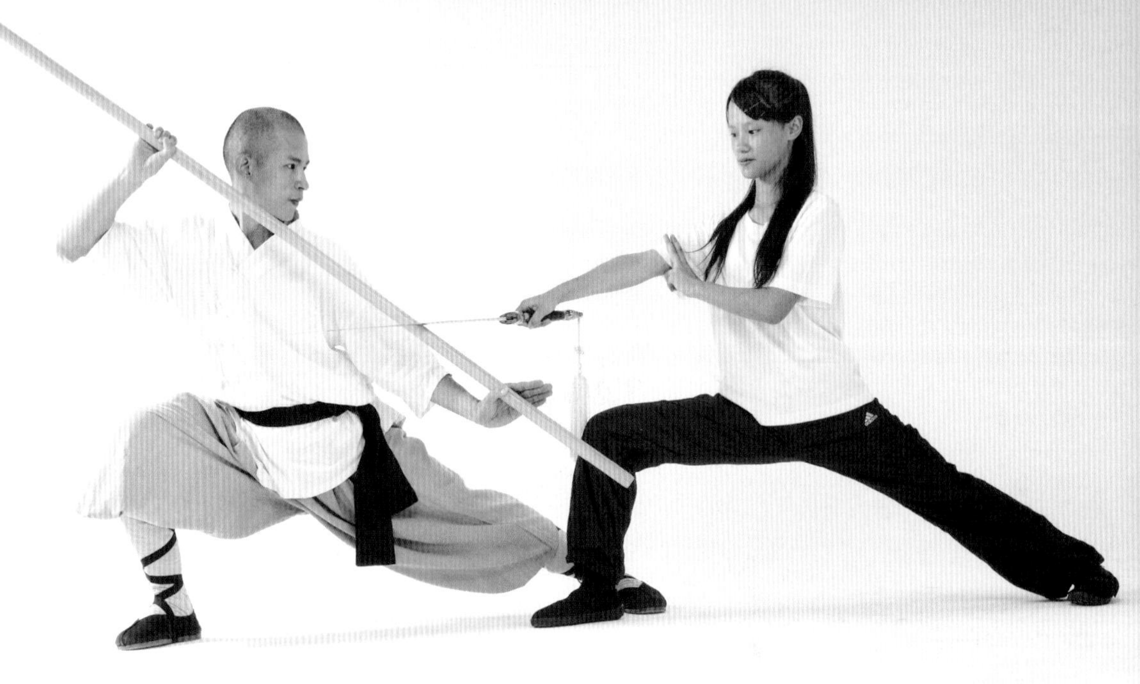

03

・15歲，高一，練操5年

## 林太乙

### 「動出自體免疫力。」

學武以來，我的體能變好，讀書也更專心；尤其練「少林易筋經」讓我的反應變快，身體恢復能力也變好。我的鼻子過敏算嚴重，有時晚上呼吸不順，會睡不好，白天就很沒精神。後來媽媽上網查到，氣功有助調節免疫功能，改善過敏症，所以建議我開始學武。現在我睡覺時鼻子不會癢，也比較不會流鼻涕。

・10歲，小五，練操3年

## 劉樹

### 「上課更專心，學習快。」

練功讓我更有自信。以前我上課會打瞌睡，學習「八段錦」和「少林易筋經」以後，讓我更有精神，注意力變好，老師上課講的內容也比較聽得進去。

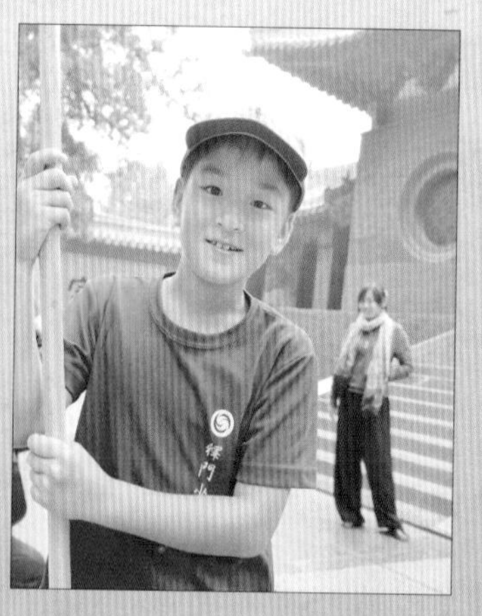

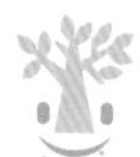

健康樹系列42

讓硬梆梆的身體 筋‧鬆‧快！

# 5分鐘鬆筋活血伸展操

少林寺傳人天天都在練的「易筋經」，讓你筋鬆脈活氣血通，不胖不老不痠痛！

哪裡的筋骨最少動，就讓哪裡動起來！


國家圖書館出版品預行編目（CIP）資料

讓硬梆梆的身體筋‧鬆‧快！：5分鐘鬆筋活血伸展操：少林寺傳人天天都在練的「易筋經」，讓你筋鬆脈活氣血通，不胖不老不痠痛！/ 林勝傑著. -- 初版. -- 新北市：蘋果屋, 檸檬樹, 2013.09

面； 公分. --（健康樹系列；42）

ISBN 978-986-6444-35-7（平裝附數位影音光碟）

1.健身操 2.運動健康 3.氣功

411.711 102014747



作者 林勝傑
執行編輯 楊麗雯
文字協力 王怡‧陳培英
封面內頁設計 何偉凱‧莊勻青
平面攝影 子宇影像工作室
模特兒 何宛淩（博勝娛樂經紀）
部份照片提供 釋門少林功夫團‧學員個人‧王怡
插畫 俞家燕
光碟攝剪接 洋果影像工作室

發行人 江媛珍
發行者 蘋果屋出版社有限公司（檸檬樹國際書版集團）
地址 新北市235中和區中和路400巷31號1樓
電話 02-2922-8181
傳真 02-2929-5132
電子信箱 applehouse@booknews.com.tw
蘋果書屋 http://blog.sina.com.tw/applehouse
臉書FACEBOOK http://www.facebook.com/applebookhouse

社長 陳冠蒨
總編輯 楊麗雯
副主編 陳宜鈴
編輯 顏佑婷
日文編輯 王淳蕙
美術組長 何偉凱
美術編輯 莊勻青
行政組長 黃美珠

製版‧印刷‧裝訂 皇甫彩藝印刷股份有限公司
法律顧問 第一國際法律事務所 余淑杏律師

代理印務及全球總經銷 知遠文化事業有限公司
地　址：新北市222深坑區北深路三段155巷25號5樓
電　話：02-2664-8800
傳　真：02-2664-0490
博訊書網：www.booknews.com.tw

ISBN：978-986-6444-35-7
定　價：299元
初版日期：2013年09月
劃撥帳號：19919049
劃撥戶名：檸檬樹國際書版有限公司
※單次購書金額未達1000元，請另付40元郵資。

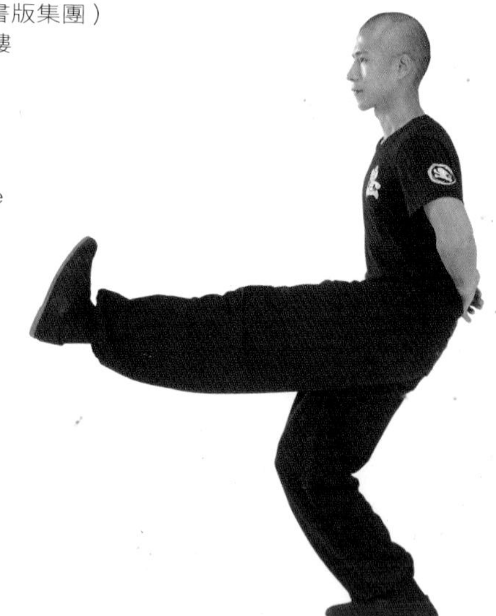

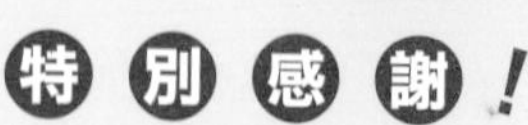

特別感謝！

汐止【夢想社區】
DVD拍攝劇場場地協力

【釋門少林功夫團】學員
拍攝演出〉張珮琳‧黃薇云
林太乙‧寇乃元
服裝贊助〉鄭惠中‧許益強
郭俊利